# 耳鼻喉科
# 常见病诊疗技术

李江华 何群 王蒙 主编

中国纺织出版社有限公司

## 图书在版编目（CIP）数据

耳鼻喉科常见病诊疗技术 / 李江华, 何群, 王蒙主编. -- 北京：中国纺织出版社有限公司, 2024.4

ISBN 978-7-5229-1515-9

Ⅰ.①耳… Ⅱ.①李… ②何… ③王… Ⅲ.①耳鼻咽喉病—常见病—诊疗 Ⅳ.①R76

中国国家版本馆CIP数据核字（2024）第059195号

---

责任编辑：樊雅莉　特约编辑：张小敏
责任校对：王蕙莹　责任印制：王艳丽

---

中国纺织出版社有限公司出版发行

地址：北京市朝阳区百子湾东里A407号楼　邮政编码：100124

销售电话：010—67004422　传真：010—87155801

http://www.c-textilep.com

中国纺织出版社天猫旗舰店

官方微博 http://weibo.com/2119887771

三河市宏盛印务有限公司印刷　各地新华书店经销

2024年4月第1版第1次印刷

开本：787×1092　1/16　印张：13

字数：300千字　定价：98.00元

---

凡购本书，如有缺页、倒页、脱页，由本社图书营销中心调换

# 编　委　会

# 前　言

　　近年来现代医学发展迅速，医学知识和医疗设备不断更新和完善，促进了耳鼻喉科的发展。为更好地诊治耳鼻喉疾病，减轻患者经济负担，提高患者生活质量，作者参考相关文献资料，结合临床实际情况，编写了本书。

　　书中重点介绍耳鼻喉科的各项基本检查、基础理论及临床常见病的诊断和治疗。内容丰富，图文并茂，简明实用。参与编写的作者均为医、教、研第一线的工作者，均经过严格的培训，又经历长时间的临床锻炼，是现代耳鼻喉科医疗队伍的骨干力量。他们在参考相关医学专著和文献的同时，更注重将自己的临床经验融入书中。全书内容翔实、实用，适合基层耳鼻喉科医师参考阅读。本书在撰写过程中引用了耳鼻喉科同仁的一些研究成果，在此一并表示感谢。由于水平及时间所限，书中疏漏之处在所难免，真诚地希望读者批评指正。

编　者

2023 年 12 月

# 目 录

# 第一章

# 耳鼻咽喉科常用诊治技术

## 第一节 听力检查技术

临床常用的听力检查法可分为主观测听法和客观测听法两大类。二者适用范围不同，互为补充。主观测听法以受检者对声刺激信号的行为反应为基础，又称行为测听法。其主要内容有音叉试验、纯音听阈测试、阈上功能测试和言语测听等，儿童测听还用到声场测听。客观测听法指不受受试者意识影响的检查方法，临床常用的有声导抗测试、电反应测听和耳声发射。其中声导抗测试主要用于测试中耳功能，耳声发射反映耳蜗外毛细胞的功能状态。为了对听力损失进行定性、定量和定位诊断，往往需要通过全面的听力学检查，结合病史和其他阳性发现，进行全面听力学评估。

### 一、音叉试验

音叉试验是门诊常用的一项简单而实用的听力初步检查方法，主要用于判断听力损失性质。由于每次敲击音叉的强弱不可能完全一致，故音叉试验不能用作定量试验。

音叉由优质钢或镁铝合金制成，通常由 5 个频率不同的音叉组成一套，即 C128、C256、C512、C1024、C2048，一般选用 C256 和 C512 检查骨导。音叉试验应在静室内进行，检查者手持叉柄，将叉柄撞击于检查者的膝盖或肘部使音叉振动、发音。敲击点应选在音叉叉柄上、中 1/3 交界处。击力大小以能使音叉产生最大振动为度。做气导（AC）测试时，应将叉支上端与外耳道口保持在同一平面，并距外耳道口 1 cm。做骨导（BC）测试时，应将音叉底端置于乳突部鼓窦区或颅骨中线部位。放置音叉的力度要适中，以免引起痛觉，影响测试结果。

#### （一）林纳试验（RT）

林纳试验是将被测耳的气导和骨导听音时间进行比较。将敲响的音柄底端先压置于受试耳的鼓窦区，测受试耳的骨导听力，待听不到声音时，立即将叉臂放到同侧外耳道口，测受试耳的气导听力。此时若受试耳仍听到音叉声，说明气导大于骨导（AC > BC），为阳性"＋"。若测气导时受试耳已听不见音叉声，应再敲击音叉，先查气导听力，待听不到声音时，立即将叉柄置于同侧鼓窦区测骨导听力，若骨导仍可听到，说明骨导大于气导（BC > AC），为阴性"－"。若气导、骨导听力相等（AC = BC），以"±"表示。听力正常者，

C256 和 C512 的气导时间均较骨导时间多 2 倍左右。若林纳试验阳性（AC > BC）说明该耳传音功能正常，可为正常耳或感音神经性听力损失。若为阴性（BC > AC），说明该耳传音功能障碍，为传音性听力损失。若气导、骨导相等（AC = BC），说明为轻度传音性或某些混合性听力损失。当一耳全聋或重度感音神经性听力损失，另一耳正常或基本正常时，在检查患耳时要注意排除假阴性的可能。由于骨导声音从颅骨的一侧传输到对侧仅耗失 2.5 ～ 10 dB（因不同频率的音叉而异），因此当检查患侧骨导听力时，患者往往会把传输到健耳的声音错误判断为患耳的听觉。为消除这种影响，对双耳不对称听力者行骨导听力检查时，都应对健耳或相对健耳施以掩蔽。最简易的掩蔽方法是用纸片轻轻地摩擦耳郭。

## （二）韦伯试验（WT）

韦伯试验用于比较受检者两耳的骨导听力，又称"骨导偏向试验"。取 C256 或 C512 音叉，将敲响的音叉柄底端压于颅面中线上某一点（多为颅顶，前额或第一上切牙间），请受检者仔细辨别声音有无偏向，偏向何侧，并以手指表示声音所在方向。记录时以"→"表示偏向，"＝"表示声音在中间。若听力正常或两耳骨导听力相等，则声音在中间；若为传导性耳聋，则声音偏向患侧或耳聋较重侧；若为感音神经性聋，则偏向健侧。

## （三）施瓦巴赫试验（ST）

施瓦巴赫试验用于比较受检者与正常人的骨导听力，又称"骨导对比试验"。将敲响的音叉先置于正常人的鼓窦区，试其骨导听力，待听不到声音时，立即将音叉移于受检者鼓窦区，看试受检者能否听到。接着以同样的方法先试受检者，再移于正常人。若受检者骨导延长，以"＋"表示；缩短以"－"表示，两者相似以"±"表示。传导性耳聋骨导较正常人延长以"＋"表示，感音神经性聋骨导缩短以"－"表示。

## （四）盖莱试验（GT）

盖莱试验用于检查鼓膜完整者的镫骨是否活动。将鼓气耳镜置于外耳道，不使漏气。用橡皮球向外耳道内交替加减压力，同时将振动的音叉置于鼓窦区。若镫骨活动正常，患者感到声音有强弱波动，为阳性，以"＋"表示。若患者无声音波动感，为阴性，以"－"表示。耳硬化症或听骨链固定时，盖莱试验为阴性。

# 二、纯音听阈测试

纯音听阈测试又称纯音测听。所谓听阈，是指受试者对某一给特定频率的声音，可听到 50% 的声强分贝数。听阈提高是听力下降的同义词。

## （一）测试条件和方法

纯音测听主要测试受试者对单一频率声信号的辨别能力，临床应用于判断听力损失的类型，确定听阈提高的程度，观察治疗效果及治疗过程中的听阈变化。关于纯音测听的测试条件和方法，GB/T 17696—1999 给出了明确规定。

纯音测听给声频率一般为 125 Hz、250 Hz、500 Hz、750 kHz、1 kHz、1.5 kHz、2 kHz、3 kHz、4 kHz、6 kHz、8 kHz。根据受试者的年龄不同，纯音测听的正常值也不一样。对于成人，各频率气导听阈≤25 dBHL，气骨导差≤10 dBHL，即为正常。儿童则各频率气导≤20 dBHL，气骨导差≤10 dBHL 为正常。

世界卫生组织（WHO）根据 500 Hz、1 kHz、2 kHz、4 kHz 气导平均阈值，将听力损失分为以下 4 级：①轻度听力损失：26 ~ 40 dBHL；②中度听力损失：41 ~ 60 dBHL；③重度听力损失：>60 dBHL；④极重度听力损失：>91 dBHL。

### （二）听力图分析

听力图上横坐标为测试频率（Hz），纵坐标为听力损失分贝数。用符号将受试耳的听阈值记录在空白听力图上，将相邻频率的气导、骨导听阈值分别连成一线，此即纯音听力图。

分析听力图时，主要注意：各频率气导、骨导的听力损失及气导与骨导之间的关系，进而判断听力损失的性质和程度。

1. 传导性听力损失

骨导正常或接近正常，气导下降，气导、骨导之间相差 20 ~ 60 dBHL。气导曲线一般较平坦。若病变主要影响传音机构劲度，以低频听力损失为主，呈上升型曲线；若病变主要影响传音机构的质量或比重，以高频听力损失为主，呈下降型曲线。

2. 感音神经性听力损失

气导、骨导曲线呈一致性下降，一般先影响高频，常呈下降型听力曲线。

3. 混合性听力损失

兼有以上两种听力曲线的特点。低频以传导性听力损失为主，气导、骨导有较明显的差异；高频以感音神经性听力损失为主，气导、骨导均明显下降，其差减小或消失。

## 三、阈上功能测试

阈上功能测试是用听阈以上的声强来测验听功能，和纯音听阈测试联合使用，可较全面地进行听力损失的定性、定位和定量诊断。阈上听力测验包括重振测验及听觉疲劳和病理性适应测验两部分，后者主要指音衰变试验（TD）。

### （一）重振测验

1. 双耳交替响度平衡试验（ABLB）

适用于一侧听力损失或双侧听力损失但一耳较轻者。方法：在纯音听阈测试后，选一两个耳气导差值大于 20 dBHL 的中频音进行气导比较测试。测试时，在健耳或较佳耳逐次增加声强，每次增加 10 ~ 20 dBHL，继之调节病耳或较差耳的阈上刺激声强度，直到两耳感到响度相等为止。于听力表上分别记录两耳响度感一致时表示有重振。若两耳不能在同一听力级上达到响度一致，表示无重振。

2. 不适响度级测试（UCL）

此为最简易的重振测试法，又称为耐受阈测试。方法：测定纯音听阈后，逐渐增加纯音强度，直到患者开始感到刺耳和不能耐受，此强度即不适响度级。连续各测试频率的不适响度级即成不适响度阈曲线。听阈和不适响度阈之间称动态范围。正常听力者中频的不适响度级为 85 ~ 95 dBHL，有重振现象者动态范围明显缩小。

3. 短增量敏感指数测试（SISI）

短增量敏感指数是测试受试耳对阈上 20 dB 强度的连续声信号中出现的强度微弱变化（1 dB）的敏感性，计算其在 20 次声强微增变化中的正确辨别率，即敏感指数。通常选用 1 kHz 和 4 kHz 测试。小于 35% 为阴性，表示正常、传音性或蜗后听力损失。大于 70% 为阳性，表示为蜗内病变，有重振。

## （二）音衰变试验

测试时选 1 ~ 4 kHz 间的 1 ~ 2 个频率测试。先以听阈强度的延续声刺激受试耳 1 分钟，若始终能听到刺激声，则表示无适应现象，该频率的测试即告结束。若受试耳感到刺激声在不到 1 分钟内消失，依上法再次提高刺激声强度，直至受试耳可听满 1 分钟。计算测试结束时刺激声的强度和该频率听阈值的差值。正常耳和传导性听力损失为 0 ~ 10 dB，耳蜗性听力损失一般为 15 ~ 25 dB，30 dB 以上属蜗后病变。

## 四、高频测听

一些致聋因素首先会影响耳蜗基底回的功能，因此在疾病的早期通常表现为高频听阈提高，因此需要采用 8 ~ 16 kHz 频率段纯音进行测听，称为高频测听。高频测听主要用于噪声性耳聋、老年性聋和药物中毒性耳聋的早期诊断、疗效评估，以及为耳鸣患者提供早期听力受损的证据，主要提示耳蜗可能存在以基底部受损为表现的早期损害。高频测听测试方法与纯音测听基本相同，但测试信号的频率共有 7 个，分别为 8 kHz、9 kHz、10 kHz、11.2 kHz、12.5 kHz、14 kHz、16 kHz，其中 8 kHz、10 kHz、12.5 kHz、16 kHz 为必测频率。此外，高频测听对仪器和耳机也有相应的硬件要求。

## 五、言语测听

纯音测听只能说明受试耳对各种频率纯音的听敏度和阈上反应，并不能反映听功能的全貌。有的患者纯音听力尚好，却听不懂语言，这就需要用言语测听来评估。言语测听法是指应用言语作为测听的信号，将录入磁带或唱片上的标准词汇通过听力计，测定受检者的言语听阈及其他听功能的一种测听法。言语和语言是两个不同的概念。所谓言语，是指语言的发声形式；而语言是沟通信息用的符号系统，不一定用言语表达。

言语测听的测试项目主要有言语检察阈（SDT）、言语接受阈（SRT）和言语识别率（SDS）。

言语检察阈为能听见 50% 言语信号的最小听级，以 dBHL 或 dBSPL 表示，测试对象多为儿童。其值与 250 Hz ~ 4 kHz 之间最好的纯音听阈相一致。

言语接受阈又称言语识别阈（SRS），为受试耳能听懂并复诵 50% 言语测试材料的听级强度，通常高于 SDT 8 ~ 9 dB。

言语识别率是指受试耳听清测试词汇的百分率。将不同声强级的 SDS 绘成曲线，即成言语听力图，可鉴别听力损失的种类。

## 六、鼓室声导抗测试

声导抗测试是通过测量中耳传音系统的声阻抗—导纳来客观地评判中耳和脑干听觉传导通路功能的方法，是目前广泛使用的客观测听方法之一，它可提供中耳传音功能、咽鼓管功能和鼓室压力等客观资料，对蜗前、蜗内、蜗后和脑干病变引起的听力损失进行鉴别诊断。

声波在介质内传播需克服介质分子位移所遇到的阻力称声阻抗，被介质接纳传递的声能称声导纳。声强不变，介质的声阻抗取决于它的摩擦（阻力）、质量（惰性）与劲度（弹性）。摩擦产生声阻，质量与劲度产生声抗。与此相反，克服声阻后所传导的声能称为声导。克服声抗后所传导的声能称为声呐，其中克服劲度后所传导的声能称声顺。

成人中耳传音系统的质量（鼓膜与听骨的重量）比较恒定，听骨链由韧带悬挂，摩擦阻力较小，这些对声阻抗的变异均无重要影响。然而，中耳传音系统的劲度（鼓膜、听骨链和中耳气垫的弹性）则易受各种病理因素影响，变化较大。250 Hz以下声波进入耳内的阻抗主要受劲度的影响，此时质量和摩擦力可不计，故临床多用226 Hz低频探测音来测成人劲度声抗，并用其倒数声顺来表示（单位为当量毫升）。

6个月以下婴幼儿及新生儿中耳质量变化较大，主要影响高频声波进入耳内的阻抗，此时，劲度和摩擦力可不计，故对此类受试者，多采用668 kHz、1 kHz等高频探测音声导抗进行测试。声导抗检查的基本测试项目有鼓室声导抗、声反射以及咽鼓管功能测试。

### （一）低频探测音鼓室声导抗测试

低频探测音声导抗多适用于7个月以上人群的中耳功能测试。选用226 Hz探测音，将耳塞探头密封于受试者外耳道，压力由+200 mmH₂O逐渐向-200 mmH₂O转变。在此过程中鼓膜先被推向内，随着压力递减逐渐恢复到自然位置，当负压时，鼓膜被吸引向外突出。鼓膜和听骨链随外耳道内压力连续变化所引起的声顺动态变化，可由监视荧光屏幕或记录仪显示鼓室声导抗图形。根据曲线的形状、声顺峰与压力轴的对应位置、峰的高度、曲线的坡度和光滑度可客观地反映鼓室内的病变情况，提供诊断的客观资料。若将鼓室功能测量和捏鼻吞咽法结合，可客观地判断咽鼓管的功能状态。

1. 鼓室声导抗分型

可采用Merger分类标准对226 Hz鼓室声导抗进行分类。

外耳道与鼓室压力相等时的最大声顺为静态声顺值，即鼓室功能曲线峰顶与基线之间差距。它代表了中耳传音系统的活动度。正常中耳静态声顺值为0.3～1.65 mL，中数值0.67 mL。声顺减低提示中耳劲度增大，如鼓膜增厚、耳硬化症等。声顺增高提示中耳劲度减小，如鼓膜松弛、萎缩、听骨链中断等。在鼓膜—听骨链传音系统中若有两种病变同时存在，对声顺的影响以最外侧的病变为主。

2. 鼓室导抗图结果分析

分析鼓室导抗图时，要注意以下2点：①鼓室导抗图仅反映鼓膜的功能状态，因此如果鼓膜和听骨链同时存在病变时，后者可能被前者所掩盖；②鼓室导抗图只是从一个方面反映了中耳功能，因此鼓室导抗图正常或异常不能完全等同于中耳功能的正常或异常。

分析鼓室导抗图，主要从峰压、幅度和曲线形态等方面考虑。

（1）与峰压有关的病变：①负压（C型），咽鼓管功能障碍或分泌性中耳炎；②正压，中耳炎早期；③平坦型（B型），中耳渗出、鼓膜开放、耵聍栓塞和伪聋；④峰压正常（A型），听骨链固定、粘连、中断和中耳肿瘤，注意是否合并咽鼓管功能障碍。

（2）与幅度有关的病变：①增大，鼓膜异常、听骨链中断；②减小，听骨链固定或粘连、分泌性中耳炎、胆脂瘤、息肉或肉芽肿性颈静脉球瘤；③幅度正常，咽鼓管功能障碍、中耳炎早期。

（3）与曲线形态有关的病变：主要表现为曲线不平滑，临床常见于鼓膜异常、听骨链中断、血管异常和咽鼓管异常开放等。

### （二）高频探测音鼓室声导抗测试

高频探测音声导抗多适用于6个月以下婴幼儿及新生儿的中耳功能测试。所选探测音频率为 668 Hz 和 1 kHz，测试方法同低频探测音鼓室声导抗测试。

1. 正常图形

（1）单峰型：声导和声呐仅有 1 个极值（1 BIG），类似于 226 Hz 声导抗的 A 型图。

（2）双峰型：声呐有 3 ~ 5 个极值，声导有 1 个或 3 个极值（3 BIG、383 G、583 G）。

2. 高频探测音鼓室声导抗异常结果分析

注意事项同 226 Hz 低频探测音声导抗。

（1）宽切迹鼓室图：如果 226 Hz 探测音正常，多为小块耵聍附着或外耳道炎时小块脓痂附着于鼓膜上。如果 226 Hz 探测音异常，多见于鼓室硬化或愈合性穿孔之鼓膜。

（2）平坦型鼓室图：临床常见于鼓膜凹陷、粘连性中耳炎、分泌性中耳炎、鼓膜穿孔但中耳黏膜及乳突正常。以上两类异常都属高阻抗异常的中耳疾病。

（3）多峰图形：属于低阻抗异常的中耳疾病，常见于鼓膜穿孔后愈合和听骨链中断。

### （三）多频探测音扫频鼓室声导抗测试

主要用于对鼓膜完整的中耳病变提供诊断依据。测试时应用频率为 250 ~ 2 000 Hz 的探测音，以 50 Hz 为一档自动扫频测试。第一次扫频时外耳道压力为 + 200 daPa，第二次扫频在峰压时，根据共振频率和相位角进行结果判断。正常耳共振频率为 650 ~ 1 400 Hz，耳硬化症时，共振频率增加，为 850 ~ 1 650 Hz，相位角值的绝对值降低。听骨链中断时，共振频率减少，为 500 ~ 900 Hz。

## 七、声反射

### （一）反射弧

外界一定强度（70 ~ 100 dB）的声刺激转化为神经冲动后，可诱发中耳肌肉的反射性收缩，由声刺激引起的该反射活动称为中耳肌肉的声反射。后者习惯上在人体常仅指镫骨肌反射。

正常时，一侧声刺激可引起两耳的镫骨肌收缩，由探头内发出刺激声引出的反射称同侧声反射，由耳机发出刺激声引出的反射称对侧声反射。镫骨肌收缩后鼓膜及听骨链的劲度增加，声顺减小。测量镫骨肌声反射的有无、阈值、潜伏期、衰减和比较同侧和对侧声反射的情况，可客观地推断该反射径路上的各种病变。

### （二）测试内容及其临床意义

1. 声反射阈

指能重复引起声反射的最小声音强度，正常值为 70 ~ 95 dBHL，同侧比对侧低 2 ~ 16 dB。声反射阈值减小，如果和纯音听阈之差 < 60 dB，即为重振，提示蜗性病变。如果和纯音听阈之差 < 15 dB，则要注意是否存在伪聋。声反射消失见于：①重度听力损失；②听神经病变；③传导性听力损失；④面神经病变；⑤镫骨肌腱缺失。面神经病变时，如果声反射存在，提示病变位于镫骨肌支以下，反之则提示病变位于镫骨肌支以上。因为声反射的重新出现早于面神经功能恢复，所以声反射测试还可用于面神经病变的预后判断。

此外，由于声反射阈接近于不舒适阈，借此可以评估助听器的增益和最大声输出。具体方法是：以普通的语声为刺激声，对侧耳为指示耳，如果出现声反射，说明助听器增益过大，大声喊话时出现声反射，说明最大输出过大。

**2. 声反射衰减**

指较长时间的持续声刺激使声反射幅度明显减小的现象。测试时选用 500 Hz、1 kHz 纯音，声强为声反射阈上 10 dB，刺激时程 10 s，于 5 s 内声反射振幅减少 50% 者为阳性，多提示蜗后病变。

**3. 声反射潜伏期**

为刺激声开始至声反射出现的时间间隔。测试时选用 1 kHz 和 2 kHz 纯音，声强为声反射阈上 10 dB，以基线偏移为开始点，计算时间。潜伏期正常值为 90～129 ms，平均为 105 ms，耳间潜伏期差值为 11.4 ms（1 kHz）、14.68 ms（2 kHz）。潜伏期缩短见于内耳病变伴重振，潜伏期延长见于蜗后病变及服用巴比妥类药物。

## 八、咽鼓管功能测试

咽鼓管功能测试有两种情况：鼓膜完整和鼓膜穿孔。

### （一）鼓膜完整的咽鼓管功能测试

鼓膜完整时，吞咽动作通过咽腭肌改变咽鼓管状态，从而改变中耳内压力。因此，结合吞咽动作，动态观察鼓室声导抗峰压变化，可以判断咽鼓管功能状态。测试时观察受试者做瓦尔萨尔瓦（Valsava）吹张和吞咽动作时，咽鼓管功能正常时，鼓室声导抗应该有先向正压方向移位，再逐渐复位的变化。

### （二）鼓膜穿孔的咽鼓管功能测试

此测试又称正负压平衡测试。鼓膜穿孔时，如果将外耳道密封并改变其压力，正常咽鼓管会通过吞咽动作使其两侧压力达到平衡。测试时，先给外耳道加正压，如果咽鼓管功能正常，当压力达到一定程度（正常值为 +200 daPa）时，咽鼓管被动开放，中耳内压力迅速降低到一定程度，此时再嘱受试者做数次吞咽动作，中耳压力将随着吞咽呈阶梯式下降，直至与外界压力平衡（正压平衡）。再向外耳道加负压，咽鼓管塌陷，再嘱受试者做数次吞咽动作，中耳压力呈阶梯式上升，最后达到平衡（负压平衡）。

## 九、听觉诱发电位

声波经外耳和中耳到达内耳后，由毛细胞转换为电能，循听觉神经通路传达大脑皮层，使中枢神经系统产生与外界刺激相关的生物电变化，通过计算机平均技术，将这种电活动从脑电背景中提取出来，称为诱发电位（EP）。由听觉系统的刺激引起中枢神经系统的生物电反应就称为听觉诱发电位（AEP）。

虽然在人的听觉径路中，不同平面的神经结构的听觉诱发电位形式有所不同，但其记录的基本原理是一样的。测试一般应在隔声和电屏蔽室内进行。脉冲发生器发生脉冲的同时触发声刺激发生器和叠加仪，使声刺激与叠加仪的扫描同步。声刺激发生器发出宽频带短声、短音和短纯音。用耳机或扬声器将声刺激输送到受检耳。记录电极引出的微弱听觉诱发电位经放大器放大后，输入到叠加仪进行叠加处理。叠加后的信号即在显示屏上以稳定的图像显示出来，并由打印机将图像记录下来。

## （一）耳蜗电图

### 1. 图形记录和识别

耳蜗电图（ECochG）是以针状电极经鼓膜刺到鼓岬部近圆窗处，或用微小银球电极置外耳道底部近鼓环处，用短声刺激诱发的图形。

耳蜗电图由 3 种生物电位组成，即耳蜗微音器电位（CM）、总和电位（SP）和蜗神经的复合动作电位（AP）。CM 为交流电位，无潜伏期和不应期，能可靠地重复刺激声的频率特性。此电位大部分由外毛细胞产生，小部分来自内毛细胞，是末梢感受器电位。SP 也是末梢感受器电位，也无潜伏期和不应期。和 CM 不同的是 SP 是直流电位。正常时 SP 只是很小的负电位，当膜迷路积水使基底膜负荷增加时，可出现较大之 SP。AP 主要由一组负波（NIN2）组成，其潜伏期随刺激强度增加而缩短，振幅则随之增大。AP 是蜗神经复合动作电位，是耳蜗电位中反映末梢听系功能的最敏感电位，是耳蜗电图中的主要测试项目。由于 CM 对 AP 有严重的干扰，临床上用相位正负交替变换的声刺激将 CM 消除，使 AP 清晰，也可见 SP。同样可经技术处理消除 AP，使 CM 清晰。

测量耳蜗电图中各波的潜伏期、振幅和波宽（时程）、计算 SP/AP 振幅之比值，画出刺激强度与 AP 振幅和潜伏期的函数曲线，以此为指标可对各种听力损失进行鉴别诊断和客观听阈测定。如 CM 消失，则示耳蜗病变。如 CM 正常而无 AP，则示病变在神经。如 AP 反应阈明显小于主观纯音听阈，示病变在脑干或更高中枢。

### 2. 临床应用

（1）梅尼埃病的诊断：SP 振幅增大，SP/AP 振幅比值 > 0.45，或 SP-AP 复合波增大，是梅尼埃病早期诊断的唯一电生理学依据。

（2）外淋巴瘘的诊断：SP 幅值相对很小，外淋巴瘘时，体位改变对 AP 与 SP 幅值影响较大，SP/AP 比值多变。

（3）听神经瘤的早期诊断：AP 波形异常增宽，振幅减小。

（4）术中耳蜗和听神经功能监护：可用于后颅窝手术、内淋巴囊减压术等。

## （二）听性脑干反应

### 1. 图形记录和识别

将银—氯化银圆盘电极置于前额正中发际和双侧乳突，可将短声诱发的听性脑干反应（ABR）以远场记录的方式引出。ABR 出现在声刺激后的 10 ms 内，由 6～7 个波组成，依次用罗马数字命名。

Ⅰ波潜伏期 1.5～2 ms，其余各波的相隔 1 ms。各波潜伏期均随刺激声强减弱而延长。在高声强测试时，Ⅰ～Ⅴ波均能出现，随着声强减弱，Ⅰ～Ⅳ波逐渐消失，Ⅴ波仍清晰可见，直至阈值水平。由于Ⅱ、Ⅳ波的波形多变，故 ABR 的主要检测波是Ⅰ、Ⅲ、Ⅴ波，其中尤以Ⅴ波最为重要。评判 ABR 的主要依据是：①Ⅰ、Ⅲ、Ⅴ波的波形分化；②Ⅰ、Ⅲ、Ⅴ波潜伏期以及Ⅰ～Ⅲ、Ⅲ～Ⅴ、Ⅰ～Ⅴ波间期；③Ⅴ波反应阈；④左右耳各波潜伏期差；⑤波形的可重复性。

### 2. 临床应用

ABR 已在临床广泛应用，可用来推断听阈、进行新生儿和婴幼儿听力筛选、鉴别器质性或功能性听力损失、诊断小脑脑桥角脑膜瘤，对多发性硬化、基底动脉供血不足影响脑干和脑干胶质瘤等也有诊断价值。此外，ABR对评估颅脑损伤的严重性和转归、诊断脑死亡等也有重要参考价值。

（1）阈值测试。V波反应阈和主观听阈相差 5~10 dB，故可用作主观听阈的推断指标，临床多用于新生儿及婴幼儿听力筛查、功能性聋的鉴别、司法鉴定。但要注意由于ABR采用的是喀石厉声（Click）刺激，故其反应阈与 1~4 kHz 的纯音听阈相关性较好，而与低频区纯音听阈相关性较差。

（2）听觉传导通路病变的定位诊断。听神经颅外段病变时Ⅰ波分化差，潜伏期延长。如果V波分化差或潜伏期延长，示同侧脑干病变，多为脑桥小脑三角区肿瘤（多见于听神经瘤）。Ⅰ~V波间期表示中枢传导时间，正常为 4 ms，若大于 4.6 ms，示有蜗后病变的可能。此指标较单纯判读V波潜伏期更有意义。另一指标是计算两耳V波潜伏期差（ILD），若 ILD >0.4 ms，示潜伏期较长的一侧可能有蜗后病变。

（3）昏迷患者的预后判断。V波分化好，潜伏期接近正常的昏迷患者，其预后好于没有V波分化者。

（4）脑死亡的判断。ABR各波波形消失，是诊断脑死亡的电生理学指标。

### （三）中潜伏期反应

1. 图形记录和识别

中潜伏期反应（MLR）是声刺激后 8~50 ms 内记录到的一组听觉诱发电位，由 N0、P0、Na、Pa、Nb、Pb、Nc、Pc 等一组反应波组成。

2. 临床应用

（1）阈值测试。由于MLR可以由短纯音、短音等具有频率特性的信号诱发并且能以较低频率引出，因此可用于评估纯音听阈。一般认为，MLR的反应阈在纯音听阈的 20 dB 以内。但要注意，由于受中枢神经系统发育的影响，4~5 岁以上时MLR才较为稳定。

（2）诊断脑干以上中枢神经系统病变。和ABR测试相结合，为多发性硬化、听神经病等病变合并脑干以上平面听觉传导通路病变提供诊断信息。

### （四）40 Hz 听相关电位

以刺激率为 40 次/秒的交替声刺激，可诱发出类似 40 Hz 正弦波的电位，这种电位被命名为 40 Hz 听相关电位。

40 Hz 听相关电位主要用于客观听阈尤其是 1 kHz 以下的阈值评估。此外，脑干上部病变、中脑及丘脑、颞叶皮层损坏，均能导致 40 Hz 听相关电位阈值升高、潜伏期延长或波形消失。

### （五）多频听觉稳态诱发反应

多频听觉稳态诱发反应（MASSR）又称多频稳态听觉诱发电位（ASSR）。其主要原理是利用诱发电位与刺激声的"锁相"特性，将多个调幅调制（80~110 Hz）声信号混合在一起，双耳同时给声。根据每一个刺激声的调制频率不同，将其反应提取出来加以叠加，由计算机自动完成结果判定。最终同时得到双耳 500 Hz、1 kHz、2 kHz、4 kHz 的听阈，结果可以用极坐标图或频谱图的形式表示。

ASSR临床主要用于以下两种情况。

1. 婴幼儿行为听阈预估

ASSR频率特异性较好，与行为听阈相关性好（相差为 10~20 dB），高调制频率 ASSR

不受觉醒状态和年龄影响，因此可以根据 ASSR 的值预估婴幼儿的行为听阈。

2. 助听器选配

有报道用 ASSR 4 个频率段的测试结果进行中重度以上听力损失患者的助听器验配，尤其对婴幼儿，效果较好，但还需结合其他听力学检查结果，如行为测听结果进行综合判断。

## （六）事件相关电位

事件相关电位（ERP）是一种与刺激所含意义及受试者心理状态有关的长潜伏期诱发电位，临床常用有 P300 和失匹配负波（MMN），此外还有关联性负变（CNV）。

采用两种不同的声刺激信号，以相同间隔随机混合成一种组合刺激，其中一种信号出现频率高（非靶刺激），另一种信号出现频率低（靶刺激），嘱受试者只对靶刺激做出反应，如进行计数，此时可在颅顶记录到长潜伏期诱发电位，为靶刺激后 300 ms 左右的正波，故命名为 P300。

# 十、耳声发射

耳声发射（OAE）是在听觉正常者的外耳道记录到的耳蜗外毛细胞生理活动的音频能量，这是当代听力学中最令人鼓舞的发现之一。传统的观点一直认为耳蜗是机械—生物电换能器，被动地将声能换成生物电能，形成神经冲动向中枢传导，引起听觉。然而人耳的灵敏度、精确的频率分辨和极大的动态范围等特性则无法以耳蜗简单的"被动工作"进行解释。Gold 认为在内耳存在着一种增强基膜运动的机械性正反馈机制，并预见将来可在外耳测出耳声发射。Rhode 报告了基膜运动的非线性特点，为耳蜗内存在主动活动提供了实验依据。

Kemp 发现从人耳记录到耳声发射，证实了耳蜗内存在着主动释能活动，此过程为生物电向机械（音频）能量的转换。此发现革新了人们对耳蜗机制的认识，确立了耳蜗具有双向换能器作用的学说，在听觉生理领域里激起了再思考，并且可用于临床。近年来已有较多耳声发射用于临床听力测试的报告。耳声发射有自发性耳声发射（SOAE）和诱发性耳声发射（EOAE）两种。

SOAE 是在没有外来声刺激的情况下，在外耳道测量到的窄带信号。此种信号一般为 10 ~ 20 dBSPL 的纯音。Kemp 报告 40% ~ 60% 正常耳可测得 SOAE。Bonfils 测量 148 正常耳的 SOAE，其发生率和年龄有关：18 个月以下发生率为 68.8%，50 岁以下为 35%，50 岁以上低于 20%，70 岁以上未能测得 SOAE。在 136 耳感音神经性听力损失组中，SOAE 的发生率随短声听阈或诱发性耳声发射探察阈的增高而线性递减。SOAE 的发生率与性别有关，女性高于男性；与有无耳鸣无统计学关系。SOAE 存在表明内耳正常，主观听阈小于 20 dBnHL。EOAE 是在有外来声刺激情况下与外耳道测得的耳声发射信号。EOAE 既不存在于仿真耳耦合，也不出现于聋耳，故可排除刺激或鼓膜—中耳所引起的伪迹。研究表明，健康人外毛细胞有产生振动的能力，它犹如一个"耳蜗放大器"，对不同输入信号给予非线性增益，以增强行波的特性。在此过程中能量的泄漏即为耳声发射。目前用得较多的是瞬态诱发耳声发射（TEOAE），也称迟发性耳声发射、kemp 回声、耳蜗回声、短声诱发耳声发射（COAE）或短音诱发耳声发射（TOAE）。此种发射发生在短暂的声刺激之后，人类的潜伏期为 5 ~ 15 ms。TEOAE 稳定性、重复性好。阈值和短声听阈或 1 kHz、2 kHz、4 kHz 平均听阈一致或稍低。60 岁以下的正常耳 TEOAE 引出率为 100%，若消失，表明耳蜗外毛细胞功能异常。60 岁以上的引出为 35%。

若用两个有一定频率比关系的纯音（$f2/f1 = 1.1 \sim 1.5$）同时作用于测试耳，由于耳蜗主动机制为非线性系统，此时发射的频率中除有刺激率 f1 和 f2 外，逐出现声畸变产物（ADPs），也称畸变产物发射（DPOAE），如 $2f1-f2$、$f2-f1$ 等。在人类以 $2f1-f2$ 最为明显和稳定，为研究的观察指标。

耳声发射测试简单、快速、敏感、可靠，为一种无损伤性客观检测听力的方法，目前已用于临床，主要用于婴幼儿听力筛选。若有 EOAE 出现，说明耳蜗外毛细胞功能正常。OAE较 ABR 快速，且反映中频。但它只能定性判断临床听力，不能作细的分级量化诊断。又因它测量的是耳蜗声发射，所以不能反映中枢性听力损失。

# 十一、儿童听力检查法

及早发现儿童的听觉障碍，对耳康复和言语发育有决定性作用。诊断儿童听力损失，应从病史调查，听、语发育观察和听力检查 3 个方面着手。在病史调查中应对家族史、胎儿期、出生期、新生儿期和婴幼儿、儿童期分项详细询问。在观察听、语发育时应注意下列 4点：①新生儿对突然出现的大声应有惊跳（moro 反射）或眨眼反应；②3~6 个月婴儿听到声音时会停止哭闹或运动；③9~12 个月婴儿会将头转向说话者；④2 岁儿童应会讲短句。若无以上反应，则极有可能有听觉障碍，应做进一步检查。

## （一）行为观察测听

1. 粗声测听

在被测试儿的背侧敲碗、击鼓、吹哨或叫喊，观察儿童有无可重复的行为变化，如停止游戏、注意力最大限度地转移出来。粗声测听虽较粗糙，但在仔细观察中仍可得到近于听阈的信息。方法简单、无需特殊器械，可分别测试两耳是其优点。

2. 声场测听

幼儿和家长在一扩散场规范的隔声室内，给儿童玩搭积木等简单游戏。检查者在操纵室内按动不同频率纯音和强度的键钮，声源由隔声室内的音箱发出。观察幼儿对不同频率和强度刺激音的反应，如注视家长、寻找声源、指向音箱等，由此可得出听阈曲线。由于是在声场内听取音箱的声音，故所得为双耳听力图。如用啭音或窄带噪声可有助于消除驻波的影响，效果更好。两次声信号之间最少应有 30 s 的间隔，以便幼儿回复到自然状态。在声信号出现的同时可用光刺激协同强化。

3. 条件定向反射测听（CORA）

在幼儿的前侧方各有一音箱，音箱是有一暗盒，盒内有玩具熊。随着声信号出现，暗盒照明，玩具熊活动，以增强幼儿的注意力，通过不同频率和强度测试，得出听阈曲线。

## （二）操作性条件反射测听

1. 改良标准纯音测听

由于儿童不能耐心地做完标准纯音测听的所有频率，此时可仅做 500 Hz、1 kHz 和2 kHz 3 个频率，甚至只做 1 kHz 一个频率。又因儿童多不愿戴耳机，应将耳机改装成电话听筒模样，或装在摩托车头盔内做成玩具形式。先由家长示范，然后测试。做完气导测试后，应尽量争取做骨导测试，即使做一耳也好。

2. 游戏测听

（1）实物强化测听（TROCA）：当幼儿听到声音后，按下键钮，面前的小窗内即有可口的食物出现作为奖励。也可用小玩具等代替食物作为奖励，以引起幼儿对测听的兴趣。

（2）视觉强化测听（VROCA）：当幼儿听到声音按下键钮后，面前的玩具熊即开始跳舞和敲鼓。由于聋儿地高频损失常大于低频，故首选 500 Hz 检查为宜。TROCA 和 VROCA 可用于精神迟钝儿童的测听。

除以上方法外，还可进行儿童言语测听、心率测听、周围血管反应测听、呼吸测听、非营养性吸吮反应测听和皮肤电测听等。声导抗和电反应测听广泛用于婴幼儿，诱发性耳声发射也用于新生儿听力筛选。

（李江华）

# 第二节　耳显微外科技术

## 一、概述

耳外科创始于 19 世纪，当时仅致力于抗感染和改善引流。即使是 20 世纪上半叶，耳外科仍以耳源性并发症的预防和生命安全为宗旨，功能重建几乎不可能。在 20 世纪中叶，Lempert 开始用放大镜为耳硬化症患者进行内耳开窗术，并在手术中用钻子代替凿子。Wullstein 和 Zollner 将能放大 10 倍的双目放大镜应用于耳科手术。数年后世界上出现了第一台手术显微镜，为耳科手术带来技术上的革命。Wullstein 和 Zollner 对鼓室成形术进行了详细地介绍，并被广大的耳科医生接受，能进行听功能重建的耳显微外科技术得以广泛开展。

耳显微外科技术已经过了近半个世纪的发展。随着听力学诊断技术的发展，双目手术显微镜的不断改进，电钻在耳外科的应用，神经监测仪器的应用，激光的发明和临床应用，影像学诊断技术的进步，人体解剖学的深入研究等相关学科的进展，提高听功能耳显微外科的手术成功率有了很大提高。

## 二、鼓室成形术分型

### （一）Wullstein 分型法

Ⅰ型：即鼓膜修补术或鼓膜成形术。适用于听骨链及圆窗、前庭窗正常，鼓膜紧张部穿孔。

Ⅱ型：适应证基本同上，但锤骨柄坏死。术中将部分修补材料贴附于砧骨上或锤骨头上。

Ⅲ型：又称鸟式听骨型。适用于锤骨、砧骨已破坏，而镫骨完整、活动者。术中将修补材料贴附于镫骨头上，形成的鼓室较浅。

Ⅳ型：适用于锤骨、砧骨和镫骨上结构已破坏，但镫骨足板尚活动，圆窗功能正常。将移植材料之上方贴附于鼓岬上部，形成一个包括圆窗和咽鼓管在内，但不包括前庭窗的小鼓室。

Ⅴ型：即外半规管开窗术，适应证基本同Ⅳ型，但镫骨足板已固定。

## （二）其他分型法

随着鼓室成形术的发展，人们又进行了改进并做出不少新的分型，但鼓室成形术这个术语仍被沿用至今。

1. 美国眼科与耳鼻喉科学会（AAOO）分型法

（1） Ⅰ型：鼓膜成形术，同 Wullstein Ⅰ型。

（2） Ⅱ型：不伴乳突凿开的鼓室成形术。包括清理鼓室病变（肉芽、硬化灶、粘连），重建中耳传音功能，但不凿开乳突鼓窦，伴或不伴鼓膜成形术。

（3） Ⅲ型：伴乳突凿开的鼓室成形术。包括根除中耳病变和乳突病变，修复中耳传音功能，伴或不伴鼓膜成形术。

2. 法国 Portmann 分型法

（1） Ⅰ型：单纯鼓室成形术，包括修补鼓膜和听骨链重建。

（2） Ⅱ型：混合型鼓室成形术，包括 4 种类型。①乳突径路鼓室成形术，即关闭式手术。经乳突取后鼓室径路或联合径路（通过乳突和中鼓室两径路联合进入后鼓室），在清除病变的同时，保留外耳道后壁及鼓沟的完整性，并在此基础上进行鼓室成形术，又称联合径路鼓室成形术。②乳突根治术并鼓室成形术，又称开放式手术，是以 Bandy 的改良乳突根治术为基础的术式。③外耳道径路开放上鼓室，再重建上鼓室外侧壁。④乳突根治术后重建外耳道，并做鼓室成形术。

# 三、术前准备

## （一）病史采集和体格检查

术前必须详细询问病史，进行全面体格检查。不仅询问耳病史和进行耳鼻咽喉专科检查，作出疾病诊断，还应该特别注意有无心脏病、高血压、糖尿病、血液病、传染病等病史，有无药物过敏史等。检查体温、呼吸、脉搏、血压等生命体征，并检查心、肺、肝、肾等全身重要器官有无异常。了解有无手术禁忌证。手术前应尽可能将患者的全身性疾病控制稳定，以便能耐受全身麻醉手术，减少麻醉意外和并发症的发生。

## （二）术前检查

1. 常规检查

按照全身麻醉手术前常规，进行各项必要的检查。

2. 耳部 CT 或 MRI 检查

了解外耳、中耳、内耳的发育、病变范围、骨破坏情况，尽可能多地了解颞骨的解剖信息，以减少术中、术后并发症的发生。

3. 听力学检查

包括纯音测听、声导抗和 ABR，儿童可进行声场测听。有条件的可做眼震电图了解前庭功能。耳声发射检查可了解有无耳蜗性聋的可能，对准备进行人工耳蜗植入的患者是必须检查的项目。

4. 咽鼓管功能检查

咽鼓管功能与鼓室成形术的手术效果密切相关，是选择术式的重要依据。化脓性中耳炎患者的咽鼓管黏膜可能受炎症侵袭，导致功能不良。

### （三）术前处理

1. 局部处理

术前 1 天，耳周理发备皮，清理外耳道。对进行内耳手术的患者，应将外耳、中耳的感染控制，以减少发生迷路炎和脑膜炎的风险。

2. 术前用药

对于一些涉及内耳的手术，如人工耳蜗植入术、经迷路听神经瘤切除手术等，为减少术后感染的发生，术前和术中可给予适量抗生素。另外，高血压患者应使用降压药，糖尿病患者应用降糖药（如胰岛素等），术前禁止使用阿司匹林等可能影响凝血功能的药物。

3. 获得知情同意

术前应和患者及其家属或监护人进行交流沟通，充分告知手术的必要性和手术的风险（并发症），以获得他们的理解，签署手术同意书。

4. 术前饮食

全身麻醉的患者手术前禁饮食至少 8 小时。局部麻醉的患者可进少量饮食或禁食，因中耳乳突手术时迷路可能受刺激，易引起眩晕和呕吐。

## 四、手术器械

### （一）双目手术显微镜

耳部解剖结构细微复杂，通常需在显微镜下放大后进行操作。手术显微镜要求光源明亮可调节，镜下图像清晰、立体感强。配有手术者镜、助手镜和示教镜，能连续变焦变倍大，半球范围内能自由变向，重力平衡。附加装置可换接摄像系统、激光反射和调节装置，导航红外发射装置等。手术显微镜有立式和悬吊式 2 种。显微镜应配有消毒保护套，以方便手术者术中操控显微镜。

### （二）耳用高速微型电钻

微型马达有水冷式和风冷式 2 种。电钻手柄有直、弯型两种，手柄应轻巧，操作方便，噪音小，无级变速。钻头配套齐，包括切割钻和金刚砂钻头，直径 1 ~ 8 mm，长度 6 ~ 7 cm，有些颅底手术需 9 cm 长钻头。

### （三）耳显微手术器械

常用耳科器械有耳镜、乳突牵开器（二齿和三齿）、骨膜剥离器、直头和弯头杯口钳、微型咬骨剪、直弯显微剪、各种型号的尖针、弯针、微型剥离子、外耳道切皮刀、不同型号的刮匙、各种直径的吸引管（0.6 ~ 3 mm）、鼓膜切开刀、眼科小剪刀等。另外，对于有些手术需备专用器械，如足弓剪、镫骨安装器等。

### （四）电凝设备

单极或双极电凝用于术中止血。单极电凝造成软组织呈扇形或半球形变性，组织损伤较大。双极电凝组织损伤轻，在接近重要组织时宜用双极电凝，尤其是人工耳蜗植入时，耳蜗电极串一旦放入耳蜗内，需要止血时只能使用双极电凝，禁止用单极电凝。

## 五、手术方法

### （一）体位与麻醉

患者仰卧位，患耳向上。全身麻醉用于小儿及不能配合的成年患者。大多数耳显微手术需在全身麻醉下完成。

局部麻醉是指用于外耳道、鼓膜、鼓室的局部浸润麻醉。常用药物为 1% ~ 2% 利多卡因，内加少量肾上腺素减少出血。注射部位包括：①外耳道骨与软骨交界处，上、下、前、后壁；②耳轮脚前、外耳道口上方；③耳郭附着处后方 1.5 cm 进针，向上、向中、向下方的皮下骨膜下注射，注意在外耳道底壁和耳后乳突尖处进针不可过深，麻醉药不宜过多，以免引起暂时性面瘫。

### （二）手术要点及技巧

1. 手术径路

应根据病变的范围、外耳道的大小和术者的经验进行选择，包括经外耳道径路手术和经乳突径路手术。

2. 手术切口

（1）耳道内切口：用于鼓膜成形术、鼓室探查术、镫骨手术等。在外耳道后壁距鼓环6 ~ 8 mm处，做平行于鼓沟的弧形切口（12 点至 6 点处），切开皮肤及骨膜，上下两端做纵形切口达鼓沟处，用微型剥离子剥离外耳道皮瓣直达鼓环，将皮瓣连同纤维鼓环向前掀起，进入鼓室。注意尽量保持皮瓣的完整。

（2）耳内切口：适用于硬化型乳突、病变局限于鼓窦或中上鼓室、开放式乳突手术等。由 2 个切口组成：第一切口在外耳道口、耳郭软骨与外耳道软骨交界，从 12 点至 6 点弧形切开皮肤、皮下组织直达骨膜。第二切口从第一切口上端开始，经屏间切迹，沿耳轮脚前缘向上 2 cm。切开皮肤、皮下组织直达骨膜，向后、向前剥离骨膜，牵开器撑开切口，暴露乳突骨皮质，辨认出外耳道道上棘、道上三角、颧突根部及外耳道前壁，但窦脑膜角及乳突尖难以暴露。做切口时注意勿伤及耳轮脚软骨，以免引起感染。如果已伤及软骨，应立即用碘酊或碘伏消毒，缝合周围软组织，将软骨包埋，避免暴露于感染的术腔中。切口向上时，不要伤及颞肌，以免增加出血。缝合切口时，为避免发生外耳道口狭窄，耳道口下端可不缝，或将耳屏处的切口皮肤稍向耳轮角处牵拉缝合，使外耳道口扩大。如果病变范围较大，则应行外耳道耳甲成形术，即切除耳甲腔部分软骨，将切缘的皮肤翻向术腔，缝合固定。

（3）耳后切口：用于大多数中耳乳突手术。手术野大，暴露充分，当需要取移植组织片（如筋膜、骨膜、软骨膜等），可在一个术野内完成。切口上起耳郭附着处上缘，下达乳突尖，切口中段距耳后沟最宽点 1.5 cm 左右，上下端距耳郭 0.5 cm。由于 2 岁以下婴幼乳突尚未发育，面神经较表浅，做耳后切口时下端应止于乳突中部。切口直达皮下肌层骨膜。注意骨膜切口与皮肤切口不在同一平面。

3. 乳突轮廓化

在耳显微手术中，乳突轮廓化是一个最基本的技术，要求使用高速耳科电钻磨除乳突内无功能的结构组织，如气房骨骼或板障型的骨结构。

在磨除乳突前，要仔细辨认乳突骨皮质的解剖标志，即颞线、外耳道道上棘、道上三角。道上三角是鼓窦定位的重要标志。另外一种鼓窦的定位方法，即画出外耳道道上三角区（又称 Macewentriangle）。①由骨性外耳道上缘做一平行线。②外耳道后上缘做一条线。③外耳道后壁做一条线，与上两条线相交，这三条线围成三角区。从三角区开始，磨去乳突皮质以及气房，进入鼓窦，再从鼓窦向周围钻磨扩大，磨去与鼓窦相通的气房骨骼，逐渐接近周围的正常结构，但又不破坏正常结构。尽可能在这些正常结构的表面留一层薄骨片，透过这层薄骨片可以看见隐于其下的呈桃红色的硬脑膜血管、蓝紫色的乙状窦、象牙色的半规管、粉红色的面神经管。尽量将外耳道后壁磨薄，外耳道后壁保留与否，应根据病情而定，可分为保留外耳道后壁的完壁式手术和切除外耳道后壁的开放手术。轮廓化技术同样也用于颈内动脉管和颈静脉球的手术。

在进行轮廓化时，先用切割钻钻磨，当接近重要结构时，换用金刚砂钻头。钻磨时要用冷水冲洗钻头，流水吸除骨粉。

4. 面隐窝开放术

常应用于联合径路鼓室成形术、人工耳蜗植入术、面神经减压术。面隐窝是紧靠面神经膝部外侧的一组气房，位于砧骨短突下方、外耳道后壁内侧、面神经垂直段与鼓索神经之间的三角区。

开放面隐窝时，先用切割钻，当接近面神经时，换用金刚砂钻头，尽量磨薄外耳道后壁，但不可穿透外耳道，将面神经和鼓索神经磨出轮廓，表面留有一菲薄骨片。钻磨时持续用冷水冲洗，以保证骨质内的神经能及时辨认，并且也避免钻头产热灼伤神经。面隐窝开放后，面神经水平段、砧骨长突、砧镫关节、镫骨肌、镫骨小头以及镫骨下方的圆窗龛等结构很容易看到。

5. 听骨链重建

目的是恢复中耳传音结构和功能。通常与鼓膜修补或乳突切除术同时进行，常用材料有自体骨、同种异体骨和人工听骨。

（1）自体骨：砧骨或乳突骨皮质经塑形后放于镫骨与锤骨之间。注意砧骨有病变时，不能使用。

（2）同种异体骨：经 70% 乙醇浸泡后使用。但因病毒传染的风险，现已很少使用。

（3）人工听骨：有塑料和陶瓷材料，可分为部分重复（PORP）和整体重复（TORP）。PORP 用于锤骨、砧骨缺损，镫骨完整可活动者。TORP 用于镫骨足弓切除或仅存镫骨足板的中耳。

6. 鼓膜成形术

目的在于修补鼓膜缺损（穿孔），手术常与听骨链重建同时进行。用于修补穿孔的材料有颞肌筋膜、软骨膜、骨膜和脂肪。手术方法有内植法、外植法、夹层法。

（1）内植法：适用于鼓膜残边较多的中小型穿孔。移植片放于鼓膜残边的内侧和（或）外耳道皮瓣的下方。缺点是易与鼓室粘连。

（2）外植法：将移植片放于残留鼓膜纤维层的外侧面。移植床面积大，不易与鼓岬粘连。缺点是易发生外侧愈合，如果鼓膜上皮去除不尽，易引起鼓膜胆脂瘤珠。

（3）夹层法：适用于大穿孔，将移植片放在外耳道皮下及其相连的鼓膜上皮层与骨性鼓环及残余鼓膜纤维层之间。优点是血运好、易存活，但操作复杂，初学者不易掌握。

# 六、并发症防治

## （一）面瘫

1. 发生原因

通常在手术中或手术后数日出现，原因如下：①在外耳道底壁或耳后注射局部麻醉药时，面神经可受麻醉药的浸润而发生一过性面瘫，通常 1 ~ 2 小时后自行恢复；②婴幼儿面神经茎乳孔表浅，做切口过低时伤及面神经；③探查鼓窦时，钻磨过分向下，尤其是脑膜下垂、乙状窦前置时，损伤面神经的膝部及垂直部；④乳突轮廓化时或清除中上鼓室病灶时，伤及面神经水平段；⑤正常人 30% 面神经管有缺损，应引起重视；⑥在进行面隐窝开放时，操作不当误伤神经。

2. 预防方法

术前仔细阅读 CT 片，了解乳突发育情况，以及面神经的走向有无异常。通常先天性外耳、中耳畸形患者，面神经走向也有异常。在外耳道底壁注射麻醉药时，进针方向应平行于外耳道走向，深度不超过 0.5 cm。术中在磨除面神经周围气房时，钻头的方向应与面神经长轴的走向方向一致，仔细辨认面神经，并且应用流水冲洗，避免热灼伤。在接近面神经时，用金刚砂钻头操作。清理面神经周围的病灶时（如胆脂瘤上皮），也应沿面神经走向的方向剥离。当面神经裸露在术腔时，填塞纱条不可直接压在神经上，应在面神经表面覆盖筋膜、吸收性明胶海绵，且填塞不可过紧。

3. 处理原则

术中或术后立即出现的面瘫，多因神经离断伤、鞘膜损伤或碎骨片压迫神经所致，应立即手术探查面神经。找到受损处，去除碎骨片，行面神经减压。如果神经已离断，则应立即行面神经端端吻合，或进行面神经移植。如果是迟发型面瘫，如术后数日出现，是由于面神经水肿或纱条填塞过紧所致，应立即取出填塞物，并用神经营养剂、糖皮质激素等药物治疗，大多数可恢复，少数需行面神经探查术。

## （二）严重出血

1. 发生原因

与乙状窦和颈静脉球受损有关。

2. 预防方法

在磨除乙状窦周围气房时，乙状窦表面应尽量保留一薄骨片。在清理乙状窦表面肉芽时，不可撕拉。颈静脉球高位的患者，在清理下鼓室病灶时，应特别注意，有部分患者颈静脉球与鼓室之间缺乏骨板。

3. 处理原则

一旦发生出血，应立即取吸收性明胶海绵压在破损处，外加纱条填塞，小的裂伤经压迫均可止血。颈静脉球轻度损伤用压迫止血法，严重的大出血需结扎静脉。

## （三）迷路炎

1. 发生原因

（1）在进行乳突轮廓化时，误伤半规管，最易损伤的是水平半规管。

（2）清理迷路瘘管表面的胆脂瘤上皮时，开放了迷路。

（3）清除听骨链病灶时不慎撕脱镫骨足板。

2. 预防方法

水平半规管位于鼓窦的底部，骨管密度如象牙，当在磨除乳突气房时，一旦看到如象牙的硬质骨结构，应高度警惕。迷路瘘管上覆盖的胆脂瘤上皮可保留原位；前庭窗及镫骨上的胆脂瘤上皮应仔细清除，如无把握清除彻底，则不予触动，可考虑二次手术探查或行开放式手术。

3. 处理原则

如不慎开放迷路，应立即取筋膜覆盖瘘管开口处，避免直接吸引。一旦迷路感染，可引起严重的感音神经性聋，因此术后要加强抗感染治疗。

## 七、术后处理

### （一）观察事项

1. 注意术后有无眩晕、恶心和呕吐

如有可应用镇静剂和止吐剂。进食困难者加强支持疗法，注意水、电解质平衡。如系纱条填塞过紧引起，则应抽出部分纱条，缓解压力。

2. 注意有无面瘫

如是迟发性面瘫，可给予抗生素、激素、神经营养剂如维生素 $B_1$、维生素 $B_{12}$ 等。

3. 注意生命体征

尤其是有颅内外并发症者。

### （二）抗感染治疗

根据术中病变的严重程度，选择敏感的抗生素。如单纯鼓膜成形术，则预防性用药 3 ~ 5 天；如中耳乳突炎手术，预防性用药 7 ~ 10 天；如有颅内外并发症，抗生素需应用至病情稳定后。

### （三）其他事项

（1）术后进半流质饮食或软食，减少因咀嚼带来的伤口牵拉痛。

（2）术后 1 ~ 2 天更换耳外敷料，通常术后 7 天拆线，10 ~ 14 天取出耳内填塞纱条。有颅内外并发症者，应每日更换纱布。

（3）纱条取出后，应门诊定期随访，清理术腔。

（李江华）

# 第三节  鼻内镜技术

## 一、适用证与禁忌证

鼻腔、鼻旁窦解剖结构异常，导致鼻腔和鼻旁窦通气、引流功能障碍的任何病变，或者毗邻鼻旁窦和鼻腔相关区域的病变，可通过鼻内镜手术进行有效处理（表1-1）。鼻内镜手术的禁忌证同其他外科手术。

表 1-1　鼻内镜手术的适应证

| | |
|---|---|
| 慢性鼻炎、鼻窦炎，经规范药物治疗无效 | 鼻腔、鼻旁窦异物 |
| 鼻息肉 | 鼻腔、鼻旁窦良性肿瘤 |
| 真菌性鼻炎、鼻窦炎 | 病变范围局限的部分鼻腔、鼻旁窦恶性肿瘤 |
| 鼻中隔偏曲 | 鼻源性眶内、颅内并发症 |
| 腺样体肥大 | |
| 具有临床症状的鼻旁窦囊肿 | |

## 二、术前准备

### （一）鼻旁窦 CT 扫描

鼻旁窦 CT 扫描对于显示病变性质、范围、程度以及解剖变异，指导术者准确和安全地实施手术，具有非常重要的参考价值。术前鼻旁窦 CT 扫描的要求主要有以下几个方面。

1. 扫描体位

提供给鼻外科医师最理想的鼻旁窦 CT 图像应包括水平位、冠状位和矢状位。若放射影像部门条件受限，宜进行冠状位鼻旁窦 CT 扫描，然后重建水平位和矢状位。

2. 扫描范围和层厚

前方到达额窦前壁，后方到达蝶窦后壁，通常层厚 0.5 cm，重要部位层厚应达 1 ～ 2 mm。

3. 窗口技术

观察 CT 图像采取窗口技术，主要包括两个概念：窗宽和窗位。前者是 CT 图像显示组织密度的范围，窗宽越大，显示的组织结构增多，各种组织之间的灰度差别则减少，反之亦然。后者是窗口的中心位置，一般以组织自身的 CT 值（Hu）作为窗位。针对炎症或外伤疾病，通常选择层厚 2 mm，层间距 2 ～ 5 mm，窗宽 1 500 ～ 4 000 Hu，窗位 150 ～ 300 Hu。针对肿瘤疾病，则选择层厚 5 mm，层间距 5 mm，窗宽 400 Hu，窗位 40 Hu。

4. 血管增强

为使正常组织和病变组织之间的密度差别增大，从静脉注入水溶性有机碘剂，如 60% ～ 70% 的泛影葡胺，再进行 CT 扫描，可观察到平扫无法显示的病变，从而对病变性质作出准确判断。

### （二）药物治疗

术前药物治疗的目的是减轻鼻腔、鼻旁窦炎症反应和抑制因炎症导致的血管扩张。对于慢性鼻炎、鼻旁窦炎患者，通常推荐的处理意见有以下 3 种。

1. 糖皮质激素

自术前 2 周起使用鼻用糖皮质激素，每天 1 次，每次 2 喷。常用的药物包括糠酸莫米松、布地奈德、丙酸氟替卡送和二丙酸倍氯米松。术前 1 周晨起顿服泼尼松片，每天 0.5 ～ 1.0 mg/kg。

2. 抗生素

推荐使用第 2 代或第 3 代头孢类抗生素。

3. 止血药

为减少术中出血，术前 30 分钟可肌内注射止血药，如注射用凝血酶（巴曲酶）。

## （三）医患沟通

术前手术医生应向患者及其家属全面介绍病情诊断，重点说明手术方案、手术步骤、手术需要解决的问题、手术能够解决的问题以及可能出现的并发症，使患者及其家属对手术医生既充分信任，又要对手术治疗有合理的期望值。

## （四）其他准备

1. 组织活检

如果为单侧鼻腔新生物，必须充分考虑是否为鼻腔、鼻旁窦肿瘤，应该通过组织活检确定病变性质。

2. 术前检查

进行血液系统检查及心、肺、肾等重要器官的功能检查。

3. 合并证处理

对一些高危因素如高血压和糖尿病等进行必要的干预。

# 三、手术器械

1. 图像显示系统

包括监视系统、图像存储系统、视频转换器、冷光源和彩色打印机等。

2. 手术器械

包括硬性鼻内镜（包括 0°、30°、45°、70°等不同角度）、不同直径的直吸引管和不同弯度的吸引管、刮匙、探针、不同型号和角度的黏膜钳和黏膜切钳、咬骨钳、上颌窦反咬钳、鼻甲剪等。根据不同的病变部位，可选择一些特殊器械，如额窦长颈鹿钳等。

3. 微创切割吸引器

包括主机、手柄和不同角度、直径和用途的钻头。

# 四、体位与麻醉

## （一）体位

患者取仰卧位，头部垫高 15°，略偏向术者。术者位于患者右侧，助手位于患者左侧。手术体位的正确摆放有助于减少手术风险。

## （二）麻醉

麻醉方式包括局部麻醉和全身麻醉，传统的鼻旁窦手术以局部麻醉为主。随着患者自身经济条件的好转，对手术舒适度要求的提高，麻醉医师技术的提高和麻醉风险的降低，以及鼻内镜外科手术范围的扩大（涉及重要组织和部位），采用全身麻醉越来越普遍。麻醉效果的好坏直接关系到手术能否顺利实施。

1. 局部麻醉

对患者血压影响较小，术中出血比全身麻醉较少。当手术操作接近纸样板和筛顶等处时，患者常常有疼痛主诉，可提醒术者小心谨慎，有利于减少术中并发症。局部麻醉适合于病变表浅、范围局限的患者。局部麻醉包括表面麻醉、浸润麻醉和神经阻滞麻醉。

（1）表面麻醉：1%丁卡因30 mL加1‰肾上腺素3 mL混合液，浸湿脑棉，轻轻挤压棉片，湿度以提起时无明显药液滴下为度。用枪状镊将薄层棉片放进鼻腔，放置动作要轻柔，以取出棉片时无血染为最佳。麻醉分两次进行：第一次为模糊麻醉，将棉片放入总鼻道（5分钟）；第二次为精确麻醉，将薄棉片放入中鼻道、嗅裂等处（5分钟）。

（2）浸润麻醉：取2%利多卡因5 mL，加1‰肾上腺素溶液3滴，注射下列部位。①中鼻甲与鼻腔外侧壁连接处前外侧的鼻丘，阻滞筛前神经。②中鼻甲后端附着处稍外方的蝶腭孔，阻滞蝶腭神经分支。③钩突附着缘上、中、下三点。

（3）神经阻滞麻醉：在支配鼻腔感觉的神经干周围注射麻醉药物，其麻醉效果往往优于表面麻醉和局部浸润麻醉。神经阻滞麻醉的关键在于准确定位注射部位。

1）三叉神经节阻滞：三叉神经节位于颞骨岩部的尖端，分出的眼神经、上颌神经、下颌神经皆从卵圆孔出颅，故此处为最佳注射部位。患者取仰卧位，头偏向健侧，取10 cm长的5号或7号穿刺针，2%利多卡因3 mL，从颧弓下缘1 cm与颧骨关节节结前1 cm处垂直进针，直至遇到骨质阻力，退针少许，再朝上、朝后和朝外的方向刺入。此时患者多感上颌牙和耳部疼痛明显，表明穿刺针已达卵圆孔附近，抽吸无血液后可注药。

2）蝶腭神经节阻滞：蝶腭神经节位于上颌骨后方的翼腭窝，取5 cm长的穿刺针，2%利多卡因3 mL，于颧骨下缘与咬肌前缘交界处朝术侧内眦方向进针4 cm，患者多感有上颌牙疼痛，表明已达翼腭窝，回抽无血即可注药。

3）眶上神经阻滞：该神经出眶上孔，支配额部感觉，将2%利多卡因2 mL，于眼内眦上方1 cm处朝眼眶上壁的侧上方进针4 cm注药。

4）眶下神经阻滞：该神经出眶下孔，支配外鼻和上唇感觉，将2%利多卡因2 mL，在眶下缘中部1 cm处触摸到眶下孔的凹陷处刺入眶下孔，进针1 cm注药。

2. 全身麻醉

由专业麻醉人员协助，对患者的生命体征进行全程监控，提高了手术安全性。麻醉深度与麻醉时间可主动控制，术者可专注于手术而不受患者因素的影响。如出血较多，可由麻醉医师实施控制性低血压技术。全身麻醉适用于：①病变深在、范围广泛、估计出血较多的患者；②精神高度紧张，估计配合较差的患者；③患有心、脑血管系统疾病，耐受程度差的患者。

（1）静脉普鲁卡因复合全身麻醉：系静脉持续使用普鲁卡因，同时使用镇痛药和肌松药的全身麻醉。该法操作简单，但麻醉深度控制较可能。适合于手术范围较小、手术时间较短的手术。

（2）气管吸入全身麻醉：系静脉诱导、气管吸入维持的全身麻醉。静脉诱导方法同上。吸入维持使用氧化亚氮和异氟烷。适合于手术范围较大、手术时间较长的手术。

# 五、手术要点与技巧

术中的精心操作常常能减少和简化术后治疗处理。在鼻内镜鼻旁窦手术中，要实现黏膜保护的目标，最好通过精细的外科技术，直接恢复自然窦口的通畅，同时减少组织的损伤。即使面对诸如鼻内镜肿瘤切除术等特殊处理，也应提倡保护正常的黏膜，尽可能保留鼻腔、鼻旁窦残余的功能。鼻内镜手术的基本方式包括从前向后法和从后向前法。

## （一）从前向后法

从前向后法又称 Messrklinger 术式，是较为常用的术式。

1. 切除钩突

以剥离子或镰状刀沿着鼻腔外侧壁上颌线的走向切开钩突，并向内侧方向分离，对头端和尾端残余的相连，可用中鼻甲剪刀剪断，取出钩突。切除钩突时，器械方向不可过度向外、向后，以免损伤纸样板。

2. 开放前组筛窦

取筛窦钳咬除筛泡及其周围的气房。为防止正常黏膜（尤其是纸样板处）被撕脱，可用切钳切除病变组织，亦可先用咬钳剔除骨质，然后用切割钻处理病变黏膜。

3. 开放后组筛窦

使用刮匙或咬钳从中鼻甲基板的内下方开放基板和后组筛窦，直至蝶窦前壁。开放后组筛窦时，应遵循近中线原则，即靠近中鼻甲从前向后进行，以免伤及视神经管。

4. 开放蝶窦

使用刮匙或咬钳从最后筛窦气房的蝶筛隔板进入蝶窦，也可从蝶筛隐窝处蝶窦自然开口进入。蝶窦自然开口位于蝶窦前壁距后鼻孔上缘 10 ~ 22 mm 近中线处，比较恒定的解剖参考标志是上鼻甲。在蝶筛隐窝狭窄、寻找窦口困难时，切除上鼻甲后下部有助于暴露开口。为有效恢复术后鼻旁窦引流的生理功能，应注意保护窦口下缘黏膜的完整性，可以向内、上、外方向扩大窦口。

5. 开放上颌窦

正常情况下，上颌窦自然口位于筛漏斗的后下部，钩突下部的后方，一般在 45° 鼻内镜下均可以较好暴露窦口，可以使用弯头探针在筛泡前下方沿着钩突缘向下方滑行。若上颌窦自然口开放良好，窦内无明显病变，则不必破坏其自然引流结构。若上颌窦自然口阻塞，可以向后囟或前囟开放窦口，直径达 1 ~ 2 cm。为有效恢复术后鼻旁窦引流的生理功能，应注意保护窦口下缘黏膜的完整性。

6. 开放额窦

额窦手术是鼻内镜手术的热点与难点。目前，额窦手术方式以经鼻内镜下切除额窦气房，建立宽敞的额窦引流通道，保留正常解剖结构的术式为主流。国内外许多专家根据各自的理论，建立了各具特色的手术方式。

（1）Graf 分型的手术方式：根据患者病变累及的范围和严重程度，Graf 建立了经鼻内镜额窦开放手术的分型方法。May 提出与 Graf 相对应的鼻内镜下额窦开放术（NFA）的分型。

（2）WormaldPJ 术式：以鼻丘气房为中心的经鼻内镜额窦开放术。理论依据为鼻丘气房的上壁为额窦的底壁，鼻丘气房的后壁构成了额隐窝的前壁，只要在术中打开鼻丘气房的顶壁和后壁，即可开放额窦底壁。其基本手术方式：在中鼻甲和鼻腔外侧壁之间"腋窝"的外侧处做一蒂部，在内上方的皮瓣，向内上方翻起，暴露"腋窝"下方骨质，用咬骨钳去除鼻丘气房的前壁，进入鼻丘气房，再将鼻丘气房上壁和后壁去除，即开放额窦底壁和额隐窝前壁。

（3）Friedmanm 术式：以钩突上部为中心的经鼻内镜额窦开放术。理论依据为钩突的上端附着主要有 3 种方式：①附着在颅底、中鼻甲和纸样板，钩突上端不同附着方式导致额窦不同的开口形式；②附着在纸样板（包括鼻丘气房），则额窦开口在钩突与中鼻甲之间；③附着在前颅底和中鼻甲，则额窦开口在钩突与纸样板之间，术中可根据钩突上端附着的方式寻找额窦的引流开口。其基本的手术方式，在冠状位鼻旁窦 CT 上判定钩突附着，手术中定位钩突上端的附着，在钩突上端的外侧或内侧来追溯寻找额窦开口。

总之，额窦开放术成功的关键是确认并彻底清除额隐窝和额窦口的气房，重建良好的额窦引流通道，尽可能保留额窦口的黏膜。对于额窦不同的病理状态，应采用不同的手术方式，其原则是：选择由简至繁、由创伤小至创伤大、由鼻内径路至鼻外径路的方法，进行有的放矢的治疗。当然，如果以上术式能够在先进的影像导航系统下完成，将会更加微创、安全。

## （二）从后向前法

从后向前法又称 Wigand 术式。该术式适合于既往手术造成鼻腔和（或）鼻旁窦结构缺失、解剖标志欠清，仅仅局限于后筛和蝶窦的患者。

1. 开放蝶窦

使用中鼻甲剪刀剪除中鼻甲后、下 1/3，沿着上鼻甲（或者最上鼻甲）与鼻中隔之间，在蝶筛隐窝处寻找蝶窦自然开口。蝶窦自然口距离前鼻孔一般不超过 7 cm，距离后鼻孔上缘 1～1.5 cm，与鼻底的夹角为 30°。找到开口后，根据暴露病变的需要，使用环形咬切钳或者蝶窦咬骨钳，向不同方向开放扩蝶窦开口，原则上不能环形损伤窦口黏膜，防止造成术后窦口狭窄。术者心中要明确：蝶窦外侧壁有视神经和颈内动脉走行，随时保持警惕。

2. 开放其他鼻旁窦

自后向前逐一开放后组筛窦和前组筛窦气房、额隐窝周围气房以及上颌窦，基本方法同从前向后法。

# 六、并发症防治

## （一）并发症分类及发生率

鼻内镜外科技术操作区域邻近眼眶、颅底等重要结构，解剖毗邻关系复杂，如操作不当，容易出现并发症。按照严重程度分类，可分为轻微并发症和严重并发症；按照部位分类，可分为颅内并发症、眼部并发症、鼻部并发症和血管并发症等。关于鼻内镜手术并发症的发生率，国内外文献报道差异较大，国外为 0～24%，国内为 0～16%，这其中存在一个对并发症的定义和分类问题。

## （二）并发症发生的相关因素

鼻内镜手术并发症发生的相关因素主要有 4 个方面。

1. 术者经验

研究数据表明，并发症发生率的高低在不同技术水平的术者间存在较大差异。有学者按照时间顺序，将 2 000 例鼻内镜手术并发症的发生时间分 3 个阶段，结果显示前、中、后三个阶段并发症的发生率差异明显，分别为 19%、12.5%、5.9%。这种现象被称为"学习血线"。尽管有学者对此存有异议，但是术者经验，尤其是在各种不利情况下对解剖标志的正确判断能力，在并发症的影响因素中起着重要作用。

2. 解剖结构

先天或后天的许多因素使鼻腔、鼻旁窦的解剖结构发生明显改变，如 Onodi 气房伴有筛窦、蝶窦骨壁变薄，前期手术使鼻旁窦骨质增厚、中鼻甲残缺等，可造成解剖标志消失、毗邻关系发生改变，术者易出现判断失误，导致并发症发生。

3. 术中出血

术前鼻旁窦黏膜炎症没有经过规范治疗，基础疾病如高血压没有得到有效控制、长期服用阿司匹林、手术操作粗糙等造成术中创面剧烈出血，术野不清，解剖标志难以辨认，盲目进行操作，增加并发症的发生率。

4. 麻醉方式

许多学者认为，局部麻醉较全身麻醉发生并发症的概率要低，这是由于局部麻醉手术往往出血较少，术野的清晰度较高。此外，局部麻醉手术时，术中可以通过患者的疼痛反应判断手术的部位和深度，避免操作不当；而全身麻醉手术时，必须等患者麻醉苏醒后才有机会发现并发症的可能体征。但这并不意味着全身麻醉手术风险一定更大，全身麻醉有专业麻醉医师相助，术者可以更加从容处理病变，不受患者的自身感受的影响。

## （三）并发症的预防及处理

全面掌握鼻腔和鼻旁窦的解剖知识、系统进行鼻内镜手术的训练是预防并发症发生的关键环节。一旦发生手术并发症，应采取正确的处理方法与补救措施。

1. 颅内并发症

是前颅底骨质和（或）硬脑膜破损所致，常发生在筛凹、筛板和额突等处。颅内并发症包括颅内血肿、颅内感染、气脑、脑脊液鼻漏、脑膜膨出和脑实质损伤等。颅内出血和血肿的处理应根据血肿的大小、形成的速度、位置和临床症状，从简单地使用止血药物、脱水剂、激素、局部止血、术腔引流到选择介入治疗、开颅血肿清理等；若发生颅内感染、气脑等，应采取积极的抗感染治疗；发生脑脊液鼻漏、脑膜膨出等损伤，应采取脑脊液鼻漏修补及颅底缺失修补术。

2. 眼部并发症

是损伤纸样板、眶尖和视神经管、泪道等处骨壁，导致筛前和筛后动脉出血，内直肌、视神经和鼻泪管损伤。临床表现为眶周青紫（俗称"熊猫眼"）、眼睑肿胀、眼球运动障碍、复视、视力障碍和溢泪等。

（1）视神经损害的原因如下。

1）手术直接在蝶窦和后组筛窦外侧壁进行，直接钳夹和骨质压迫损伤了视神经；手术中误将视神经隆突当成后组筛，用吸引管头挤压时造成局部骨折外移，压迫视神经，造成视力急剧下降；也有将前组筛窦外侧的纸样板当成了中鼻甲基板，手术进入到眶内，将眶脂肪当成鼻息肉进行切割，损伤眶内段视神经。

2）手术造成眶内严重出血，血肿压迫视神经，造成视力间接损害。

3）手术造成的眶尖综合征、神经反射；术中使用的利多卡因和肾上腺素，造成眼部缺血性损害；由于手术刺激导致视网膜中央动脉阻塞等。

（2）眼球运动障碍的原因如下。

1）直接损伤，多为眼球运动障碍的最主要原因。内直肌与纸样板临近，两者之间仅隔以薄层眶筋膜、少量脂肪和眼球筋膜（Tenon 囊）。在鼻内镜手术中，当手术钳，尤其是鼻息肉切割器进入到眶内时，非常容易损伤内直肌，引起眼球运动障碍，表现为眼球运动时疼痛、复视、眼球外斜、向内侧运动障碍等；其他如上斜肌和下直肌受损的机会相对较少。

2）眼外肌周围的眶内损伤导致的局限性无菌性炎症和眶内纤维化（脂肪粘连综合征）也会导致一定程度的眼球运动障碍。

3）支配眼外肌的血管和神经的损害导致眼球活动障碍，但这种情况比较少见。

4）眶内广泛出血导致的眶尖综合征，在眶尖部血肿直接压迫了支配眼肌的眶上裂内的神经和血管。

眼球运动障碍的处理比较困难，早期全身应用糖皮质激素可减轻损伤附近可能发生的粘连和瘢痕。肌肉的挫伤、神经和血管的损伤导致的眼肌运动障碍可观察保守治疗3个月。如果病情无好转，可以考虑眼外肌矫正术，但手术时机目前尚无定论，不建议早期进行眼肌探查，因为部分眼肌功能障碍可能在积极的药物治疗后恢复；同时，早期损伤后局部出血，组织标志不清，肌肉处于肿胀状态，不适合手术，一般认为在3～6个月以后宜行手术治疗。手术方式包括内直肌后移、筋膜连接眼球和内直肌残端以修复缺损的内直肌，但恢复情况并不乐观，尽管可以减轻复视的程度，但眼球运动通常只能部分恢复。

对于眶尖综合征导致的眼球运动障碍，应尽早进行眶尖减压术来达到改善眼球运动的目的，如果早期干预，通常预后比较好，但完全恢复需3～6个月。

（3）临床上泪道损伤的发生率为0.3%～1.7%，常见原因如下。

1）下鼻道开窗：鼻泪管的下鼻道开口位于下鼻道顶端，距离前鼻孔25 mm，下鼻道开窗时位置过于向后、向上，容易损伤鼻泪管开口。

2）扩大上颌窦口：上颌窦自然口前缘距离鼻泪管后缘的距离为5～10 mm，扩大时用反咬钳过分向前、向下开放，可以损伤鼻泪管。

3）切除钩突：钩突中部附着在泪骨上，如果用咬骨钳过度咬除钩突中部附着部位骨质，尤其是泪囊内侧壁骨质，可能损伤泪囊。但幸运的是，70%～80%的泪囊和鼻泪管损害的患者术后并不出现溢泪等临床症状，如果术中发现这一情况，可适当扩大泪囊内侧壁，术后定期进行泪道冲洗。如果出现溢泪和慢性泪囊炎，经鼻内镜泪囊鼻腔造孔术是解决这一并发症最重要的一条途径。眶纸板和轻度眶筋膜的损伤不必特殊处理，术后注意用足量的抗生素，禁止擤鼻涕，1周内不要行鼻腔冲洗，术后早期可以采用冷敷。严重眶纸样板损伤会导致眶内出血。当动脉受到损伤时，出血迅速，导致眶内血肿，称为眶内急性出血，症状出现严重、迅速，表现为眼球疼痛、眶周青紫、视力急剧下降、眼球突出、眶内压迅速增高，眼球运动障碍等。而牵拉、切割眶脂肪、眼肌和静脉系统损伤，导致的眶内出血症状轻微，称为慢性出血，一般都有自限倾向。

临床对于眶内出血普遍的处理方式包括：抽出鼻腔填塞材料、静脉应用止血药物、甘露醇和利尿剂等减轻眶内压、糖皮质激素减轻眶内组织水肿。如果这些处理仍然不能减轻症状，无论是动脉性还是静脉性眶内出血，当眼压超过40 mmHg，并出现视力下降时，立刻行外科紧急处理，包括外眦切开术、眶减压术尤其是眶尖减压术，甚至视神经减压术。预防或成功救治视力丧失要求迅速识别患者的临床症状，包括眼部疼痛、眼球突出、眼球坚硬度（眼压）增高、眶周水肿、视敏度下降和眼球活动障碍，一旦出现上述症状，需要急症处理。但如果术后视力下降不明显，临床判断创伤比较轻微，而且无急性进展的趋势（如局限性眶内出血、眼压轻度升高、眼球轻前突），可在严密监控下进行药物治疗24～48小时，再视疗效进行相应处理。

### 3. 大出血

引起鼻旁窦手术大出血的原因为术中损伤较大的血管如筛前动脉、筛后动脉、蝶腭动脉，甚至颈内动脉或海绵窦。一旦出现上述血管损伤，先采用含肾上腺素或者生理盐水的棉片、纱条或明胶海绵压迫局部止血，并用双极电凝止血。若损伤颈内动脉，上述方法往往难以奏效，应立即行颈内动脉介入栓塞或颈总动脉结扎术，但有可能引起患者死亡或者偏瘫。

### 4. 术腔粘连和闭锁

术中切除中鼻甲基板下缘、中鼻甲根部骨折以及中鼻甲骨质被切除等，造成中鼻甲漂移，导致中鼻甲与鼻腔外侧壁粘连。上颌窦、额窦或蝶窦窦口闭锁的主要原因是开放各鼻旁窦时，窦口黏膜环形损伤。为保证黏膜的完整性，勿过度处理囊泡和水肿黏膜，以免妨碍黏膜创伤修复的生理过程，导致瘢痕形成。

## 七、术后处理

鼻内镜鼻旁窦手术后的处理是鼻内镜外科围术期综合处理的重要组成部分。术后处理的目的是维持鼻腔、鼻旁窦的通气与引流。术后处理的内容主要包括局部与全身用药策略、内镜下的清理以及鼻腔冲洗等。但到目前为止，术后处理尚无任何标准与指南。

### （一）局部药物治疗

局部药物治疗在术后处理中占有重要地位，主要包括糖皮质激素和减充血剂的应用。

### 1. 糖皮质激素

必须认识到，手术本身并不能消除鼻腔和鼻旁窦黏膜的炎症。手术的目的只是切除不可逆性病变黏膜，矫正解剖结构异常，重建鼻腔、鼻旁窦的通气与引流，为术后鼻腔规范用药、鼻腔、鼻旁窦黏膜的良性转归创造条件。术后规范用药是慢性鼻炎、鼻旁窦炎治愈的重要条件，而糖皮质激素鼻喷雾剂是术后最主要的局部药物，目前临床使用的局部激素包括布地奈德、糠酸莫米松和丙酸氟替卡松。这些药物具有良好的抗炎作用，可消除黏膜炎症与水肿，控制变态反应的发作频率和程度，延缓与预防鼻息肉的复发，并且具有较好的药物安全性，因而在术后处理中占有重要地位。术后常规剂量（每天每侧鼻腔 1～2 次、每次 2 喷）的使用一般需要维持 3 个月以上，以后可根据术腔的炎症状态与症状的控制程度逐步减量，每隔 1～2 天一喷，直至炎症完全消退、症状完全消失，术腔完全上皮化为止。为达到更好的治疗效果，术后必须认真指导每位患者正确使用鼻喷雾剂，朝向中鼻道的方向喷雾和适度的呼吸支持是最重要的两个步骤。

### 2. 减充血剂

麻黄碱、萘甲唑啉和羟甲唑啉等减充血剂对于迅速缓解鼻塞症状，促使鼻腔和鼻旁窦分泌物的引流、促进糖皮质激素鼻腔导入具有一定作用。但这类药物具有较为严重的不良反应，长期使用可造成鼻黏膜纤毛倒伏与脱落、传输功能下降，导致药物性鼻炎。因此，原则上要限制长期使用减充血剂，更要杜绝滥用减充血剂。在鼻腔减充血剂中，盐酸羟甲唑啉因作用时间长，不良反应相对较小被专家推荐，但一般连续使用不超过 4 天，每天不超过 2 次，停药 3 天后可以再使用。

### （二）全身药物治疗

全身药物治疗主要包括口服糖皮质激素、抗组胺药、抗生素和黏液促排剂等。

1. 糖皮质激素

全身使用糖皮质激素与鼻腔局部使用的作用机制相似，但用药原则大不相同。由于全身长期使用糖皮质激素的不良反应较大，一般推荐短期口服疗法。应用原则为：①选择生物半衰期较短的药物如泼尼松，以免在体内产生蓄积；②按照个体体重决定使用剂量，成人使用泼尼松的中等剂量为每天 0.5～1 mg/kg；③晨起空腹顿服，以模拟体内激素的生理昼夜节律；④使用疗程不宜超过 10～14 天；⑤无需逐步减量撤药。

2. 抗组胺药

对于合并变应性因素的患者，抗组胺药可控制变态反应的速发症状，减轻黏膜的水肿，抑制炎症的复发。地氯雷他定等抗组胺药物安全性较好，对中枢神经系统无明显不良反应，在临床中使用较为广泛。

3. 抗生素

术后可选择第 2 或第 3 代头孢类广谱抗生素治疗，使用时间一般不超过 2 周，对于合并严重感染者，可适度延长使用时间。抗生素种类的选择，最好能基于分泌物的细菌培养与药敏实验结果。不少文献报道术后长期使用低剂量的大环内酯类抗生素具有一定的临床效果。有证据表明，该治疗方法并非依靠大环内酯的抗菌作用，而是通过下调核转录因子通路（类似于糖皮质激素的作用机制），从而达到抑制炎症的目的。

4. 黏液促排剂

标准桃金娘油等黏液促排剂具有促进浆液腺分泌、加快黏膜纤毛摆动和一定的抗炎作用，在术后前期使用可加快术腔的清洁速度，在术后的中后期也可调节患者分泌物的黏稠程度。

## （三）鼻内镜下清理术腔

鼻内镜下清理术腔是术后处理的主要内容之一，其目的就是去除术腔的结痂与分泌物，维护鼻腔、鼻旁窦的通畅引流，清理瘢痕粘连组织，并对指导药物的治疗作出合理判断。应当指出，对术腔水肿黏膜或囊泡的过度处理，会造成新的创伤，导致黏膜的再次肿胀，从而妨碍正常的生理修复。

由于 0°镜常容易遗漏额窦以及上颌窦深处的分泌物，所以术后早期，对于窦腔分泌物的清理，建议多使用 30°、45°或 70°镜进行观察。吸引时，应选择弯度和口径合适的吸引管操作。对于窦腔结痂的清理，应适当有度。在结痂形成早期，因其与深层组织紧密相连，若强行分离，势必破坏痂下愈合的生理过程，造成新的出血创面，反而形成更多结痂。因此，对于不妨碍窦腔通气引流的结痂，应待其与组织松脱、分离后，再进行清理。对于额窦手术，常常会在额隐窝遗留实质性的黏膜去除区域使用骨钻，这些区域的结痂对窦腔影响较大，如遗留未除，容易造成窦口闭锁。由于术后早期黏膜抗损伤能力极弱，器械操作要求稳定；对于一些难以窥及的部位，不要一味强求直视下操作，减少黏膜的再损伤和加速鼻旁窦和鼻腔清洁是本阶段处理的关键。

术后中后期，多数患者窦腔会出现不同程度的黏膜水肿与囊泡，这种情况与炎症刺激、手术损伤直接相关，可能是局部淋巴回流障碍和黏膜纤毛功能低下的结果。对于轻度的黏膜水肿与小型囊泡，若不妨碍窦腔引流，不必急于处理，此时应加强局部和全身药物治疗，一般在 4～8 周后可明显消退。对于大型囊泡，可刺破放出囊液，避免对窦腔通气引流和药物导入的影响。针对肉芽组织和瘢痕粘连组织，可采取锐性分离与切除，表面覆以吸收性明胶海绵或止血纱布等。若窦口逐渐出现狭窄、甚至闭锁，则应及时予以扩大和开放，有时需要多次反复处理。否则，只好再次采取手术。

### （四）鼻腔冲洗

鼻腔冲洗对于湿润鼻黏膜、抑制结痂形成、冲刷分泌物、减少有害颗粒沉着具有一定作用，可使用等渗或高渗盐水。需要注意的是，使用的盐水和冲洗的装置要避免污染，冲洗时不要急于求成而不断加大力度，导致耳部疾患。

（李江华）

## 第四节　喉内镜技术

### 一、直接喉镜检查

直接喉镜有薄片型、普通型、侧开式及前联合喉镜等类型。按其大小分成人、儿童、婴儿3种。直接喉镜检查适用于颈短、舌厚、会厌卷曲及咽反射敏感而间接喉镜检查不成功者，同时可进行咽喉部活检、喉部小手术（如声带小结、息肉、囊肿、良性肿瘤及瘢痕的切除）、喉部冷冻、电灼、激光治疗、声带注射、喉狭窄扩张及取咽喉部异物等。气管插管或支气管检查时可用直接喉镜引导。随着纤维（电子）喉镜的普及应用，直接喉镜检查有减少趋势。

检查前4~6小时禁食，术前30分钟使用巴比妥类镇静剂及阿托品。一般采用表面麻醉，婴幼儿可在无麻醉下进行。表面麻醉或小儿无麻醉下操作困难者，可行全身麻醉。检查时受检者仰卧位，垫肩，头后仰。检查者以纱布保护受检者上切牙，左手持镜沿舌背正中或一侧放入口咽部，至舌根时，轻轻向上提，将喉镜插入喉咽部，看见会厌后将镜远端稍向后倾，挑起会厌，暴露声门。依次检查舌根，会厌谷，会厌，杓会厌襞，杓状软骨，室带，声带，声门下区，两侧梨状窝，喉咽侧、后壁和环后间隙等处。

有颈椎疾病、严重心肺功能障碍及全身其他病症、高龄及体质衰弱者不宜进行此项检查。喉阻塞患者检查时需密切注意呼吸。检查操作时动作要轻柔，以免损伤黏膜。不可以上切牙为支点，否则易损伤或脱落。检查时间不宜过长，以免引起喉水肿。术中如发生喉痉挛应立即停止检查，嘱受检者坐起，做深呼吸，多能恢复。声带前联合暴露不佳者可嘱助手将患者头位稍抬高或将甲状软骨向后轻压。术后禁食2小时，可酌情使用抗生素及激素。

### 二、硬管喉内镜检查

硬管喉内镜又称望远喉镜或放大喉镜，为利用透镜光学原理制成的硬管装置，由近端目镜、镜管及远端物镜构成。根据镜前端观察角度分前视型（0°）、前斜视型（30°）、侧视型（70°、90°）及后视型（120°）等。镜管外径8~10 mm，长150~200 mm，采用光导纤维传输照明，具有图像放大作用。硬管喉内镜可与摄像系统、喉动态喉镜、电子计算机等连接应用。硬管喉内镜下所见为喉真实图像，视野明亮，图像放大，有较好的色彩及分辨率，所获图像清晰不失真，可清楚观察喉部解剖结构，准确判断喉部病变。

检查前用1%丁卡因行咽部黏膜表面麻醉。检查时受检者面向检查者端坐，上身稍前倾，头稍后仰，张口伸舌。检查者一手用纱布包裹舌前部向外轻轻牵拉，另一手持镜将镜体置入口咽部，镜体可轻轻下压舌体，避免用镜头硬碰咽后壁，嘱受检者发"i"音，使会厌上抬，喉腔暴露。检查者转动镜体，调整其角度及位置，观察舌根，会厌谷，会厌，杓会厌襞，杓状软骨，室带，声带，梨状窝，喉咽侧、后壁和环后间隙等结构。

## 三、纤维（电子）喉镜检查

纤维喉镜由导光性强、可弯曲的玻璃纤维制成，镜体柔软，长 30 cm，外径为 3.2 ~ 6 cm，镜远端可上下弯曲，带有吸引及活检管腔。采用冷光源照明，可配用电视摄像监视系统。电子喉镜外形和纤维喉镜相似，其利用前端的电荷耦合器件（CCD）成像，图像更清晰，可锁定瞬间图像，储存于电脑，随时调阅打印。该检查适用于因颈短、舌厚、会厌卷曲、张口困难、咽反射敏感、颈椎疾病、全身慢性疾病、年老体弱、精神紧张等不能耐受间接、直接喉镜检查的患者，可进行鼻咽、喉咽、喉部检查、活检及小手术。检查前采用 1% 丁卡因进行咽部表面麻醉。检查时患者仰卧或坐位，术者一手持镜体，拇指控制角度钮，另一手持镜远端自一侧鼻孔或经口插入，缓慢推进，经鼻腔、鼻咽、口咽达喉咽，然后将镜体越过会厌达喉前庭，即可见声门图像。依次检查鼻咽，会厌，梨状窝，喉咽侧壁、后壁，室带，声带，声门下区，杓状软骨及环后间隙等处。嘱患者发"i"声，可观察声带与杓状软骨活动。

（李江华）

# 第二章

# 耳鼻喉疾病临床常见症状

## 第一节　耳部症状

症状是患者机体或精神方面的感觉和表现。耳部症状或其邻近组织器官和全身病变的局部表现，主要有耳痛、耳溢液、耳聋、耳鸣等。

### 一、耳痛

耳痛是临床上常见的症状。耳痛的程度轻重不一，与疾病的性质和患者对疼痛的敏感性有关。按耳痛的病因可分为2类：①属耳部病变，称耳源性耳痛，耳部检查时必有异常发现；②耳部没有病变，称反射性耳痛，是耳部邻近或远处病变所引起的耳痛，耳部检查多无异常发现。据估计有半数的成年人属反射性耳痛，这是因为分布于耳部的感觉神经较多，如三叉神经、舌咽神经、迷走神经和颈神经。

耳痛常被患者描述为烧灼痛、跳痛或阵发性刺痛，持续时间可为短暂性、间歇性或持久性。不同的病因耳痛常有其特点，分述如下。

#### （一）耳源性耳痛

1. 各种耳外伤

外力给耳郭造成血肿或裂伤；异物进入外耳道引起皮肤损伤或鼓膜穿孔。根据损伤的情况，都会有不同程度的耳痛。中耳损伤，多数仅损伤鼓膜，如直接戳伤、取异物机械伤。外耳道压力突然增高，如打耳光、冲击波、跳水、腐蚀性液体等，都可使鼓膜损伤；如挤压鼓室可造成颅底骨折可致鼓室积血等。中耳损伤耳痛较重，常伴随耳鸣、头晕。耳痛及耳聋的程度与鼓膜损伤的大小及耳蜗受损有关。

2. 耳带状疱疹

耳带状疱疹又称疱疹性膝状神经节炎，是病毒感染所致。按病情不同分为3型：耳郭疱疹、耳郭疱疹并发面瘫、耳郭疱疹并发面瘫及听神经症状。发病初期耳部不适、灼热或僵硬感，低热，轻度头痛等。继之耳部出现阵发性疼痛，逐渐加重，有的患者耳痛无法忍受。此时耳郭、外耳道甚至鼓膜可出现红肿，数日后局部皮肤出现疱疹，面瘫多在1个月内恢复。如累及听神经，则可发生耳鸣、耳聋或伴有眩晕、恶心、呕吐等前庭神经症状。

### 3. 外耳道疖

外耳道疖又称局限性外耳道炎，疖肿发生于外耳道软骨部，因该处有毛囊、皮脂腺、耵聍腺，皮肤损伤后，常为葡萄球菌侵入而发病。主要的症状是跳动性耳痛，张口、咀嚼、打哈欠时耳痛加重，常放射到头部，可因痛影响睡眠。婴儿因不会讲话，常表现为哭闹不安，如触动耳部，疼痛更甚。疖肿位于外耳道后壁者，炎症可向耳后扩散而肿胀，使耳后沟消失，或耳后乳突皮肤红肿，可被误诊为急性乳突炎。一般发病 5～6 天后，疖肿溃破，外耳道流出少量血脓，耳痛随之减轻。

### 4. 化脓性耳郭软骨膜炎

化脓性耳郭软骨膜炎是严重的外耳疾病。常在耳郭外伤后，发生细菌感染，以铜绿假单胞菌及葡萄球菌居多。早期耳郭灼热感，继而局部肿胀、疼痛，并迅速加剧，呈持续性的耳痛，用一般的止痛药物也难以制止。且有全身不适，并有发热。耳郭红肿，增厚，触之坚硬、疼痛更甚。脓肿形成时，耳郭表面呈黯红色，或有局限性隆起，或有波动感。脓肿破溃后，疼痛减轻，可形成瘘管长期不愈。

### 5. 大疱性鼓膜炎

大疱性鼓膜炎是病毒感染引起的鼓膜急性炎症，病变限于鼓膜及外耳道近鼓膜处的皮肤。常发生于上呼吸道感染或麻疹之后。多为突然耳深部疼痛，呈持续性刺痛或胀痛，可有同侧头痛，小儿可有哭闹不安。大疱破裂后，外耳道流出血性或浆液性分泌物后，疼痛可缓解。

### 6. 耵聍腺瘤

耵聍腺瘤也称外耳道腺瘤、外耳道圆柱瘤等。该瘤分为良性和恶性肿瘤。恶性病变早期，疼痛是其特点，且局部有触痛。肿瘤发生继发感染时，耳痛加重，并放射到患侧头部。因此，外耳道肿瘤，尤其伴有疼痛者，应引起高度重视。

### 7. 急性化脓性中耳炎

患者多有上呼吸道感染，细菌经咽鼓管进入中耳。因鼓室积脓或黏膜肿胀，刺激神经末梢而产生剧烈耳疼痛。在鼓膜没有发生穿孔前，耳深部锐痛，或跳动性疼痛，在打喷嚏、咳嗽、吞咽时耳痛加重。其疼痛可放射至患耳同侧颈部、头顶部、牙齿或整个患侧头部。如为婴儿，可出现哭闹不安、拒食。当鼓膜自行穿孔或切开鼓膜，脓液排出后，耳痛骤减，全身症状也随之改善。

### 8. 急性化脓性乳突炎

急性化脓性乳突炎是乳突气房化脓性炎症，主要发生于儿童，现较少见。多由急性化脓性中耳炎发展而来，鼓室炎症经鼓窦而致乳突气房积脓。耳痛的特点为急性中耳炎后，耳痛持续不减，并呈跳动性疼痛；有明显的耳后（乳突区）红肿、压痛。

### 9. 中耳癌

一般早期耳胀痛，可能为肿瘤压迫，或骨质破坏所致。主要是跳动性疼痛，可向面、颞、乳突、枕部放射，有时剧烈疼痛使患者难以忍受，夜间更甚。耳痛的程度与局部检查所见不相称，是本病的特点。

## （二）反射性耳痛

耳部有丰富的感觉神经末梢，如三叉神经第 3 支的耳颞支分布在耳屏、外耳道前壁、外耳道上壁外部分的耳轮皮肤；迷走神经耳支和舌咽神经、面神经分支相接，并共同分布于耳甲腔、外耳道后壁、耳郭后内方及附近的乳突皮肤；耳大神经后支分布在耳郭的前后部，并有枕小神经分布在耳郭皮肤；鼓膜外层的神经分布与外耳道相应的区域相同，鼓膜内层和鼓室的感觉均受鼓室神经丛支配。由于耳部有丰富神经的分布，而这些神经同时支配其他部位的感觉，所以远处的病变可引起反射性耳痛。

1. 鼻与口腔疾病

如鼻旁窦炎、高位鼻中隔偏曲、上颌窦肿瘤、急性鼻咽部炎症、龋齿、阻生齿、牙周病、口腔溃疡、牙根脓肿、口腔肿瘤及下颌关节病等，均可通过三叉神经引起反射性耳痛。

2. 咽部疾病或手术

如急性咽炎、急性扁桃体炎、扁桃体周围脓肿、咽旁及咽后脓肿、扁桃体手术后、茎突过长、咽部溃疡或咽部肿瘤等，因舌咽神经受累，传至鼓室神经丛引起反射性耳痛。

3. 喉部疾病

如急性会厌炎、喉软骨膜炎、喉脓肿、喉结核、喉癌、下咽癌等，通过喉上神经迷走神经耳支引起反射性耳痛。甚至肺、支气管疾病经迷走神经分支的反射，也可引起耳痛。

4. 颈部疾病

如颈椎关节盘病、颈椎关节炎、胸锁乳突肌纤维组织炎，通过第2和第3颈神经，引起反射性耳痛。

临床上，若患者主诉耳痛，而耳部正常，应仔细检查咽、喉、口腔等处，寻找病因。

## 二、耳溢液

耳溢液又称耳漏，是指外耳道有异常的液体存积或外流，其液体可来自外耳道、耳部周围组织、中耳、迷路或颅内，这是耳病常见的症状。应分清楚耳溢液性质、色泽、气味。

正常的外耳道有少量的皮脂腺、耵聍腺分泌出一些物质及上皮脱屑，而有些人的耵聍生物化学成分有变异，分泌出黄色的油状物，这也属于正常。单纯外耳道病变引起耳溢液是没有黏液成分的，任何黏液或混杂有黏液成分的分泌物来自中耳，这是因为外耳道只有复层鳞状上皮，而无分泌上皮。

### （一）耳溢液的性质

耳溢液的性质有浆液性、黏液性、脓性、血性、混合性或脑脊液性。实际上，大多数患者耳溢液有2种以上的性质，或在某些疾病发展过程中，由一种变为另一种。

1. 浆液性

为淡黄色，微浑浊，含有蛋白质、少量的白细胞及脱落细胞，可凝结成块状，常见于外耳道湿疹、急性中耳炎的早期；大疱性鼓膜炎，在大疱破溃后，流出的液体呈血性浆液或浆液性；中耳炎有过敏性改变时，中耳的黏膜苍白水肿，浆液性分泌物增多，外溢，含有嗜酸性粒细胞。

2. 黏液性

由于中耳炎和腺体的化生，黏液腺分泌亢进，耳溢液中含有大量黏液，可拉长呈丝状，随着炎症的好转，黏液成分逐渐减少，多见于无混合感染的慢性单纯性中耳炎；因外伤或感染的腮腺炎症，有瘘管通向外耳道时，亦有黏液性分泌物。

3. 脓性

是化脓性炎症的产物，分泌物含有大量的脓细胞和组织崩解物。纯脓性常见于外耳道疖、外耳道炎；化脓性中耳炎急性期，从鼓膜穿孔处流出黏液脓，常有搏动性；中耳炎并发硬脑膜脓肿、侧窦脓肿或脑脓肿，有较多的脓或臭脓；耳周淋巴结、囊肿化脓或腮腺化脓，向外耳道破溃时，可流出大量脓液。

4. 血性

多见于耳外伤、外耳道乳头状瘤、中耳癌及颈静脉球体瘤糜烂溃破时，出现血性物；外耳道或中耳黏膜损伤可发生纯血性耳溢液。

5. 混合性及水样性

颞骨骨折伴脑膜损伤时，若脑脊液混有血液则耳溢液呈红色水样液体，而无血液混入时呈水样液体。

### （二）耳溢液色泽、气味和量

1. 耳溢液色泽

因细菌感染的种类不同而异，如铜绿假单胞菌感染，耳溢液呈铜绿色；金黄色葡萄球菌或肺炎球菌感染，耳溢液呈黄色，较黏稠；溶血性链球菌或嗜血杆菌感染，耳溢液呈淡红色，较稀；真菌感染，常因菌种不同而颜色也不一样，如呈黑色、黑褐色、黄褐色，在耳分泌物中可出现霉膜。

2. 耳溢液气味

浆液性或黏液性耳溢液一般无臭味。慢性单纯性化脓性中耳炎的分泌物，可有轻微的臭味，但经清理治疗后，多减轻或消失；臭味多因为脱落细胞上皮和细菌腐败所致，如胆脂瘤性中耳炎有特殊的臭味；中耳癌因有渗血及组织坏死，脓液有恶臭；如死骨形成或有骨坏死溃疡，也有臭味。

3. 耳溢液的量

常因病因及其性质不同而有区别，如急性化脓性中耳炎，鼓膜自行穿孔或切开鼓膜排脓，耳溢液的量较多，在穿孔处可见到搏动性溢脓；也见于中耳炎并发硬脑膜外脓肿、侧窦脓肿的患者有大量的脓液，呈搏动性溢出。在临床上应特别注意，凡耳流脓突然减少或突然增多，并伴有头痛、发热、白细胞增多或有颅内压增高的体征时，应考虑到颅内并发症的可能；外耳道疖，脓头破溃后可有少量的脓栓，脓量不多；腮腺化脓感染，溃破到外耳道时，可流出大量的脓液；胆脂瘤中耳炎如局限于上鼓室者，可见到少量干酪物，如为鼓膜松弛部穿孔，而又被干痂覆盖时，若不仔细清除极易漏诊，须引起注意。

## 三、耳聋

听觉系统的传音或感音部分发生病变时，都可发生听力障碍，其所致的听力减退，统称耳聋。在耳聋较轻时，声音增强可听到声音者，为听力减退或重听；耳聋严重时，甚至完全丧失听力，称为全聋。小儿自幼全聋，丧失了学习语言的机会，因聋致哑，成为聋哑人。

耳聋按性质可分为器质性和功能性2大类。①器质性耳聋，根据病变的部位，可分为传导性聋、感音神经性聋和混合性聋3种。②传导性聋病变在外耳、中耳或少数的耳蜗损害，使声波传入内耳受到障碍，常见的疾病如外耳道闭锁，耵聍栓塞，外耳道异物，急、慢性中耳炎，鼓室硬化症等；感音神经性聋病变部位在耳蜗、听神经或听中枢，常见的疾病如突发性聋、噪音性聋、中毒性聋、老年性聋等；混合性聋，是由于传音系统和感音系统均受损害，根据病变部位及侵犯的程度不同，有传导为主或感音为主的混合性聋。功能性耳聋如癔症性聋、精神性聋和伪聋。

## 四、耳鸣

耳鸣是指外界无响声，而感觉耳内有声音，是听觉紊乱的一种现象。患者感觉耳内或颅内有响声，如铃声、哨声、汽笛声、轰鸣声、嗡嗡声、蟋蟀叫声、蝉鸣声等。耳鸣多属噪声，有间歇性或持续性，见于一耳或双耳，轻者患者毫不在意，重者扰人不安，影响睡眠或使人难以忍受。耳鸣仅是一种表现，可由多种耳的疾病及许多全身疾病所引起。在极安静的环境中注意留心细听，几乎每个人都有耳鸣。但有些生理性的动作，如咀嚼、呼吸及吞咽时都会感到有声音。只是人们习以为常，不应称为耳鸣。

根据耳鸣的性质，可分为主观性耳鸣和客观性耳鸣 2 大类。前者常见，约占耳鸣总数的 95% 以上，其耳鸣仅为患者本人能听到响声；后者少见，患者和检查者都能听到响声，因此又称他觉性耳鸣。

（何　群）

# 第二节　鼻部症状

鼻部疾病可发生多种症状，常见有鼻阻塞、鼻溢液、嗅觉障碍、鼻源性头痛、共鸣障碍等。

## 一、鼻阻塞

鼻腔发生机械性阻塞或因鼻腔、鼻咽部有病变时，阻碍了气体流通，患者自觉有鼻呼吸不通畅时，称为鼻阻塞。

鼻阻塞是鼻部疾病常见的症状之一。由于病因、病变部位和程度的不同，可分为一侧性或两侧性，短暂性或持续性，交替性或阵发性，部分性或完全性，突然发生或逐渐加重的鼻阻塞等。

鼻阻塞的原因，多由于病变使鼻腔的通道变窄所致。

1. 鼻黏膜病变

黏膜水肿、黏膜肿胀，有黏稠的分泌物或痂皮以及瘢痕粘连等引起的鼻阻塞。有的虽无机械性的狭窄，如萎缩性鼻炎，因为鼻腔通道变为直管形，而不是正常的抛物线形，并有鼻黏膜纤毛运动功能的减退或消失，使患者有鼻阻塞的感觉，即使清除鼻腔的痂皮，患者仍感觉有鼻阻塞。

2. 鼻腔结构改变

如鼻中隔偏曲、畸形、血肿、脓肿，鼻甲肥大，鼻息肉及鼻肿瘤等疾病引起的鼻阻塞。

3. 鼻腔静脉压增高

当侧卧时，位于下方一侧鼻阻塞，其原因是下方一侧鼻静脉压增高，鼻甲被动充血、肿胀。当恢复为仰卧时，鼻阻塞症状消失，称为位置性鼻阻塞。也有的当仰卧时，出现双侧鼻阻塞者，这提示鼻黏膜的静脉压增高，如头位抬高或坐起时，鼻阻塞缓解或消失。

新生婴幼儿鼻阻塞虽不多见，但其后果严重，除可引起呼吸困难或窒息外，还可以因吮奶困难，导致营养不良，影响正常发育。儿童鼻阻塞长期用口呼吸，呼吸道阻力明显减少，可影响胸廓的发育，可出现扁平胸或鸡胸，有的可发生硬腭上拱，牙列不整齐，睡眠打鼾等表现。如果双侧鼻阻塞，成人或儿童言语声可呈现闭塞性鼻音。

由于鼻阻塞长期张口呼吸，吸入干燥或过冷的空气，未经鼻腔的调节，常会引起口唇、口腔、咽喉、气管和下呼吸道的急性或慢性炎症，并出现相应的症状。

鼻阻塞常伴有鼻溢液和鼻黏膜纤毛的运动障碍，容易发生继发性感染，或经鼻咽侧壁的咽鼓管累及中耳时，可出现耳鸣、耳闷和传导性听力减退。长期鼻阻塞的患者常有头昏、头痛、记忆力减退、失眠、多梦、注意力不能集中等全身症状。由于张口呼吸的阻力明显减小，在胸内不能形成足够的负压，肺活量也减少，不利于肺泡的气体交换，会出现慢性缺氧，使心脏负担加重，对老年或虚弱的患者，可引起低氧血症和诱发心脏病的可能性。

除以上各种病因外，鼻腔异物、结石，腺样体肥大及鼻咽部肿瘤等，均可发生鼻阻塞。因此，对鼻阻塞的患者要认真对待，针对病因，采用不同的治疗方法，设法恢复正常的经鼻呼吸。

## 二、鼻溢液

鼻溢液是鼻部疾病常见的症状之一，在正常情况下，鼻黏膜的腺体，如浆液腺、黏液腺、杯状细胞和嗅腺，都会产生少量黏液，以维持鼻腔黏膜纤毛运动，调节吸入空气的温度和湿度以及辅助嗅觉的功能。一般成年人每日从鼻腔分泌物中排出水分 500 ~ 1 000 mL，部分水分随呼吸气流而蒸发，另一部分则由鼻黏膜纤毛运动，屏住鼻咽部咽下或咯出。当鼻有病变时，分泌物的量和性质也发生变化，根据溢液的状态可判断出何种鼻病及其程度，按其性状可分为水样、浆液性、黏液性、黏脓性、血性、脑脊液等数种。

1. 水样溢液

呈透明清水样，为血管渗出液及黏液混合分泌物，内含有脱落的上皮细胞、白细胞、少量的红细胞及黏蛋白。多见于急性鼻炎的早期、血管运动性鼻炎及过敏性鼻炎的发作期，均有大量的水样分泌物，但后者分泌物中含多量的嗜酸性粒细胞。

2. 黏液性溢液

在正常鼻腔仅有少量分泌物覆盖于黏膜表面，呈半透明状，内含有黏蛋白。当感情冲动，或受到物理性及化学性刺激时，可分泌大量的黏液。鼻腔有慢性炎症如慢性鼻炎或急、慢性鼻旁窦炎等时，也可使黏液性分泌物增加。

3. 黏脓性溢液

为黏液和脓的混合物，常见于慢性鼻炎、慢性鼻旁窦炎或急性鼻炎的恢复期。

4. 脓性溢液

有的鼻溢液呈绿黄色、浑浊，有臭味，内含大量的坏死白细胞，多见于炎症侵及骨质，如齿源性上颌窦炎、额骨骨髓炎、上颌骨骨髓炎。鼻腔异物及恶性肿瘤伴部分坏死时常伴有恶臭脓性分泌物。

5. 血性溢液

是指鼻分泌物中带血，表现为鼻涕中有血丝或血涕，常见于鼻腔异物、鼻腔结石、溃疡、急性鼻炎、萎缩性鼻炎、鼻腔鼻旁窦或鼻咽部肿瘤等。鼻涕有血性物，可为鼻腔后部、鼻旁窦及鼻咽部恶性肿瘤的早期症状，应提高警惕，以免漏诊。

**6. 脑脊液鼻漏**

脑脊液经额窦、筛窦或筛板的瘘孔流入鼻腔，再经鼻前孔流出时称为脑脊液鼻漏。脑脊液无色透明、呈水样，内含葡萄糖，不含黏蛋白，久置后不会自行凝结，可经化验方法鉴别。脑脊液鼻漏常见于颅底骨折、鼻旁窦外伤、先天性脑膜脑膨出症等，有时可为鼻部手术的并发症。

**7. 鼻痂皮、血痂或脓痂**

常因鼻分泌物干燥形成的。慢性鼻前庭炎常有表皮结痂；慢性干燥性鼻炎鼻腔前部常见有薄干痂；小儿鼻旁窦炎黏液脓性分泌物常存积在鼻腔前部，或在鼻前庭处结成脓痂；干酪性鼻炎和鼻旁窦炎可经常排出干酪性物质，并有臭味；萎缩性鼻炎鼻腔宽大，并附有干痂，有臭味，用力擤鼻时可排出大块筒状痂皮，常伴有少量鼻血。特异性感染，如麻风、鼻硬结病等，鼻黏膜呈萎缩性变或有结痂现象。

# 三、嗅觉障碍和恶臭

人的嗅觉不如其他哺乳动物敏感，而且人的嗅觉阈值因人、因时、因环境不同而有差异，一般人可分辨出 2 000 ~ 4 000 种不同的气味。对某些气味来说，女性的嗅觉比男性敏感。女性在妊娠期不同的阶段，常有嗅觉方面的变化，妊娠早期嗅觉敏感性增强，妊娠末期敏感性降低，这可能与神经内分泌系统有关。在饥饿时，室内温度、湿度增加时，嗅觉敏感度提高；饱腹时嗅觉敏感度降低。

嗅觉障碍，包括完全缺失，即不能嗅出任何气味；部分缺失，有些气味可以嗅出来；嗅觉减退；嗅觉过敏，即对气味敏感性提高；幻嗅，无特殊气味时也可嗅到不快的气味。其原因有以下几种。

**1. 鼻腔短暂性疾病**

鼻黏膜短暂性的肿胀、充血，如急性鼻炎、过敏性鼻炎、血管运动性鼻炎的急性发作期所引起的鼻阻塞，常有暂时性嗅觉减退或缺失。

**2. 鼻腔慢性疾病**

如鼻息肉、鼻甲肥大、鼻中隔偏曲等，可直接或间接影响嗅区的通气，可使嗅觉逐渐减退或缺失。

**3. 鼻黏膜萎缩变性**

其病变累及嗅区时，可致嗅觉减退或缺失，如链霉素或其他药物中毒、头颈部放疗后、老年性鼻黏膜萎缩等。

**4. 颅内病变或外伤**

如颅底骨折、脑肿瘤、垂体瘤、脑膜瘤等，使嗅球、嗅索、嗅通路和嗅皮质中枢受到损害时，出现嗅觉障碍。

**5. 鼻黏膜长期接触有害气体**

如溴气、氯气或吸烟，可致嗅觉减退或缺失。

**6. 大脑皮质疾病引起幻嗅**

多发生在神经性精神性疾病，如精神分裂症、抑郁症、癔症或慢性酒精中毒等。

另外一种恶臭嗅觉，是由于体内某种原因产生实际存在的恶臭味。这种恶臭嗅觉的患者和他人都觉得有臭气味，有时可仅为他觉性的臭味，而患者自己不感觉有恶臭味。常见于以下疾病。

（1）萎缩性鼻炎：晚期为臭鼻症，常有他觉性恶臭，尤其是夏季更为严重，与其接近者极易察觉。但患者本人多不自觉有恶臭味。这是因为鼻腔嗅区黏膜的损害，丧失嗅觉功能所致。

（2）干酪性鼻炎：其特点是鼻腔或鼻旁窦内充满有奇臭干酪样或豆腐乳状的腐败物质，并有头痛、牙痛、脓血性鼻液，其嗅觉减退。晚期可破坏骨质，造成面部畸形。

（3）鼻腔异物：多见于儿童，一侧鼻腔流出血脓臭味分泌物，可伴有黏膜感染故有臭味。患儿多不自诉，常被他人察觉，才到医院就诊。

（4）骨髓炎：婴幼儿上颌骨骨髓炎，常在眶下缘或上颌牙槽处发生瘘管，分泌物有臭味；额骨骨髓炎，有时眼眶内上角发生瘘管，排出臭脓。

（5）牙源性上颌窦炎：成年人化脓性上颌窦炎可因牙根感染所致，排出的分泌物多有臭味。

## 四、鼻源性头痛

因外鼻、鼻腔、鼻旁窦疾病引起的头痛，称为鼻源性头痛。其疼痛多为鼻根、前额、眼眶或面部的隐痛、钝痛或胀痛，但很少引起全头痛。

### （一）特点

头痛与鼻部疾病有关，并伴有鼻部症状，如鼻阻塞、流脓涕、嗅觉障碍等；头痛可有时间性，如急性上颌窦炎引起的头痛，早晨轻，下午重，而急性额窦炎上午头痛严重，下午减轻；头痛有一定部位，如急性上颌窦炎引起的头痛，位于同侧面颊部或上列牙齿疼痛，而急性蝶窦炎引起的头痛，位于头顶部或眼球深部钝痛；有低头、弯腰、咳嗽、过劳、愤怒、饮酒等行为时，引起头部静脉压增高，可使头痛加重；鼻腔应用血管收缩剂或黏膜表面麻醉药后，鼻腔通气或引流改善，头痛减轻或消失。

### （二）性质与程度

浅表而有烧灼感的头痛，一般为浅表软组织损害；深部而呈钝性的头痛，多为深部病变；血管舒缩功能失调，引起头颅动脉异常扩张，可发生跳动性头痛；发作性、闪电样、尖锐而剧烈头痛或面痛，多属于神经性疼痛。常见的鼻源性头痛有以下几种疾病。

1. 鼻疖

多发于鼻前庭，常见于局部外伤，糖尿病或抵抗力低下的患者。发病初期感到鼻部灼热及胀痛，继而局部有剧烈跳痛。还常伴有畏寒、发热、头痛、全身不适等症状。病情较重者，感染可向周围扩散，此时可见鼻翼、鼻尖、上唇明显肿胀热痛。严重者可并发海绵窦血栓性静脉炎。

2. 急性鼻窦炎

除牙源性与外伤性鼻窦炎外，所有的鼻窦炎都是鼻炎的并发症。其所致的头痛系因黏膜充血、肿胀和窦口引流受阻而引起阻塞性头痛；鼻旁窦开口被阻塞，窦内空气逐渐被吸收，窦腔造成负压时，可引起真空性头痛；窦内负压过久，黏膜血管扩张，血浆渗出，窦内充满液体压力增高时，可出现张力性头痛。急性鼻窦炎引起的头痛有以下特点。

（1）急性额窦炎：其疼痛在患侧额窦部、眼眶内上方。头痛有周期性，早晨起床后数小时有严重的头痛，下午减轻，傍晚缓解或消失，如炎症不消退，第2天重复同样发作。头痛的周期性与额窦的特点有关。坐、立位时脓液向下移动，阻塞了额窦开口，窦腔内空气被吸收而出现真空性头痛。待窦口开放脓液排出，空气进入窦腔后头痛缓解或消失。

（2）急性上颌窦炎：由于炎症黏膜的肿胀和分泌物增多，窦口被阻塞，早期出现上颌窦区疼痛，可累及眼眶、额部、上牙列处疼痛。其头痛并不严重，常为隐痛、钝痛或胀痛，以午后为重，夜间缓解。

（3）急性筛窦炎：有重度急性鼻炎的症状，头痛位于鼻根深部及眉间处，常在患侧内眦角有闷痛，眶内有胀感等，有时疼痛放射到颞部或头顶部。

（4）急性蝶窦炎：常和筛窦炎同时发生。因蝶窦位置较深，如发炎时常表现为眼球后方或枕部钝痛，有时可放射到头顶、额部或颞部。

（5）慢性化脓性鼻窦炎：一般无明显头痛，如有头痛，常表现为钝痛或头部沉重感。前组鼻窦炎多表现前额部和鼻根部胀痛或闷痛，而后组鼻窦炎的头痛在头顶部、颞部或后枕部。牙源性上颌窦炎者，常伴有同侧上列牙痛。

（6）气压创伤性鼻窦炎：也称航空性鼻窦炎，主要的症状是在乘飞机下降时，突然感到头痛或面部的鼻窦区疼痛，可伴有鼻出血。额窦的鼻额管细长而弯曲，故容易受损害，上颌窦次之，其他的鼻窦很少受影响。

3. 鼻中隔偏曲

鼻中隔高位偏曲、嵴突或伴有一侧鼻甲肥大，持续压迫鼻黏膜，刺激了三叉神经，可致反射性头痛。

4. 鼻肿瘤

因肿瘤阻碍鼻旁窦排脓，造成真空性头痛；肿瘤本身向周围浸润扩大，直接侵犯感觉神经，如上颌窦恶性肿瘤，可引起牙痛。肿瘤一旦侵及破坏颅底，可引起难以忍受的剧烈头痛。

# 五、共鸣障碍

人的共鸣器官有鼻腔、鼻旁窦、鼻咽腔、口腔、喉腔、咽腔和胸腔等。其中口腔和咽腔由于肌肉运动，可以改变其形状，称为可调共鸣腔，而鼻腔、鼻旁窦、鼻咽腔比较固定，称为固定共鸣腔。凡共鸣腔不论肌肉运动障碍、神经肌肉麻痹、肌肉痉挛、结构异常、先天畸形、占位病变、炎症肿胀等，都可影响共鸣。有以下原因可引起共鸣障碍。

1. 闭塞性鼻音

正常发育时，鼻腔、鼻旁窦因疾病可影响正常的共鸣作用，如果所发出的声音不能通过两侧鼻腔，仅从口腔发出的声音，称为闭塞性鼻音。常见疾病如普通感冒、多发性鼻息肉、肥厚性鼻炎、小儿增殖体肥大、先天性鼻后孔闭锁、鼻及鼻咽肿瘤、软腭与咽后粘连等，使鼻腔闭塞，而失去共鸣作用。

2. 开放性鼻音

鼻和咽部的共鸣作用是否正常，取决于腭咽闭合功能，如腭咽在发音时不能闭合，则出现开放性鼻音，常见疾病如腭裂、软硬腭穿孔、软腭缩短、软腭麻痹等。

口腔、咽腔、下咽部有病变时，也会影响发音，如常见的扁桃体周围脓肿，影响软腭的运动，在发音时出现口中含物的声音。

（何　群）

# 第三节　咽部症状

咽部疾病的主要症状有咽痛、吞咽困难及咽部异物感等。主要由咽部疾病所引起，也可由咽部邻近器官或组织病变所致或为全身疾病的局部表现。

## 一、咽痛

咽痛为咽部常见的症状，多因局部感染或为全身疾病在咽部的表现。咽是极为敏感的器官，其感觉神经纤维来自舌咽神经、三叉神经、副神经及迷走神经。其中，鼻咽部和口咽部的痛觉，由舌咽神经咽支、三叉神经上颌支及蝶腭神经的分支、副神经和颈交感神经节的分支等所组成的咽丛支配。喉咽部的痛觉由迷走神经的分支——喉上神经所支配。口腔的痛觉主要由三叉神经分支所支配。食管的感觉有迷走神经和交感神经支配。

任何局部或全身因素刺激痛觉神经末梢时，其冲动传入岩神经节，再经延髓、丘脑和大脑皮质的痛觉中枢而产生咽痛。其疼痛的程度，取决于疾病的部位、性质及范围，并与患者对疼痛的敏感性有关。由于与邻近器官间的神经联系，邻近器官的疾病也可引发反射性的咽部疼痛。其疼痛有刺痛、钝痛、烧灼痛、隐痛、胀痛、撕裂样痛或搏动性跳痛等，可为阵发性或持续性疼痛。一种是自发性咽痛，即在无吞咽动作时感到疼痛，吞咽时加重；另一种称激发性咽痛，即在吞咽时才产生疼痛。自发性咽痛，多能指出疼痛的部位，咽喉部疾病多属此类。

### （一）引起咽痛的咽部疾病

1. 急性咽炎

轻者咽部微痛，重者可剧痛，尤其在进食吞咽时疼痛明显。

2. 急性扁桃体炎

初感咽喉干燥不适，继而有咽痛，吞咽或咳嗽时加重，常引起反射性耳痛。化脓性扁桃体炎，多为溶血性链球菌感染所致。常伴有发热、头痛等，腭扁桃体隐窝有脓性渗出物，可有颌下淋巴结肿大，并有压痛。

3. 扁桃体周围脓肿

全身症状较重，发冷发热，咽痛多在一侧，吞咽、咳嗽时加重，张口困难，口臭，说话时似口中含物。可见患侧软腭及舌腭弓上部明显红肿、隆起，晚期穿刺有脓。

4. 咽后脓肿

为咽后壁与颈椎之间的化脓性炎症，多见于幼儿，畏寒、高热，颈部活动受限。因剧烈咽痛而拒食，吞咽困难，口涎外溢；婴儿吮奶时，易呛入鼻内或吸入呼吸道，引起咳嗽，甚至出现窒息。成人主诉吞咽时疼痛加重，常引起反射性耳痛。咽后壁向前隆起，穿刺有脓，颈部 X 线摄片可显示脓肿腔。

5. 咽旁脓肿

是咽间隙化脓性炎症，多发生于咽异物、外伤或咽急性炎症之后，有咽痛，患侧颈痛及头痛，伴有明显吞咽困难，若炎症波及翼内肌时，可引起张口困难。在咽侧肿胀处穿刺抽脓，可明确诊断。

6. 疱疹性咽炎

主要发生于儿童，起病急，发热、咳嗽、流涕、咽痛、头痛。见咽后壁、软腭黏膜和扁桃体表面有小疱疹，溃破后形成小的溃疡，吞咽时咽疼痛更重。

7. 咽白喉

为白喉杆菌感染，多见于儿童，轻型者起病慢，发热、疲乏、咽痛；重者发病较急，咽痛剧烈，可有高热，烦燥等。扁桃体及咽黏膜表面有浅灰色或黄色伪膜，黏着较紧，用力除去易出血。

8. 樊尚咽峡炎

为螺旋体与梭形杆菌感染引起，常发生于抵抗力低的小儿或口腔卫生差的人。主要表现为咽部和口腔处疼痛，溃疡处覆盖灰色伪膜，有臭味，涂片可找到病原体。

9. 急性传染病

如猩红热、麻疹、水痘等，并发咽炎，可致咽痛。

10. 咽真菌病

如念珠菌、放线菌、隐球菌属，发生咽部感染而致的咽痛。

11. 咽肿瘤

咽或声门上部良性肿瘤，一般不引起咽痛，如发生咽痛者，几乎都是恶性肿瘤。咽癌或喉咽癌以咽痛为主要症状，但早期咽痛不明显，或为一侧性轻度咽痛。如感染溃烂或深部浸润时，咽痛逐渐加重，可放射到同侧面部或颈部。

12. 咽外伤

食物粗糙、过热、过硬所致的咽黏膜损伤，常发生于腭舌弓、软腭、悬雍垂或会厌等处，引起不同程度的咽痛。咽的热灼伤或化学腐蚀伤虽不多见，但可引起剧烈的咽痛。如发生感染化脓或溃疡其疼痛更甚，可出现吞咽困难或呼吸困难或其他全身症状。

13. 咽部异物

一般都有明确的异物病史，异物引起的咽痛程度，取决于异物的大小、形状、部位、组织损伤的程度及有无感染等。

14. 咽结核

多继发于肺结核，咽黏膜散在结核性浸润病灶或溃疡，咽痛剧烈，有明显的吞咽困难。

## （二）引起咽痛的咽邻近组织及全身疾病

1. 口腔疾病

急性智齿冠周炎，常发生于 20 岁左右的青年人，第三磨牙阻生或冠周炎症，如向舌侧或咽部扩展，可引起咽痛。如翼下颌间隙（其位置在智齿的下方）的感染，咽痛加剧，伴吞咽、张口困难。口底蜂窝织炎，因下颌牙齿的感染，其病变在颈前部，下颌骨和舌骨之间，常有吞咽疼痛及吞咽障碍。

2. 鼻部疾病

其疼痛不严重，常因鼻炎、鼻窦炎所致的鼻阻塞，使患者张口呼吸或鼻分泌物后流刺激咽部，常致咽部于痛。

3. 喉部疾病

如晚期喉结核、喉癌，病变侵及喉黏膜或杓部，在吞咽时，可发生剧烈咽痛。如环杓关节炎，可发生吞咽时疼痛。急性会厌炎或会厌脓肿，也可引起咽痛。

4. 颈部疾病

如颈动脉鞘炎、颈部纤维组织炎、颈淋巴结炎、颈椎病等，也可引起咽痛。

5. 食管疾病

食管异物、外伤性食管炎、食管化学腐蚀伤等，都可引起不同程度咽痛。

6. 血液疾病

如急性白血病、粒细胞缺乏症，常因咽峡炎和咽部溃疡，可有明显咽痛。血常规检查可确诊。

7. 急性传染病

如麻疹、猩红热、水痘、伤寒等，早期发生咽峡炎或溃疡，可致咽痛。

8. 舌咽神经痛

以阵发性咽痛为主，常在谈话、饮食、咳嗽时，诱发剧烈的咽痛，持续时间短暂。

9. 茎突过长综合征

由于茎突过长或角度异常，刺激了邻近的血管或神经，引起咽痛，可伴有耳痛或颈部痛。X线摄片有助于诊断。

# 二、吞咽困难

吞咽困难是指正常吞咽功能发生障碍，其程度视病变的性质和轻重而不同，轻者仅感吞咽不畅或饭团难咽下去，须用汤水才能咽下，而重者可滴水难进，口涎外流。短期的或轻度的吞咽困难，对身体无明显影响，而长期严重的吞咽困难，使患者饥饿和缺乏营养极度消瘦等。

吞咽是很复杂的动作，可分为3期，但3期并无任何停顿，只要第1期开始，其余2期自然连续，成为连锁运动。

1. 口腔期

食物经过咀嚼滑润，由颊、腭、咽、舌诸肌协调动作，将食物团送到舌背达到咽部。

2. 咽期

食物到咽部，此时声门关闭、呼吸暂停、舌骨及喉上提，会厌下垂到水平位，食管入口处环咽肌松弛开放，咽缩肌收缩，食物进入食管。

3. 食管期

食物团通过食管肌的蠕动，到达贲门，而贲门括约肌松弛，使食物入胃。食管上1/3段为横纹肌，中1/3段为混合肌，下1/3段为平滑肌，横纹肌运动快速有力，故食物在食管上段通过的速度较下段快些。

吞咽反射：除第1期外，其余2期都是通过反射机制来完成。食物通过口腔、咽部和食管时，刺激各部的感受器，使传入冲动，经三叉神经第2支、舌咽神经及迷走神经的咽支，分别进入延髓。传出的冲动主要通过迷走神经、副神经和舌神经，分别支配舌、咽、喉及食管上段的肌肉。此外，吞咽中枢与呼吸中枢在延髓内的位置相互靠近。它们之间的密切联系，可以保证每次吞咽动作时，都能准确地关闭声门和暂停呼吸，因此正常的吞咽过程毫无紊乱现象，不会出现困难。发生吞咽困难有以下原因。

1. 痛性吞咽困难

吞咽困难可为咽痛所引起，任何有咽痛的疾病，多少都有吞咽困难的现象。咽痛剧烈，其吞咽困难也越严重。咽痛的疾病，都可发生不同程度的吞咽困难，如口腔急性炎症、黏膜溃疡、牙周炎、舌炎、口底蜂窝织炎、口腔癌等。咽和喉的疾病如急性咽炎、急性扁桃体炎、急性会厌炎、疱疹性咽炎、各种咽部溃疡和脓肿等，都有明显吞咽困难，也称为炎症性吞咽困难。其中扁桃体周围脓肿、咽旁脓肿、咽后脓肿、会厌脓肿，吞咽困难更为严重。此外，喉软骨膜炎、急性环杓关节炎、喉结核等，也都会引起吞咽困难。

2. 梗阻性吞咽困难

咽、喉、食管及纵隔的良性或恶性肿瘤，无论腔内阻塞或从腔外压迫食管到一定的程度时，均可引起吞咽困难。食管内梗阻，见于食管异物、食管癌、食管烧灼伤、食管炎、食管瘢痕狭窄、食管下咽憩室、严重食管静脉曲张、贲门痉挛、先天性食管蹼或狭窄等，均可引起吞咽困难。食管外压迫引起的吞咽困难，如甲状腺瘤、巨大的咽旁肿瘤、颈部大的淋巴结转移癌、纵隔肿瘤、主动脉瘤、肺门肿瘤、颈椎骨质增生等。

3. 神经、肌肉失调性吞咽困难

可为肌肉与神经的病变所致。软腭在吞咽功能中起重要作用，在吞咽时软腭上提运动以关闭鼻腔，使食物不致向鼻腔反流。当炎症肿胀影响软腭运动或软腭瘫痪时，鼻咽腔不能关闭，使吞咽压力减弱和食物向鼻腔反流，而引起吞咽困难。当咽部和软腭感觉丧失、软腭前方感觉障碍，应当考虑三叉神经有损害；腭舌弓、腭咽弓和扁桃体的感觉由舌咽神经支配；咽侧壁、咽后壁由舌咽神经或迷走神经支配。当支配这些部位的神经因白喉毒素、脊髓痨、颅底肿瘤等而受伤害时，可影响吞咽反射，出现吞咽困难。中枢性病变，如延髓瘫痪、脑动脉硬化、脑出血、脑栓塞等症，也可致吞咽困难。

## 三、咽部异物感

咽部异物感，是患者诉述咽部有多种多样异常感觉的总称，如诉述梅核样异物阻塞感，咽之不下，咳之不出，或上下移动，或固定不动。咽部各种异常感觉可为间歇性，也可呈持续性，或时有时无，常在疲劳后加重。

咽部异物感部位，可在咽喉中央或两旁或某一侧，以在甲状软骨和环状软骨的平面上居多，位于胸骨区次之，位于舌骨平面者极少见。

咽位于消化道的上端，神经末梢极为丰富，因此，咽部感觉非常敏感。无形的异常感，如烧灼、干燥、瘙痒、紧缩、闭塞、憋胀、压迫、脖子发紧等。有形的异常感，如片状，枣片、稻壳、树叶、纸片、药片等；条索状，毛线、小草、火柴棒等；颗粒状，大米、豆类、玉米等；球状，棉球、团块、水泡、乒乓球等。患者常用力"吭""咯"或频频做吞咽动作，希望能将异物感清除。多在吞咽动作时明显，尤其在空咽唾液时有明显的异物感，吞咽食物时反而不明显或异物感消失。咽异物感，中医称为梅核气，西医称为癔球症、咽球症、咽神经官能症等。一般认为并无咽喉器质性病变存在，属于一种神经官能症。但患有咽异物感者，并非都是神经官能症，可由以下疾病引起。

1. 咽部疾病

慢性咽炎、咽部角化症、扁桃体炎、扁桃体瘢痕或结石或脓肿、悬雍垂过长、咽部异物、舌扁桃体肥大、咽部良性或恶性肿瘤等。

2. 鼻部疾病

慢性化脓性鼻窦炎，因脓性分泌物流向鼻后孔，长期刺激咽部，或鼻部炎症引起鼻阻塞而张口呼吸致咽部干燥，都可引起咽异物感。

3. 喉部疾病

早期声门上喉癌、咽喉癌、风湿性环杓关节炎、喉上神经炎、会厌囊肿、喉软骨膜炎、血管神经性喉水肿等，都会引起咽异物感。

4. 食管疾病

咽食管憩室、外伤性食管炎、反流性食管炎、食管痉挛或食管失弛缓症等。早期食管癌的症状常呈进行性逐渐加重，特别进食时咽异物感明显，而空咽时可无症状，这是与功能性疾病所致的咽异物感鉴别的重要依据。

5. 颈椎疾病

颈椎关节炎、颈椎骨质增生症、颈椎间盘突出症，可压迫颈神经致咽异物感。甲状腺肿、茎突综合征，也可引起咽异物感。

6. 远处器官疾病

如心脏扩大、高血压性心脏病、心包积液、肺肿瘤、肺脓肿、主动脉硬化、胃十二指肠溃疡、慢性肝胆病等，也可引起咽异物感。

7. 其他

如全身因素引起的疾病，甲状腺功能亢进或减退、变态反应性疾病、消化不良、烟酒过度、风湿病、严重缺铁性贫血、自主神经功能失调，更年期综合征等，均可能引起咽异物感。

（何　群）

# 第四节　喉部症状

喉部是以软骨作支架，由软骨、肌肉、韧带和黏膜构成的精细器官，有发声、呼吸等多种功能。当发生病变时，这些功能受到影响而出现障碍，如声嘶、呼吸困难、语言障碍、喉鸣等。

## 一、声嘶

声嘶症状的出现，无论是全身或局部的病因，都提示声带组织形态或运动功能异常，轻者仅有声调变低、变粗糙，重者发音嘶哑，严重者仅能耳语，甚至完全失声。喉部有病变未累及声带时，则无声嘶症状，但如有声嘶症状则必有喉病。

喉的正常发声必须具备以下条件：喉内肌群的协调作用下，声带具有一定的紧张度，并可随意调节；声带具有一定的弹性，随呼吸动作而自由颤动；声带边缘光滑整齐，发声时两侧声带向中线靠拢，也应密切配合；喉的发声功能之所以能精细而协调地完成，还必须有正常的神经支配。如果喉黏膜或神经肌肉有轻微的病变或功能失调，都影响声带的紧张度、弹性、活动性或边缘光滑度，都可发生不同程度的声嘶。

声嘶的程度依声带病变的部位和范围而有所不同，如声音发毛、发沙、嘶哑等，但声嘶的程度并不表示病变损害的性质和严重的程度。声调明显变低的声嘶，常提示声带有组织块增大或声带紧张度变小，见于声带麻痹、炎症性或增生性病变，也见于某些内分泌障碍。声调异常增高的声嘶，可能与精神情绪有关。声量减弱可能为精神性或肌肉神经病变所引起，当喉阻塞时，由于胸腔负压的影响，呼气压力较小，其声量也明显减弱。

声嘶起病急速者常为神经性喉水肿；在上呼吸道感染后出现的声嘶，并迅速加重，则多为急性喉炎；声嘶进行性加重，常见于喉肿瘤；如出现永久性声嘶，则多为喉瘢痕所引起。

声嘶可能是唯一的症状，也可有伴随症状如咳嗽、咳痰、咽部异常感、咽喉痛、呼吸困难、吞咽困难、发热等，这些症状都是重要的诊断线索。喉内的任何病变都可影响呼吸、保护和发声功能而出现症状，但呼吸和保护功能在病变相当严重时才受到影响，而发声功能在有轻微病变时就会受到影响。因此声嘶的早期出现可促使患者较早的求医。声嘶有时可能为严重病变的早期表现，必须进行仔细检查与严密的观察。声嘶常见的疾病与病因如下。

1. 喉急性炎症

如急性喉炎、喉水肿、喉软骨膜炎、喉脓肿等，都可引起声嘶。常见的为急性喉炎，小儿急性喉炎较成人的症状为重，除声嘶外，并有发热、咳嗽、呼吸作响，吸气有时喘鸣，可发生喉梗阻的各种症状。白天症状较轻，夜间较重，有时出现呼吸困难。喉白喉，多继发于咽白喉，多见于儿童，发病初期时，发音粗糙，逐渐加重，咳嗽呈哮吼声。如喉黏膜肿胀或有伪膜形成，即可出现喉梗阻的各种症状，发音常软弱无力，甚至失声等。

2. 喉慢性炎症

如慢性单纯性喉炎、声带小结、萎缩性喉炎等。特异性感染，如喉结核、喉梅毒、喉狼疮、喉硬结症、喉麻风等，多无全身症状，但声嘶持续较久。以单纯性喉炎多见，其发音粗糙，音调较正常为低，初为间歇性，逐渐变为永久性，声嘶常于晨起时较重，患者常感喉部微痛不适及干燥感，有时出现刺激性咳嗽。检查时见喉黏膜慢性充血，两侧对称，轻者声带呈淡红色，重者呈弥漫性黯红色，边缘增厚，有时杓间隙黏膜也出现增厚。声带小结以声嘶为其主要的症状，常见于教师、歌唱者及用嗓子多者。发音在一定范围内走调，常为低音调。早期患者易发破音（发毛），或间歇声嘶，如不及时休息，继续用声，最后只能发出粗糙低音。检查时可见两侧声带前1/3与中1/3交界处有对称性小结，呈灰白色，表面光滑。

3. 急性传染病

如麻疹、猩红热、伤寒、天花、流感等，属全身性疾病。常伴有急性喉炎，其炎症明显，声嘶较重，常发生在儿童，有发热、恶寒、不适等全身中毒症状，并伴喘鸣及呼吸困难等。

4. 喉外伤

如挫伤、切割伤、爆炸伤、穿通伤、刺伤、挤压伤等，破坏了喉内结构，引起声嘶或其他症状。另外毒气体伤，如氯气、芥子气、高温气等，引起喉、气管黏膜水肿，影响呼吸及发音。

5. 喉良性肿瘤

包括非真性肿瘤的增生组织，如声带息肉、囊肿、黏膜肥厚、淀粉样变等，可直接影响声带运动，并致声嘶，可能与局部慢性炎症、变态反应或创伤有关。真性肿瘤，如喉乳头状瘤、纤维瘤、血管瘤、脂肪瘤、神经鞘膜瘤、软骨瘤等。声带息肉，是引起声嘶的常见病，多发生于用声过度或发声不当，与职业有关，小学教师、营业员发病较多。声嘶的程度与息肉生长的位置、大小有关。一般呈持续性声嘶，进展缓慢。间接喉镜下可见灰白色、表面光滑，多呈圆形带蒂的肿物，附着在声带游离缘。

**6. 喉恶性肿瘤**

声嘶是喉内癌最早出现的症状，为进行性，逐渐加重，最后可完全失声，如有浸润水肿，可有呼吸困难。但喉外癌出现声嘶病变多属晚期。喉癌前期病变，如黏膜白斑、喉角化症、成人喉乳头状瘤容易发生癌变。喉恶性肿瘤以鳞癌最常见，腺癌及肉瘤少见。

**7. 声带麻痹**

喉中枢性麻痹引起的声嘶，比周围性麻痹少，其比例约 1 : 10。由于左侧喉返神经的行径长，其发病率比右侧约高 3 倍。喉肌运动神经，来自迷走神经的喉返神经与喉上神经，起源于延髓神经疑核。造成核上性喉麻痹的疾病，有脑外伤、脑血管意外、脑脓肿、脑肿瘤等；核性喉麻痹，因脑干的两疑核相距较近，病变常可致双侧声带麻痹；周围性神经损害致声带麻痹，有迷走神经干、喉上神经、喉返神经的病变或损害，如颅底外伤、颈外伤、甲状腺手术、颈部恶性肿瘤、甲状腺癌等；纵隔疾病损伤喉返神经，如纵隔肿瘤、食管癌、先天性心脏病、高血压性心脏病、心室肥大、心包炎等；肌源性损害，如重症肌无力、皮肌炎等；严重的感染，化学物中毒等。凡声带麻痹均影响发音。耳鼻咽喉应详细检查，常可找到病因的线索。

**8. 喉先天畸形**

如喉蹼，声嘶的程度根据其范围及位置而定，范围大者出生后在啼哭时出现声嘶、发声微弱或失声，可伴有呼吸困难或喘鸣。喉含气囊肿，也称喉膨出，其声嘶多发生于咳嗽或喉内增加压力后，当用力呼吸时，囊内充气多时，阻塞了喉部，可出现呼吸困难。

**9. 其他原因**

如喉部异物、喉水肿、喉室脱垂、环杓关节炎、喉损伤性肉芽肿、癔症性声嘶等疾病，都可引起声嘶。

## 二、呼吸困难

呼吸困难是指患者呼吸吃力、空气不足及窒息的感觉，并有呼吸频率、深度和节律的变化，可伴有呼吸辅助肌的加强和循环功能的变化，严重者出现的缺氧、发绀等症状。

呼吸困难根据临床上的表现，可分为吸气性呼吸困难、呼气性呼吸困难及混合性呼吸困难 3 种类型。

**1. 吸气性呼吸困难**

主要表现为吸气困难，吸气时费力，呼吸频率变化不大或稍减慢，吸气阶段延长，吸气动作加强，肺换气量并不增加。吸气时由于空气不易进入肺内，使胸腔内负压加大，胸廓周围软组织出现凹陷，胸骨上窝、锁骨上窝及剑突下发生凹陷，称为三凹征。严重者，吸气时出现肋间隙凹陷。主要因为口腔、咽部、喉部及颈段气管发生狭窄或阻塞的疾病所引起。

**2. 呼气性呼吸困难**

主要表现为气体呼出困难、费力，呼吸动作加强，呼气时间延长，呼气动作由被动性变为主动性的动作，呼吸速率缓慢，呼气时可有哮鸣声，严重时出现缺氧。主要因为细小支气管狭窄，或阻塞或痉挛以及声门下阻塞的疾病，如支气管哮喘、肺气肿及某些支气管炎等。

**3. 混合性呼吸困难**

主要表现为吸气及呼气均困难、费力，气体进出都困难，呼吸表浅，呼吸频率加快，呼吸时一般不发出声音，无三凹征。但如以吸气性呼吸困难为主者，则可出现凹陷。主要因为肺泡面积缩小，呼吸运动受限或上下呼吸道均有狭窄或阻塞的疾病所致。

为了对这3种呼吸困难有个明确认识，并判断其严重程度，将其分为4度。一度，患者在安静时无明显呼吸困难，在活动或哭闹时，出现呼吸困难，有吸气延长、喘鸣现象；二度，无论安静与否都有呼吸困难，活动时加重，尚能入睡，无烦躁不安，缺氧症状不明显；三度，除有二度呼吸困难表现外，出现烦躁不安，不能入睡，常被憋醒，吸气时喉鸣，三凹征明显，缺氧严重；四度，呼吸极度困难，由于缺氧，面色发绀、苍白、出冷汗，甚至昏迷，如不及时抢救，可因窒息及心力衰竭而死亡。

引起呼吸困难的原因很多，耳鼻喉科疾病引起的呼吸困难，大多属吸气性呼吸困难。现将各种疾病所致的临床表现分述如下。

（1）小儿急性喉炎：多发生在学龄前的儿童，常继发于上呼吸道感染之后，首先出现声嘶，咳嗽，呼吸有响声，哭闹喉鸣。重者有吸气性呼吸困难，鼻翼扇动，如不及时治疗，则可出现烦躁不安、脉快，面色苍白，发绀等缺氧症状。

（2）急性喉气管支气管炎：多发生于1~3岁抵抗力差的幼儿，或继发于麻疹、流感等急性传染病。常夜间突然发病，病情迅速加重，初为上呼吸道感染症状，有高热，继而出现声嘶、喘鸣、哮吼性咳嗽，呼吸困难，吸气时出现三凹征。晚期中毒症状明显，呼吸极度困难，表现为烦躁不安，面色苍白，冷汗，呼吸浅而快，心率快，此时若不积极治疗，可因缺氧，呼吸衰竭而危及生命。

（3）急性喉水肿：喉水肿是指声门上区及声门下区的喉黏膜水肿，由多种原因引起的一个体征。多由喉变态反应或血管神经性喉水肿引起，病情发展甚速，有呼吸困难、喘鸣、声嘶，较重者则有喉梗阻的症状。喉水肿应尽快查明病因，根据喉梗阻的程度，采取适当处理。

（4）喉部外伤：颈部外伤常波及喉部，如挫伤、刺伤、割伤、喉部骨折、烧灼伤、化学腐蚀伤，可引起呼吸困难、喘鸣、声嘶等症状。除血流入呼吸道引起的呼吸困难外，也可因为喉软骨移位、黏膜血肿及水肿等所致的呼吸困难。

（5）喉部异物：喉部异物过大，嵌入声门，常可立即窒息而亡。若异物未完全阻塞喉腔，可发生吸气性呼吸困难，并有咳嗽与喘鸣。

（6）喉肿瘤：包括恶性肿瘤、良性肿瘤，如纤维瘤、软骨瘤、巨大息肉、乳头状瘤、喉癌等，待肿瘤逐渐增大阻塞声门时，则出现进行性呼吸困难等症状。

（7）喉咽脓肿：如咽后脓肿、咽侧脓肿、会厌脓肿等，首先出现吞咽困难，发音含糊不清、咽喉疼痛，待病情加重时，则可出现呼吸困难等症状。

（8）气管阻塞压迫性疾病：如颈部、纵隔、食管的肿瘤，气管异物或肿瘤等。影响呼吸时，都会出现不同程度的呼吸困难。病变越靠近喉部，呼吸时喘鸣和喉的上下移动越明显。

（9）肺受压迫性疾病：如血胸、气胸、渗出性胸膜炎等，所致的呼吸困难，呼吸表浅、快速，因辅助呼吸肌须充分作用以扩张胸腔，增加呼吸深度，使肺泡易于充气，故吸气性呼吸困难明显。

（10）心源性呼吸困难：左心衰竭引起的呼吸困难，常在平卧时加重，直坐或半卧位减轻或消失；右心衰竭引起的呼吸困难，除了有呼吸困难表现外，常有下肢水肿等。

（11）中毒性呼吸困难：如糖尿病酮症酸中毒和尿中毒，常出现呼吸深长的呼吸困难，呼吸有特殊的气味，严重者可有昏迷。

（12）其他：官能性、神经性的呼吸困难等。

## 三、语言障碍

语言，即说话，是人类思维活动的反映。从皮层中枢，到耳、鼻、咽、喉、口腔等，组成一个完整的语言系统，缺一不可。多数的语言障碍，是神经系统疾病在其周围器官的反映。

语言的形成必须具备以下解剖、生理条件：要有正常的听觉及视觉，能正确反映信号；大脑半球一侧有良好语言中枢；神经核联络通畅；小脑协调功能正常；语言器官发育正常。

语言障碍见于临床各科，发病年龄和快慢各不相同。如听觉、学语、精神、协调功能、口腔发育、喉功能、呼吸和其他诸因素，对语言障碍均有一定的影响。语言障碍常见于神经系统疾病，因常累及语言中枢。外周神经疾病，常造成呼吸肌、喉肌麻痹，而影响发音。

### （一）学语滞后

学语滞后，是指儿童学语能力明显落后于相应年龄正常儿童，严重者有语言困难。儿童语言的发展年龄还没有统一的标准，一般认为，出生后即有啼哭，说明发音器官正常，但只是简单的声音；3～4个月时，对外界声音有语言反应，能发出"咿""呀"声；6个月时，开始摹仿单词；1岁，开始说简单的词，叫出最熟悉的物件或人称，如"妈妈"，但含糊不清；2岁时，能说的词汇增多，能说出2个以上各词连接起来的词组或短句，学说话的积极性特别高；3～4岁时，说话相当清楚，每个幼儿的具体情况也不相同。一般女孩语言的发展比男孩早且快。

儿童学语滞后有以下5种原因：智力发育不全，常伴有学习困难；听力丧失，一般要延迟至3～4岁，才发现听力有问题；环境因素，小儿听力、智力都正常，而与外界接触少，缺少语言刺激；脑器质性病变；语言器官异常，如唇裂、腭裂等。

### （二）失语症

失语症常由于大脑皮质语言中枢受损害，以左侧大脑半球为多。如脑血管疾病、脑肿瘤、传染病、脑外伤及退行性病变等。

#### 1. 感觉性失语症

患者不了解、不认识说话和文字的意义，但听觉正常。患者经常答非所问，并说话很多，但听者不了解其内容，也有的患者说话很流利，有语法，但语句中常用词不当，或语无伦次等。

#### 2. 运动性失语症

也称表达性失语症，患者内心明白，但说不出来，即能理解他人语言内容，但不能用语言表达自己的意思，其发音器官正常。

运动性失语症，可伴有失写症，手写不出文字，或失用症，不能穿衣服、刷牙、梳头等，也有呈混合性失语，即感觉和运动性失语同时存在，完全不能诵读或书写。

### （三）构音障碍

构语活动，主要接受脑神经支配，若神经核以上、神经核或神经末梢受损害，其所支配的肌肉出现运动障碍，而致言语障碍，可出现语言声模糊、咬字不准、说话不清楚等，但患者一般听力与理解能力均正常。

1. 神经核以上病变

多数脑神经核通过锥体束接受两侧大脑皮质的支配，故一侧的锥体束病不会引起语言障碍，因此只有双侧的损害才有明显的构音障碍。病因为皮质退变、缺血，中年后的双侧内囊病变或血管病变引起构音器官肌内麻痹。其临床表现，说话缓慢、吃力，语言含糊生硬，有爆发音，常有吞咽困难、气哽、流涎及步态迟缓等。

2. 神经核性、神经核以下肌性病变

主要是Ⅶ、Ⅹ、Ⅻ脑神经损害，这些神经与语言功能有关，如有损害可出现语声失常。面神经麻痹，尤其是双侧麻痹，严重影响唇音和唇齿音，造成语言不清。迷走神经损害，如发生在高位常引起双侧软腭麻痹，致软腭不能关闭鼻咽，而出现开放性鼻音。舌下神经损害，如单侧损害，引起同侧舌肌麻痹，症状较轻，并可逐渐代偿，而双侧损害，可致永久性语言失常，表现为说话缓慢而不清晰，常伴有吞咽困难。肌源性构音障碍，如重症肌无力，说话多易疲劳，可出现发音模糊、低哑、甚至说不出声。

3. 锥体系病变

如帕金森病，若累及语言肌，可产生语言失常症状，说话缓慢、语声单调，咬字不清，尤其唇音及唇齿音更明显。语言分节不良，有时语声发抖或急促暴发音。

4. 小脑病变

小脑及其神经通路对随意运动有协调作用，如小脑受损害，失去小脑的控制，而致发音模糊、韵律不合、语言拖长、音强不均匀、时有爆发音、时高时低快慢不均。其原因是语言肌群的共济失调。见于小脑变性、多发性硬化症、小脑肿瘤和退行性病变等。

## （四）发声失常

发声失常，也称发声困难，多为喉部病变所致的声音改变，如气息声、漏气，轻者可为声嘶，重者为声哑，也可表现为失声。

1. 功能性失声

功能性失声也称癔症性失声，常因急性或长期精神压抑而发生，一般起病突然。患者虽不发声，但咳嗽、哼、呵或无意发笑时却有声音。对身心健康的人，碰到突然事件时，也会有瞬间瞠目结舌现象，但能很快恢复正常。

2. 生理性变声

进入青春期除体重身高迅速增长外，第二性征开始出现，男性表现为喉迅速发育，声带逐渐增长，再加上咽腔、口腔、鼻腔等共鸣器官体积增大，声音也随之变化。男性变化比女性明显，其声调变低、变粗，逐渐由童声变为成人声音，也有变成男声女调者声音。

3. 老人语言

由于老年人声带肌纤维减少，声带松弛、弹性减低，使发出的音声变小，发声无力，语言微弱而有颤抖。

4. 滥用嗓音

滥用嗓音是指过度喊叫、说、唱等，可引起发声失常，出现不同程度的嘶哑。如大喊、大叫，声带受到较强气流的冲击而损伤。有的人患声带小结或声带上皮增生都与滥用嗓音有关。

5. 喉部病变

声带各种病变，是引起发声失常的常见病因，如炎症、畸形、血肿、水肿、息肉、结节、肿瘤、声带麻痹等。

## （五）口吃

口吃，俗称结巴，属于语言功能障碍，但无任何器质性病变，是由于大脑对发音器官的支配与调节失去相互协调。与模仿、惊吓、教育不当、年龄、精神刺激等有关。儿童常因模仿他人的口吃而造成；打骂受惊吓，可促使幼儿的口吃；过分的严厉、叱责可引起口吃；成年人的口吃，多与神经精神因素有关。

其表现为语言节律失调，字词部分重复、字词分裂、发声延长。往往在谈话开始时延迟、阻断、紧张、重复或延长声调。还常伴有面肌或手指抽搐动作，在情绪紧张时发生或加剧。口吃者在恐惧、不安、羞耻等心理活动影响下，有时出现心跳加快、肌肉紧张、出汗，有的人甚至在严寒季节，说起话来也会满头大汗、出现唾沫四溅、手脚发抖、全身肌肉紧张等现象。口吃者智力并不低下，在独自一人时说话、朗诵、唱歌等均完全正常。本病易诊断，可进行语言治疗。

# 四、喉鸣

喉鸣也称喉喘鸣，是由于多种病因引起的喉或气管腔发生狭窄，在用力呼吸时，气流通过狭窄的管腔，使管壁震动而发生喉鸣声。此种症状多见于儿童。特别是婴幼儿，因其喉腔相对窄小，组织松软，易发生水肿；更因为婴幼儿神经系统发育尚不健全等因素，易引起喉部梗阻而发生喉鸣。

喉鸣的原因，由于病变的部位而不同。一般声门或声门上的狭窄，引起吸气性喉鸣，声门以下的狭窄，则引起呼气性喉鸣或双重性喉鸣。喉鸣的患者，常伴有不同程度的呼吸困难。

1. 先天性喉鸣

又称喉软化症或喉软骨软化症。可在出生后即出现，或在出生后不久，出现间歇性吸气性喉鸣，仰卧时明显，安静或睡眠后，可缓解或消失。严重者呈持续性喉鸣，哭闹或惊动后症状加重；喘鸣声以吸气时明显，而呼气时声音较小，或无喘鸣声；啼哭声、咳嗽声正常，发声无嘶哑。一般多在2岁左右消失。如先天性喉蹼、喉软骨畸形、先天性小喉、先天性舌骨囊肿或巨舌症等，这些先天性畸形的咽喉疾病，其特点多在出生后或出生后不久出现喉鸣，症状轻重不一，随着年龄的增长，喉鸣减轻或消失。

2. 小儿急性喉炎

起病较急，多有不同程度的发热、咳嗽，呼吸时有响声，哭闹时喉鸣，多在夜间症状加重，严重者有吸气性呼吸困难。如患急性会厌炎或喉软骨膜炎，都可出现喉鸣。

3. 喉狭窄

多发生于喉外伤。婴儿多见于产钳伤，成人多为挫伤、切伤、刺伤、喉软骨感染坏死，以及放疗后，都可引起喉瘢痕收缩，而致喉鸣。

4. 喉特异性炎症

如喉白喉、喉结核、喉麻风、喉硬结症等，其病情严重时，一般都会发生喉鸣。

5. 喉肿瘤

儿童多发生喉乳头状瘤，有时可引起喉鸣。喉癌晚期喉腔被阻塞时，会出现吸气性喉鸣。

6. 声带麻痹

如双侧喉返神经麻痹，发病急者，有明显吸气性喉鸣；逐渐发生者，平静时不一定出现吸气性喉鸣。

7. 喉痉挛

喉鸣为喉痉挛的主要症状，是由于喉内肌痉挛性收缩所致，常发生于血钙过低，维生素D缺乏，或营养不良的佝偻病儿童。

8. 喉异物

喉内异物、声门下异物，或气管异物，都会出现喉鸣。

9. 其他

如咽后脓肿或大的食管异物压迫气管，也可引起喉鸣。

（何　群）

# 第三章

# 耳部常用治疗技术

## 第一节 鼓膜成形术

### 一、概述

鼓膜成形术是临床上最常用的耳科手术之一，又称鼓膜修补术。其目的在于通过组织移植技术修复穿孔，恢复鼓膜的完整性，并提高听力。鼓膜成形术的概念最早由 Berthold 提出，至今已有 100 多年的历史，然而，由于受到当时医疗设备和技术水平的限制，未能广泛应用。到 20 世纪 50 年代，随着显微外科手术技术的不断进步，鼓膜成形术的技术方法也逐渐成熟，加之国内外耳科医生的不断改进和发展，其治疗鼓膜穿孔的疗效不断提高。耳内镜的出现，又为鼓膜成形术提供了新的工具。成功的鼓膜成形术要求穿孔的鼓膜封闭，重建的鼓膜恢复或基本恢复正常的形态，并具有良好的传声和声顺功能。要达到这些要求，不仅要充分了解鼓膜、中耳的解剖结构，中耳传音的机制，熟练掌握相关手术技巧，同时还要严格把握手术的适应证和禁忌证。而移植组织的选择，手术进路和方法的运用都将影响鼓膜成形术的成败。

鼓膜成形术的手术适应证包括：①慢性化脓性中耳炎所致的鼓膜紧张部穿孔，干耳 2 个月以上，其中包括鼓室黏膜表面稍湿润者，但鼓室内不能有脓性分泌物；②外伤性鼓膜穿孔，经观察 3 个月不能自愈者；③外伤性鼓膜穿孔面积较大，预计不能自愈者；④外伤性鼓膜穿孔迫切希望鼓膜穿孔愈合，且对手术成功率有合理期望值者；⑤鼓室内无鳞状上皮及隐匿胆脂瘤者；⑥听力检查示听骨链及两窗功能正常者；⑦咽鼓管功能良好者；⑧颞骨 CT 扫描提示鼓室和乳突正常。

对于已经证实有咽鼓管闭锁（不包括鼓室开口附近的阻塞）；患有急性上呼吸道感染或有较严重的鼻腔、鼻旁窦慢性炎症者；颞骨 CT 扫描提示上鼓室和乳突内有胆脂瘤和肉芽组织；外耳道有急性炎症，如真菌性或细菌性外耳道炎；患有较严重的全身性疾病，如高血压、糖尿病、凝血功能障碍等则被列为手术的禁忌证。

鼓膜移植是鼓膜成形技术中重要的一环，涉及手术的成败。常见的鼓膜移植方法有：①将移植组织放置在残留鼓膜内侧面的内植法，适用于穿孔四周均有足够残留边缘的鼓膜穿孔；②将移植组织放置在残留鼓膜外侧面的外植法，适用于鼓膜大穿孔；③前方内植于残留鼓膜的内侧面，后方外植于残留鼓膜外侧面或耳道壁上的内外植法，适用于前方有残边的紧张部大穿孔；④将移植组织嵌入鼓膜上皮层与纤维层之间的嵌入法，适用于鼓膜中小穿孔。

涉及内植法的鼓膜成形术具有避免钝角愈合及外侧愈合的优点，愈合时间也较短暂。然而，内植法鼓膜成形术的先决条件为鼓膜穿孔有足够的残边可供移植组织内植。通常情况下，在切除穿孔边缘上皮后，残余鼓膜与移植物相互重叠至少 2 mm 以上方可考虑内植法。对于无残边的鼓膜大穿孔，内植法显然是无能为力的，这类患者只有将移植物放置于残留鼓膜，多数情况下仅为残留鼓环的外侧面，需行外植法。

经典外植法可能存在的问题是钝角愈合及外侧愈合，Sheehy 等报道颞肌筋膜外植法钝角愈合及外侧愈合的发生率并不比内植法高，主要取决于技术的熟练程度。Huuse Ear Cliriic 采用的鼓膜成形技术多为 Sheehy 描述的外植法。然而，我们认为对于有条件的患者内植法、内外植法以及嵌入法显然各有其不可替代的优越性，而无残边的鼓膜大穿孔则可考虑 James Sheehy 鼓膜成形术，需要行耳道成形及鼓室探查的患者更是如此。

近年来，脂肪组织作为移植物之一在鼓膜修补术中的应用得到越来越多的关注。Deddens 等选择 25 例鼓膜前下部中央性穿孔的 3 ~ 15 岁患者，共 28 耳；穿孔的大小占整个鼓膜面积的 5% ~ 30%，干耳至少 6 个月；25 耳继发于分泌性中耳炎置通气管后，2 耳源于急性鼓膜炎，1 耳继发于胆脂瘤，小儿均无听小骨破坏，无活动性炎症，无胆脂瘤内陷袋；结果表明，25 例患者（28 耳），随访 4 年，25 耳（89%）愈合，术后 6 个月听力恢复正常；3 耳（11%）失败；提示脂肪修补鼓膜手术为治疗鼓膜小穿孔的一种简单、有效的方法。许多学者应用脂肪修补鼓膜得到相似的结果。Ringenberg 曾对 65 例随访 3 ~ 13 年患者的临床资料进行分析，结果显示 10 年成功率为 86%，6 例（9%）鼓膜轻度萎缩；5 例（8%）听力无变化，57 例（88%）听力提高；穿孔小于鼓膜面积 25% 者愈合率达 95%。Gross 等报道了 62 名小儿 76 耳脂肪移植鼓膜修补的结果，随访超过 15 年，术后 1 年成功率达 84.7%，长期结果为 79.2%。Mitchell 等回顾了 342 名小儿采用脂肪移植修补鼓膜穿孔的临床资料，随访 6 年以上，92% 的小儿的穿孔愈合；尽管有 12% 的患耳因中耳积液重新置管，但足以证明该技术修补鼓膜穿孔的有效性。Mitchell 将其应用于门诊患者的治疗，取得满意的效果，成功率达 91%。Liew 在为 15 名鼓膜置管的小儿取出置管的同时予脂肪移植修补鼓膜穿孔，临床研究结果显示，3 周后穿孔全部闭合，其中 11 耳听力提高，平均随访 13.7 个月未见再穿孔。Ayache 为 45 例鼓膜穿孔患者施行脂肪移植鼓膜修补，有效率达 91.1%。目前认为，脂肪移植鼓膜修补是一种简便、安全、有效的方法，对于小儿置管后鼓膜不愈合及外伤性鼓膜小穿孔不愈合有良好的疗效。但有其严格的手术适应证。

## 二、术前提示

1. 手术入路的选择

（1）耳道入路：在放置于外耳道的耳镜下进行手术，需要有较宽的外耳道，从而能够完全看到鼓膜穿孔的边缘。当突出的外耳道壁阻挡了鼓膜穿孔的前边缘时，就不能采用此手术入路。该手术入路通常适用于鼓膜紧张部中央性小穿孔和较大的外伤性鼓膜穿孔（图 3-1）。

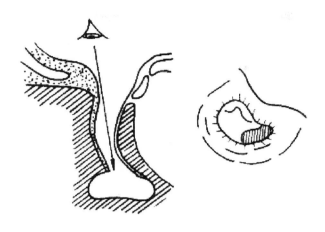

图 3-1 耳道入路

（2）耳内入路：此种入路需要在耳屏和耳轮之间做小切口，用撑开器扩大外耳道入口。如果外耳道后部骨质突出，可以电钻磨除，与耳道入路相比，耳内入路可以获得鼓膜前部较好的术野。然而，多数鼓膜穿孔的前边缘被前下方的外耳道骨部突起所遮挡，因此，耳内入路的适用范围常常受到限制。该入路多用于后上象限或后下象限的鼓膜紧张部中央性穿孔，后方残余鼓膜较少；或鼓膜次全穿孔（图3-2）。

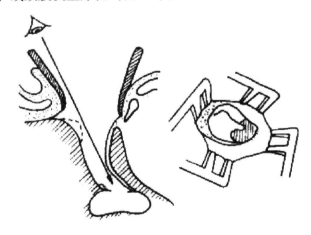

图 3-2 耳内入路

（3）耳后入路：通过这种入路，耳郭和与之相附着的耳后组织被推向前，突出的外耳道壁被去除后能够充分暴露穿孔的前边缘。多用于鼓膜前方中等大的穿孔，通过完整的外耳道不能清楚看到边缘的前部鼓膜穿孔。

2. 移植方法的选择

移植方法的选择是鼓膜成形术中很重要的环节，也是手术成败的关键因素之一。主要包括内植法和外植法。

（1）内植法：是将移植组织放置在鼓膜内侧面作为支架修复鼓膜穿孔的方法。当鼓膜前部存在残留（至少有纤维鼓环）就可以采用这种方法。移植组织放置在残留的前部鼓膜内侧面和后部鼓沟的外侧面。除了穿孔在前下象限以外，移植组织都放在锤骨柄下方。

（2）外植法：这种方法用于鼓膜没有残留的穿孔。在开放的鼓室腔外侧磨出一个新的鼓沟以放置移植组织，移植组织放置在鼓沟上和锤骨柄下方，其边缘由外耳道皮肤覆盖。

3. 移植组织的选择

一般采用自体移植组织如颞肌筋膜、软骨膜和乳突骨膜，由于移植过程中移植组织要保持干燥，因此往往在手术开始就进行切取。

（1）颞肌筋膜：由于筋膜易于建立血循环、取材方便、干燥后放置方便、成活率比较高，故在临床上应用最为广泛。切取颞肌筋膜的过程中应当注意与颞肌分离，如果表面留有肌肉纤维，应当用剪刀剪去或用手术刀剔除。筋膜取下后应当使其充分展平，可以根据个人的经验进行处理，在此基础上晾干以备用。颞肌筋膜取出后置于压薄器上充分展平后压薄以备用，不失为一个良好的方法。

（2）软骨膜：质地薄而韧，近似鼓膜，有一定硬度，而且利于血运的建立。在处理过程中不会像颞肌筋膜一样容易发生卷缩。但是在切取的过程中应当严格消毒，防止发生由于铜绿假单胞菌引起的耳郭软骨膜炎。

（3）乳突骨膜：一般在耳后入路开始时经切口切取之。乳突骨膜取材方便、操作简单、成活率较高，但是由于组织较致密，厚薄不均匀，从而影响移植鼓膜的形态和传音。手术过程中应当在切取后进行修薄。

（4）脂肪：脂肪组织作为一种移植物，在鼓膜修补术中受到重视。

# 三、手术技巧

## （一）耳道入路

1. 外伤性鼓膜穿孔

（1）通过耳镜可以看到的外伤性鼓膜穿孔，外耳道不需要切口。

（2）左手持吸引管，右手持所需的器械复位穿孔鼓膜的边缘，特别注意穿孔处内折的边缘。应用钩针将内折的鼓膜边缘翻出，把浸有抗生素溶液的明胶海绵块放入鼓室内以固定鼓膜。穿孔处的鼓膜外侧面放置明胶海绵加以固定，外耳道充填碘仿纱条。术后常规应用抗生素 5~8 天。

2. 慢性化脓性中耳炎紧张部中央性小穿孔

（1）切除颞肌筋膜或耳屏软骨膜备用。

（2）耳镜下看清鼓膜穿孔边缘，以直针或钩针，必要时辅以碗口钳，将穿孔边缘一周的上皮剔除，并用内刮匙在残余鼓膜的内侧搔刮以形成移植床。

（3）将浸有抗生素溶液的明胶海绵小块放入鼓室，其中一大块置于咽鼓管鼓口。由于明胶海绵吸收抗生素溶液以及鼓室内渗液后会膨胀，因此，明胶海绵块应略高出于穿孔缘。以 0.7~0.9 mm 或前端吸附小棉球的 1.5~1.6 mm 的吸引器吸出明腔海绵内的液体，至明胶海绵与穿孔缘相平。

（4）通过穿孔缘置入修剪后的颞肌筋膜或耳屏软骨膜。通常先将移植膜纳入鼓室内空间较大的一侧，然后置入另外一侧并摊平。45°铲刀、钝头钩针及鼓环剥离器均为合适的工具。

（5）移植膜置入穿孔后再以 45°铲刀仔细检查是否有足够的重叠部分，通常情况下移植膜与残余鼓膜至少重叠 2 mm 以上。

（6）检查确认移植膜位置良好，并与残余鼓膜有足够重叠后在穿孔外侧以一小片明胶海绵覆盖。外耳道内以抗生素油膏纱条或碘仿纱条或外耳道内专用填塞物填塞。

## （二）耳内入路

**1. 移植膜的制备**

切取颞肌筋膜或耳屏软骨膜备用。

**2. 切口**

在耳屏和耳轮脚之间做长约 5 mm 的耳内切口，并沿耳轮脚前缘向上延长约 2 cm（图3-3A）。

**3. 制作鼓耳道皮瓣**

于鼓环的 7 点和 1 点处（右耳）螺旋向外做放射状切口与耳内切口相连，制作鼓耳道皮瓣（图3-3B）。

**4. 移植膜植入**

在外耳道皮瓣被掀起之前应用直针或钩针，必要时辅以组织钳，去除穿孔缘的上皮，形成新鲜的创面。掀起皮瓣后将浸有抗生素溶液的明胶海绵放置在鼓膜内侧，咽鼓管鼓口应放置较大块的明胶海绵（图3-3C）。在此阶段注意检查听骨链的活动性和完整性。将移植膜从鼓耳道皮瓣下方导入鼓室，前方内植于残余鼓膜内侧，后方置于鼓沟上（鼓环连同鼓耳道皮瓣一起前翻，图3-3D）或鼓环以及后方残余鼓膜纤维层上（鼓耳道皮瓣从鼓环表面连同后方残余鼓膜上皮层一起前翻，鼓环保留在鼓沟内）。

**5. 外耳道填塞和切口缝合**

将皮瓣复位（图3-3E）后应用小的明胶海绵片加固，外耳道内以抗生素油膏纱条或碘仿纱条或外耳道内专用填塞物填塞，缝合切口（图3-3F）。

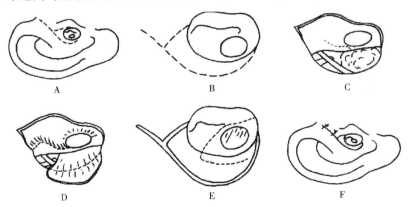

**图3-3　耳内入路鼓膜成形术**

## （三）耳后入路

**1. 切口**

沿着耳后发际做耳后弧形切口，上自耳郭附着处上缘高度，下至乳突尖。切开皮肤的同时注意保留其下方的筋膜和骨膜。

2. 耳后肌骨膜瓣的制作与术野的暴露

掀起皮肤后，制作耳后肌骨膜瓣。手术结束时肌骨膜瓣要复位并和周围组织缝合，若同时行乳突手术，肌骨膜瓣要用来覆盖后表面以缩小乳突腔。应用乳突剥离器掀起肌骨膜瓣。以 11 号手术刀片在外耳道入口下方数毫米行外耳道皮肤切口，完成外耳道内切口的后肢；随即延伸到外耳道前壁 2 点左右，形成外耳道内切口前肢。剥离器分离切口外侧的皮肤，耳后乳突撑开器充分暴露外耳道以及自颞线到乳突尖的乳突面。

如外耳道前壁不突出或突出不明显，鼓膜穿孔前边缘能够看清楚，则按照前述耳内入路手术的步骤进行操作。

如外耳道前壁突出明显，鼓膜穿孔前边缘不能看清，则按下述步骤进行操作。

（1）以 11 号手术刀片在外耳道前壁由相当于时钟 2 点向 6 点弧形向内、向下切开外耳道皮肤，6 点处距离鼓环约 2 mm。以外耳道剥离器或铲刀直视下分离外耳道皮肤，直到充分显露鼓膜后上缘和前下突起的外耳道壁。以显微手术剪在距离鼓环约 2 mm 处切断外耳道皮肤，从而形成蒂在 6 点处的外耳道内皮瓣。特此皮瓣掀出外耳道，充分显露手术部位及突起的外耳道前壁。外耳道内皮瓣可与耳后切口相应的组织缝合固定，或以一小片铝片固定在乳突撑开器上（图 3-4）。

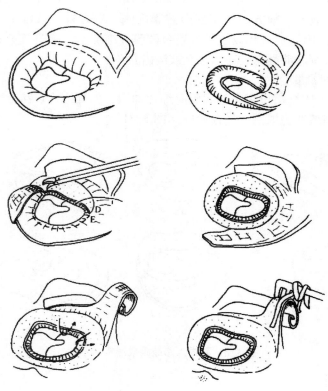

**图 3-4　外耳道皮瓣**

（2）用电钻扩大骨性外耳道，特别是要磨除前部和下部的突起。同时要防止损伤前方的颞下颌关节，当外耳道前壁骨质出现蓝粉色时提示已接近颞下颌关节。外耳道前下方突出骨质的磨除可以更好地分离外耳道内接近鼓环的皮瓣，皮瓣分离后可以进一步磨除突出的外耳道骨质。在完成外耳道扩大后，一个显微镜视野下可以看到整个鼓环。此时外耳道状如内翻截断的锥形，其外口直径近似鼓膜直径的 2 倍。将外耳道内接近鼓环的皮瓣复位，显露整个鼓环以及穿孔的各边缘，有时需要在皮瓣上做一些减张切口。

（3）依据残余鼓膜的状况选择鼓膜内植法或鼓膜外植法。

### （四）内植法鼓膜成形术

1. 剖面的制备、术野暴露和移植组织固定方式的选择

在掀起鼓耳道皮瓣前，应用直针或钩针结合小活检钳剔除穿孔边缘的上皮。鼓耳道皮瓣后上方掀起后可以暴露出锤骨颈、砧骨长突，甚至镫骨头。如果显露有困难，应当行镫骨暴露。在处理锤骨柄时，为了防止内耳损伤，可以将砧镫关节分离。分离砧镫关节合适的器械为关节分离刀，如果没有关节分离刀，直针或钩针也可替代。手术结束时并不需要刻意将砧镫关节复位。如果豆状突完整，砧镫关节可以自然复位，并具备良好的功能。

右耳鼓环相当于时钟 2~4 点处、左耳鼓环相当于时钟 8~10 点处不应当掀起，因为它们所形成的鼓膜—外耳道角，简称鼓耳道角，是获得最佳听力重建结果的基本条件。此处鼓环处理不当可引起钝角及外侧愈合，影响到鼓膜振动的特性。根据穿孔的大小和位置（前下、前上或亚全穿孔）决定移植组织固定的方式。

（1）前下穿孔的内植法：局限于前下象限的穿孔可以将下部鼓耳道皮瓣向上掀起至相当于时钟 4 点处。将锤骨柄末端的上皮剔除约数毫米，从而暴露锤骨柄末端骨质。在这种情况下内置的筋膜放置在前下的鼓沟，锤骨柄裸露的末端以及后部鼓沟的外侧。手术过程中鼓室内可不放置明胶海绵支撑移植组织，这样可减少术后引起暂时性咽鼓管阻塞的概率。

（2）前上穿孔的内植法：可有 2 种选择。第一种：穿孔涉及鼓膜的前上象限需要特别的前上方的支撑。在鼓室腔的前上放置明胶海绵有利于移植组织和残余鼓膜，以及鼓环内侧面的贴合。在这种情况下，内置的移植组织放置在下部以及后部鼓沟的外侧、锤骨柄末端、前部残余鼓膜及邻近骨质的内侧。第二种：广泛的前上穿孔时有效的固定内置移植组织的方法是在鼓沟相当于时钟 1 点处（左耳为相当于时钟 11 点处）将鼓环从鼓沟中分离。从鼓环和鼓沟所形成的间隙内拉出移植组织。在这种情况下，移植组织放置在下部以及后部鼓沟的外侧、锤骨柄末端的内侧，以及前上鼓环与鼓沟之间。将移植组织固定在前上方可以不使用明胶海绵，从而减少术后暂时性咽鼓管阻塞的概率。

（3）亚全穿孔的内植法：亚全穿孔时只在前部存在有限的残余鼓膜，在这种情况下移植组织只能通过鼓室内放置明胶海绵支撑。前部鼓环不应当从鼓沟中分离，否则会破坏前方至关重要的鼓耳道角的稳定性。因此，在这种情况下，移植组织应放置在下方以及后方鼓环、鼓切迹的外侧，锤骨柄的内侧，以及前方残余鼓膜和相邻骨质的内侧。

2. 鼓膜前下穿孔的手术操作技巧

对于鼓膜前下穿孔，以耳科直显微剪从后方将鼓耳道皮瓣剪断，并由后向前掀起（图3-5）。上部的鼓耳道皮瓣仍附着于锤骨颈上，下方则从鼓沟中分离出来至穿孔的边缘处（相当于时钟 4 点处，图 3-6）。仔细分离锤骨柄末端的鼓膜以防上皮残留。实际操作时先分离砧镫关节，然后左手持 1.5 mm 的 45°钩针将锤骨柄向外托起，右手以另外一枚钩针进行分离（图 3-7）。应当注意避免将鼓膜完全从锤骨柄上剥离，因为那样可能导致移植膜外侧愈合。以金刚石钻头沿着外耳道的后下缘磨出一个新的鼓沟。用内刮匙或探针在残余鼓膜和邻近骨质内侧面刮出粗糙面作为移植床。根据锤骨柄的位置在筋膜的一侧做一切口便于嵌入

锤骨柄。实际操作中也可以不做此切口，而直接将移植组织嵌入。将准备好的移植组织置于穿孔前缘的下方，以下、后方的鼓沟和锤骨柄末端做支撑。中耳腔内无须置入明胶海绵。将鼓耳道瓣恢复原位使筋膜固定在鼓沟上。外耳道皮肤也恢复到原来位置，并覆盖筋膜的后缘及外耳道后壁。明胶海绵再次固定。外耳道前上壁上皮化需要 3 ~ 4 周的时间。

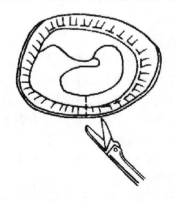

图 3-5　分离鼓耳道皮瓣

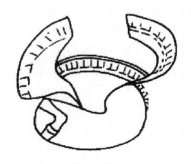

图 3-6　掀起鼓耳道皮瓣

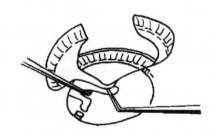

图 3-7　处理锤骨柄

3. 鼓膜前上穿孔的手术操作技巧

对于鼓膜前上穿孔，手术操作有 2 种选择。

（1）鼓室内明胶海绵支撑：用小刮匙在鼓膜黏膜层和邻近骨质面搔刮，搔刮的范围比前下穿孔更大，也更彻底。移植组织整个置放在锤骨柄内侧和后、下鼓沟的外侧。鼓室前部置放浸有抗生素溶液的明胶海绵，以使移植膜与前方残余鼓膜及相邻骨质的粗糙面紧密贴合。该技术的不足之处是咽鼓管口的暂时性阻塞。为了加速愈合，可以行鼓窦切开，临时性乳突引流。

（2）移植膜前上方固定：在相当于时钟 1 ~ 2 点的位置将鼓环与鼓沟分离（图 3-8）。用微型吸引管从两者之间的间隙中拉出颞肌筋膜，后下部则固定在鼓沟外侧（图 3-9）。由于不用放入明胶海绵，所以可以避免咽鼓管口的暂时性阻塞。

4. 鼓膜亚全穿孔的手术操作技巧

对于鼓膜亚全穿孔，残余鼓膜和相邻的外耳道皮肤仅仅局限于前方的鼓耳道角。用小刮匙在残余鼓膜和邻近骨质内侧面搔刮后，将筋膜放置在残余鼓膜和锤骨柄内侧，前部由鼓室内的明胶海绵支撑，后面由鼓沟支撑，上方由覆盖在锤骨颈的筋膜交叉重叠固定，锤骨柄末端位于筋膜外侧，鼓耳道瓣恢复原位，以固定覆盖于鼓沟外侧的筋膜。

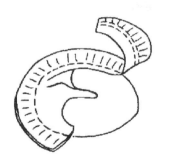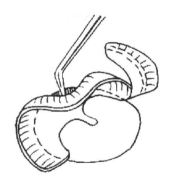

图 3-8　分离 1～2 点处鼓环

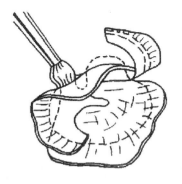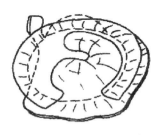

图 3-9　固定移植膜

## （五）外植法鼓膜成形术

外植法鼓膜成形术用于鼓膜全部穿孔（没有鼓环残留），颞肌筋膜放置在环形鼓沟上。

前部的鼓环已经缺如时，残存的外耳道皮肤应当去除，以利于移植组织的放置。用小号金刚石钻头磨出一环形的鼓沟（图 3-10）。用新鲜的颞肌筋膜作为外植的移植组织覆盖鼓室腔。而锤骨柄末端通过颞肌筋膜上小切口置于筋膜外侧（图 3-11）。将外耳道皮肤重新复位并覆盖在颞肌筋膜的下后方（图 3-12）。用含有抗生素的明胶海绵块压在移植组织和外耳道皮瓣上起到固定作用。

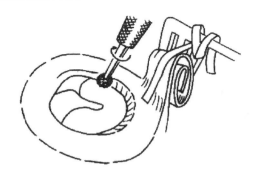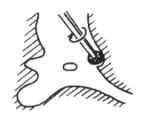

图 3-10　磨出新鼓沟

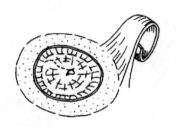

图 3-11　移植膜外置于鼓沟及锤骨柄末端

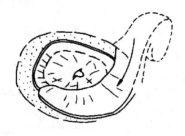

图 3-12　外耳道皮肤复位

## （六）James Sheehy 鼓膜成形术

### 1. 优点

James Sheehy 鼓膜成形术具有以下优点：①移植组织铺植于残留鼓膜，多数情况下为鼓环外侧以及外耳道壁上，与移植床接触面大，易于成活；②移植组织能够较快建立血运，愈合率高；③移植组织和鼓岬的距离相对较远，较少发生中耳腔变窄而导致粘连；④术中耳道内没有皮圈，极大地方便了耳道成形及鼓室探查的操作；⑤放置移植物十分方便。移植鼓膜易于愈合，术后 3 ~ 4 周内完全上皮化。由于术中操作方便，因此，手术时间缩短，如不做鼓室探查，通常手术时间多在 1 小时以内，如行鼓室探查、听骨链重建，整个手术也多能在1.5 小时内结束。

### 2. 手术方法

（1）耳镜下行鼓乳缝及鼓鳞缝放射状切口，切口内侧距鼓环 2 mm，外侧至外耳道软骨部全程，然后再做距鼓环 2 mm 的形切口，将两个放射状切口在距鼓环 2 mm 处相连，将皮瓣从鼓环侧向外分离，形成外耳道后壁带血管蒂皮瓣（图 3-13 ~ 图 3-16）。

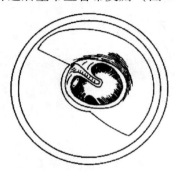

图 3-13　耳镜下切口

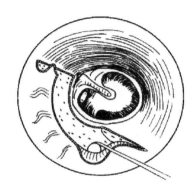

图 3-14 分离外耳道内后方带蒂皮瓣

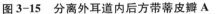

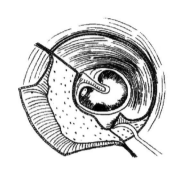

图 3-15 分离外耳道内后方带蒂皮瓣 A          图 3-16 分离外耳道内后方带蒂皮瓣 B

（2）行耳后切口，分离皮瓣至耳道后壁，形成带血管蒂皮瓣游离，从而将皮瓣及耳郭以撑开器向前方撑开。

（3）在耳道前壁骨与软骨交界处下方 2 mm 行环形切口，分离耳道前壁皮瓣直至与鼓环表面上皮层一同脱离后取出，置于生理盐水纱布上备用，行耳道成形术至一个显微镜视野下能够看到整个鼓环。

（4）必要时探查听骨链，探查时只需磨除外耳道后上壁部分骨质，直至完全显露镫骨区，通常达到镫骨暴露的标准，即显露面神经水平段、镫骨及镫骨上结构、镫骨肌腱及锥隆起。

（5）颞肌筋膜外置修补鼓膜，上方置于残余锤骨柄下方，注意使颞肌筋膜与纤维鼓环紧密贴合，以保证愈合后的鼓膜形态，耳道前壁游离皮肤及耳道后壁带血管蒂皮肤复位，耳道填塞，耳后切口缝合，耳部加压包扎。

## （七）脂肪鼓膜修补术

1. 脂肪鼓膜修补术的手术技巧

手术采用局部麻醉或吸入性全身麻醉，常规备皮，消毒，去除穿孔边缘上皮，在耳垂背面做小切口，取 2 倍于穿孔大小的脂肪组织，注意勿穿到耳垂正面皮肤。修剪边缘，将脂肪组织置于穿孔中，送入中耳腔，通过穿孔回拉，使约一半脂肪组织位于穿孔外侧，呈哑铃状，明胶海绵置于移植物上，置少量抗生素药膏于外耳道，耳垂切口用细线缝合。

2. 耳内镜的应用

手术于局部麻醉下进行。常规消毒，耳垂背面小切口，取脂肪组织。耳内镜下去除穿孔边缘上皮，将脂肪组织置于穿孔中并回拉，使脂肪组织呈哑铃状镶嵌在穿孔外即可。

3. 应用脂肪鼓膜成形术应当注意的问题

（1）该术式失败的主要原因为：①患者选择不当，穿孔过大；②中耳炎复发；③未曾发现的中耳疾病；④术后患者配合不佳。脂肪鼓膜修补的适应证应掌握在穿孔大小在30%以内；其次，应选择干燥无炎症的患耳。

（2）根据情况可在耳垂、腹壁、头皮及臀部等处取材。根据光镜下的观察结果，耳垂部位的脂肪组织较其他部位的脂肪组织更紧密，含有更多的纤维支架，将更有助于支撑上皮细胞和内皮细胞。

（3）同颞肌筋膜相比，脂肪移植的总体愈合率在86%，低于筋膜移植的愈合率。然而对于小穿孔，脂肪移植鼓膜修补具有较高的治愈率，且新生鼓膜与原鼓膜厚度一致，鼓膜运动好，有利于听力提高。

### （八）关于鼓膜成形术手术中技巧的提示

（1）所有的鼓膜前部和亚全穿孔采用耳后入路，并行外耳道形成术。耳内入路可采用耳屏软骨膜，耳后入路建议采用颞肌筋膜。

（2）细致止血有助于对移植组织和皮瓣的操作。掀起外耳道皮瓣时需要特别注意保持它的完整性。在将皮瓣从骨面上分离时可以借助于小棉球或浸有肾上腺素的小棉球，鼓乳缝需要锐性分离。在暴露鼓环时有必要保留外耳道皮瓣下方的蒂以确保充足的血运。

（3）扩大骨性外耳道至能在一个显微镜视野下（无须移动显微镜）看到整个鼓环，以便于移植组织的放置。不要留下突起的外耳道壁，以利于术后护理及外耳道的自洁。充分的外耳道成形有利于术中放置移植膜、后期的听骨链重建。外耳道成形不足以致鼓环水平不能准确辨认，是移植膜外侧愈合的原因之一。

（4）在鼓耳道角处不应当将鼓环从鼓沟中掀起。若前面的纤维鼓环消失就磨出一个新的鼓沟，以利于防止鼓耳道角变钝。

（5）对于镫骨上结构、锤骨柄缺失，或者是两者都缺失者建议分期手术。在锤骨上操作时应当将砧镫关节分离，以防止术后出现感音神经性聋和耳鸣。

（6）中耳腔内的明胶海绵放置在缺损的黏膜上会引起瘢痕，并妨碍进一步的听骨链重建，因此中耳腔内应尽量少放明胶海绵。如果中耳黏膜缺损，应当放置硅胶片。

（7）只有在穿孔达到鼓膜的前上部时，移植膜才可放置在锤骨柄末端的外侧。前上鼓膜穿孔需要将内植的筋膜固定在鼓耳道角上方的鼓环和鼓沟之间。在亚全穿孔将移植膜放置在锤骨柄内侧。在行外植法时，移植组织放置在锤骨柄内侧，锤骨柄末端要从移植膜中央穿出以利于固定。

（8）如果术前中耳通气不良则采用上鼓室切开，暂时性乳突引流。如果怀疑上鼓室通气障碍，术中应予确认，如果证实上鼓室通气、引流障碍，则应当摘除砧骨和锤骨头，并行上鼓室切开术，如果需要应当行后鼓室切开。

## 四、术后处理

（1）术后全身应用抗生素7天左右。

（2）术后隔天换药，第7天拆除耳部缝线，10～14天后逐渐抽出外耳道的填塞物，并用消毒的耳纱条重新填塞，每天根据耳纱条潮湿情况增加1～2次，直到渗出停止、移植组织表面干燥。

## 五、并发症及其防范

1. 鼓膜内植法

（1）前部鼓膜重新穿孔：在应用内植法时，如没有清楚地看到鼓膜穿孔的前边缘，则容易发生此并发症。术中应仔细确认穿孔前边缘，并仔细检查移植膜与残余鼓膜是否有足够的重叠，明胶海绵支撑是否确实、有效。

（2）鼓耳道交界处的胆脂瘤：主要由于鼓耳道角处的皮肤向内翻折引起。术中应仔细检查以防止鼓耳道角处的皮肤向内翻折，用于固定外耳道皮肤的明胶海绵在 2 周内应当去除，以防止鼓耳道交界处的胆脂瘤形成。

（3）鼓耳道角变钝：如果分离鼓耳道角处的鼓环和鼓沟，就容易发生此并发症。

2. 鼓膜外植法

（1）移植组织外侧移位：新鼓沟不够深，外侧明胶海绵固定不牢，或者移植膜没有放置在锤骨柄内侧，就容易出现此并发症。

（2）继发性胆脂瘤：术中鼓膜上皮未彻底分离或者遗留在中耳腔内，就容易形成继发性胆脂瘤。

（3）内陷囊袋形成：主要是由于咽鼓管功能不良所致。

3. 鼓膜外侧愈合及钝角愈合

移植鼓膜与锤骨柄脱离、鼓膜外侧愈合使鼓膜失去正常的锥形形态，影响鼓膜的传音功能，术中可采取将移植鼓膜放置于锤骨柄下方的措施来防止鼓膜外侧愈合。一般早期的做法是先在颞肌筋膜的上方做一裂口，将裂开处嵌入锤骨柄内侧，四周放置于残留鼓膜的外侧和外耳道壁上。多年来经过反复的临床实践，我们已不再做颞肌筋膜上方的裂口，而是直接将颞肌筋膜以一直角钩针置入锤骨柄内侧，双侧筋膜在锤骨柄上方合拢覆盖锤骨柄，其余部分同样置于残留鼓膜或鼓环的外侧和外耳道壁上。内植法术中分离鼓耳道角的鼓环以及外植法另外一个最常见的术后并发症为前方钝角愈合，其原因是前方移植筋膜未能与残余鼓膜、鼓环或鼓沟紧密贴合，因此，术中应当仔细将移植膜与残余鼓环或鼓膜压紧，并以明胶海绵固定，每一步操作均要充分考虑到如何保证前方锐角。此外，发生前方钝角愈合的另一个重要原因是外耳道前壁凸出，影响移植鼓膜与残余鼓环或鼓膜以及外耳道前壁的紧密贴合，因此，在术中常规进行外耳道成形术有助于确保移植鼓膜时准确无误。

（王　蒙）

# 第二节　人工耳蜗植入术

人工耳蜗是一种能够使全聋患者恢复听觉的生物医学工程装置。此项技术开始于 20 世纪 50 年代，经过几十年的发展，已经成为临床上治疗全聋的常规方法。人工耳蜗由体内和体外两部分装置组成，体内植入装置包括接受刺激器和电极系统。体外携带装置包括言语处理器、外部线圈和麦克风。其工作原理是，外界声音由麦克风采集并转换成电信号，再经过特殊的编码处理，生成一种能保留语言特点和规律的电脉冲，再由发送装置变为无线电波通过戴在耳后的电磁感应线圈发射到体内。植入体内的接收线圈收到信号后，按照指令通过植入耳蜗内电极刺激听觉神经产生听觉。由于人工耳蜗是利用电刺激产生的听觉，因此，语前聋儿童患者手术后需要接受听觉言语训练。

## 一、手术适应证

（1）年龄。语前聋为 1～17 岁，最好在 5 岁以前，语后聋患者任何年龄都可以接受手术。

（2）耳聋的程度。双耳为重度聋至极度聋，即在纯音测听的语言频率区，平均气导听力损失大于 80 dB。对于语后聋患者，成人最佳助听的聆听环境下，开放短句识别测试得分≤30%，而听力损失大于 75 dB 也可以使用人工耳蜗（美国 FDA 的补充标准）。对于婴幼儿需要进行多项客观测听检查和行为测听后进行综合评估。

（3）使用助听器和其他助听装置改善听力无效。婴幼儿及语前聋儿童在接受人工耳蜗前须试用大功率助听器 3～6 个月。助听器要由有经验的听力师来选配，并借助声场等听力设备进行听力评估。

（4）对人工耳蜗有正确认识和适当的期望值。

（5）有完整的听力语言康复教育计划。对语前聋儿童，家长需要具备听力语言康复的条件，并有教学计划。

## 二、手术禁忌证

1. 绝对禁忌证

包括内耳严重畸形病例，例如 Michel 畸形、无耳蜗畸形等；听神经缺如；严重智力障碍；无法配合语言训练；严重的精神疾病；中耳乳突有急、慢性炎症，且尚未清除者。

2. 相对禁忌证

包括全身一般情况差；不能控制的癫痫；没有可靠的康复训练条件。分泌性中耳炎和胶耳并非手术禁忌证。慢性中耳炎伴有鼓膜穿孔者，如果炎症得到控制，可选择一期或分期手术。一期手术是指根治中耳乳突病灶，鼓膜修补（或乳突腔颞肌填塞和封闭外耳道）的同时行人工耳蜗植入术。分期手术指先行病灶清除，修复鼓膜穿孔或封闭外耳道，3～6 个月后行人工耳蜗植入术。

## 三、术前检查

（1）全身体格检查。

（2）耳科学检查。

（3）听力学检查。成人包括主观检查、纯音测听、言语测听、助听器测试、声导抗等。婴幼儿除需要做客观听力学检查，包括听性脑干诱发电位、40 Hz 相关电位、多频稳态诱发电位和耳声发射测听外，还应做行为测听检查，包括裸耳和有助益的视觉增强测听或游戏测听等。

（4）助听器验配。

（5）影像学检查。包括颞骨薄层 CT 扫描、头颅磁共振及磁共振耳蜗三维重建。

（6）言语评估。

（7）智力和心理评估。

# 四、手术方法

人工耳蜗手术有多种方法，基于多年的人工耳蜗手术经验，北京协和医院人工耳蜗植入技术要点如下：手术需采用全身麻醉，常规使用面神经监测仪，在先天性颞骨发育畸形和再次手术以及其他有可能损伤面神经时更为必要。手术前半小时应静脉滴注广谱抗生素以预防感染。

1. 手术准备和植入装置定位

术耳周 6 cm 区域内剃发备皮。患者取仰卧位，术耳向上。将耳蜗植入体模板放在耳后区皮肤上，模板前下缘距耳郭边缘后至少 10 mm，下缘在内眦与外耳道连线上方，与连线成 45°~70°角，并位于颅骨平坦部位。通过模板上的孔插入一 18 号针头并穿过皮肤至骨面。将一滴亚甲蓝注入骨面，标记出植入体预计的骨床中心点。

2. 切口

多采用耳后弧形切口，距耳后沟 5 mm。儿童的切口与耳后沟等长，成人或使用陶瓷人工耳蜗植入体的切口需再向后上方延长 1~5 cm。切口分为两层，表层为皮肤及皮下，深层为颞筋膜骨膜，于表层切口后方 1 cm 处，平行表层切口做深层切口。整个皮瓣向后翻开，暴露乳突区骨皮质。

3. 乳突切开和植入体骨床

用切割钻开放乳突腔，同时使骨性外耳道后壁保存完整。植入体骨床的中心点已被亚甲蓝标记在骨面上，在模板定位下用电钻于颞骨鳞部和乳突部磨出一与植入体形状、大小相同的骨槽，深达 2~3 mm。将接收装置放入槽内。植入物在乳突的位置要选择好，使之与耳后沟有一定距离而且要在切口缘内侧 2 cm，以免开机后影响配戴耳后麦克风或因切口局部感染导致电极脱出。在乳突腔和骨床间磨出一电极通道。

4. 开放面隐窝

打开面隐窝，充分暴露水平半规管和砧骨短脚，用金刚石钻开放面隐窝。操作时应辨认出面神经但不要暴露，要保护好鼓索神经，除非面隐窝极度狭窄影响电极正常植入。在中鼓室后部，可以清晰看到镫骨肌腱、鼓岬和圆窗龛。

5. 耳蜗开窗术

先找到镫骨以便确定圆窗的位置，一般在卵圆窗稍后下 2 mm 处。多数情况下圆窗被圆窗龛缘遮挡，应去除圆窗龛缘悬突的骨质。在圆窗的前下方用 1 mm 金刚钻低速向鼓阶行耳蜗开窗术。要防止骨屑和血液进入鼓阶。不要用吸引器直接从鼓阶抽吸淋巴液。开窗口的直径为 1.2~1.4 mm。

6. 植入电极

用电极叉或细的吸引器头引导电极尖端进入开窗口内，然后慢慢将电极植入鼓阶内。用小块软组织块封闭耳蜗开窗口。

7. 固定植入体

将植入体置于骨床内，电极导线放在通道内。某些型号装置用涤纶网线或可吸收线固定植入体。将参考电极置于颞部骨膜和颅骨之间。

8. 缝合切口

用可吸收海绵填充面隐窝。对位缝合骨膜，封闭乳突腔。可吸收线分层缝合皮下和皮肤。

9. 手术后的处理

保持压力包扎 1~2 天后检查伤口，2~3 天换药 1 次，于 7~10 天后拆除包扎。手术后3 天应静脉应用广谱抗生素以预防感染。

## 五、手术并发症

人工耳蜗植入术是一种相对安全的手术，发生严重并发症的机会较少。

1. 一般并发症

（1）皮下血肿。

（2）鼓膜或外耳道穿孔。

（3）鼓索神经损伤。

（4）术后原有残余听力减退或丧失。

（5）皮厚而影响信号传输。

2. 严重并发症

（1）电极脱出或植入体移位。

（2）切口严重感染。

（3）皮瓣坏死。

（4）乳突导血管或乙状窦损伤导致大出血。

（5）脑脊液漏。

（6）面神经损伤。

（7）脑膜炎等。

中耳的感染一般不会影响植入装置，用常规方法可以得到控制。少数耳蜗内埋植电极者手术后有轻度眩晕感，数日内多可自行消失。极少数患者可因电刺激引起邻近神经的反应，如面肌抽搐和疼痛。

## 六、开机与调试

手术后 3~4 周可以开机，开机是指为患者配戴并开启外部装置——言语处理器的过程。开机需要在医院听力师的帮助下完成。

（1）将言语处理器通过专用计算机接口与计算机连接。开启计算机并启动专用软件程序。

（2）体外处理器的麦克风和外部线圈配戴于患者术耳侧。告诉患者或患儿家长将要测试的内容，取得配合。

（3）电极阻抗测试了解植入体内装置的完好性及每个电极都是否工作。

（4）阈值（T 值）测试获得患者刚刚听到声音时的电量值，一般用相对单位（CL）表示。

（5）最大舒适阈值（C 值）测试获得患者听到的声音很大又很舒服时的电量值，一般用相对单位（CL）表示。

（6）试听每一通道的电极都要设定一个 T 值和 C 值。如果是 22 通道的人工耳蜗就要设定 22 个 T 值和 22 个 C 值。当全部 22 个 T 和 C 值都设定好后，就完成一份映射图（MAP）。

将这份映射图储存在计算机中，通过计算机给患者试听，可以边听边调整映射图。

（7）储存映射图。患者试听满意后，将电听力图通过计算机和接口下载在患者的言语处理器内。每位人工耳蜗使用者都有适合自己的听力图。

（8）调机。在使用过程中，患者的听力会随时间的延长及经验的积累有一些变化，听力师每隔一段时间需要对患者进行一次程序调试，以使患者听到的声音更清楚及舒适。一般开机后的第一个月内每周调机 1 次，之后每半个月或一个月调机 1 次，待听力稳定后调试时间的间隔会延长，最终一年调机 1 次。

（王　蒙）

# 第四章

# 鼻部疾病常用治疗技术

## 第一节　鼻中隔偏曲矫正术

### 一、概述

鼻中隔偏曲是指鼻中隔形态上向一侧或两侧偏斜或局部突起，影响鼻腔生理功能，并引起一系列病理变化，在发育过程中受某些因素影响所致的结构畸形。引起鼻中隔偏曲的因素较复杂，以外伤和发育异常为主。此病以成年人多见，新生儿及婴儿亦可有之。恒牙萌生后，其发病率随年龄而增长，男性比女性多，左侧较右侧多。因判断标准不同，报道的发病率亦甚悬殊。我国调查其发病率为11.1%～12.7%。鼻中隔部分呈尖锐突起者称棘突或距状突；呈长条状隆起者称嵴突；若鼻中隔软骨突入鼻前庭，则称鼻中隔软骨前脱位。事实上鼻中隔正直者甚少，常有不同程度的偏斜且上述各种形态可同时存在。如无功能障碍，可不做任何处理。

手术适应证：鼻中隔偏曲引起持续性鼻塞者，鼻中隔偏曲妨碍鼻旁窦通气及引流者，鼻中隔嵴突或距状突压迫鼻甲引起反射性头痛者，鼻中隔偏曲引起反复鼻出血者，鼻中隔偏曲伴一侧鼻腔有萎缩者，鼻中隔偏曲影响咽鼓管功能而发生耳聋及耳鸣者，鼻中隔偏曲伴有歪鼻者，鼻中隔偏曲妨碍行鼻腔或鼻咽部手术或治疗等。

手术禁忌证：急性炎症期，并发全身性疾病，小儿时期鼻区发育未全者，手术应慎重。

由于鼻中隔在新生儿时为软骨，以后犁骨与筛骨垂直板先后逐渐骨化，在生长发育过程中，受外界影响而使鼻中隔的形态变异，可出现各种症状。现将各种类型分述如下。

1. 按部位分类

（1）软骨部偏曲：多为外伤所致，常引起鼻呼吸障碍。软骨部前端偏曲，向一侧鼻前庭突出，称鼻中隔软骨脱位，该处黏膜干燥，易致鼻出血。

（2）骨部偏曲：多因发育异常或肿块压迫所致。筛骨垂直板偏曲，常压迫中鼻甲，阻塞中鼻道，影响该侧呼吸和引流。犁骨偏曲则形成鼻中隔嵴突。

（3）混合型偏曲：多由于幼年鼻外伤，偏曲随生长而发展。其偏曲不仅累及鼻中隔各部分，且伴有鼻腔侧壁畸形，故严重影响鼻区生理功能，并成为耳鼻咽部并发症的重要病因。

2. 按形态分类

（1）C形偏曲：鼻中隔软骨与筛骨垂直板均向一侧偏曲，与该侧中、下鼻甲接触，阻碍鼻腔呼吸和引流。

（2）S形偏曲：筛骨垂直板向一侧偏斜，中隔软骨向另一侧偏斜。常致两侧鼻腔呼吸和引流障碍。

（3）嵴突（骨嵴）：鼻中隔的长条形突起，自前下向后上方倾斜。多为鼻中隔软骨、鼻嵴或犁骨上缘混合偏曲，有的为鼻中隔软骨边缘脱位与犁骨重叠所致。伸入中鼻道的嵴突，可阻塞上颌窦和筛窦开口，一般对呼吸的妨碍不大。位于前下方的嵴突常为鼻出血的局部原因。

（4）距状突（棘突）：为局限性尖锐突起，常位于鼻中隔软骨的后端，或其与筛骨垂直板、犁骨交接处。其尖端压迫鼻甲黏膜，可引起反射性头面部神经痛。

**3. 按高低分类**

高位偏曲常阻塞中鼻道、上鼻道，压迫中鼻甲，常为鼻窦炎的病因。低位偏曲除阻碍分泌物引流外，影响较小。

**4. 按偏斜方向分类**

有纵偏、横偏及斜偏，除鼻中隔偏曲外，常伴有鼻外形歪斜。

## 二、术前提示

**1. 术前检查**

鼻中隔偏曲的诊断一般不难，但鼻中隔偏曲的诊断标准差异甚大，检查应注意：①距状突或棘突，是否压迫相对的鼻甲黏膜；②偏曲部分是否影响鼻道引流；③鼻腔侧壁的相应变化，如鼻甲肥大、黏膜增厚等；④注意后部的偏曲及高位偏曲。

**2. 根据偏曲的程度及部位选择手术方式**

（1）鼻中隔后段偏曲，即鼻中隔骨性偏曲，多采用经典的鼻中隔黏膜下切除术（Killian手术）。

（2）鼻中隔前段、高位偏曲主要是鼻中隔软骨部偏曲，适用于行鼻中隔黏膜下矫正术，即鼻中隔整形术或鼻中隔成形术。此手术可以克服鼻中隔黏膜下切除术切除鼻中隔软骨及骨过多而造成的鼻小柱收缩、鼻尖塌陷及鼻中隔黏膜松弛，呼吸时鼻中隔随气流而飘动，患者仍有鼻塞感等缺点。

（3）鼻中隔软骨段偏斜，并发有软骨段歪鼻及鼻中隔软骨前下缘脱位者，其特征是鼻中隔软骨本身尚平直，但偏离中线，并与鼻中隔后段相交成钝角，故影响鼻呼吸功能及鼻梁外形，可通过转门法手术同时矫正鼻中隔偏曲、鼻中隔软骨脱位及歪鼻。

（4）鼻中隔偏曲并发骨性歪鼻，宜采取鼻中隔鼻成形术。

## 三、手术方法

### （一）鼻中隔黏膜下切除术（Killian 手术）

**1. 体位和麻醉**

一般采用局部麻醉，鼻中隔手术以黏膜麻醉为主，切口处可应用黏膜—软骨膜下浸润麻醉，特殊情况下可适当采用全身麻醉。局部浸润麻醉时，应准确地注射局部麻醉药物于黏膜—软骨膜下，在安全范围内，注射越多越好，这样有利于剥离鼻中隔黏膜—软骨膜，而且切口出血少。体位通常为坐位或半卧位。王连良等对鼻中隔黏膜下切除术进行了改良，其方法如下：患者取仰卧位，垫肩，头后仰35°左右，下垫头圈加以固定，常规消毒铺巾。术者位于患者头顶部，助手位于右侧，采用冷光源照明。其优点：①双目直视下操作有立体感，深度易于掌握，避免了调整额镜而造成的污染；②患者不易发生虚脱；③由于体位关系，术中出血及分泌物会自动流向右鼻孔，既便于助手吸除，又可防止术后被口腔污染。

2. 切口和分离软骨膜

于鼻中隔左侧或偏曲凸侧面皮肤黏膜交界处做弧形切口，上起鼻中隔前端顶部，下至鼻中隔底部，并适当向鼻底部延长，切开同侧黏膜—软骨膜及鼻腔底部的黏膜—骨膜，将黏膜—软骨膜向后推，看清楚在软骨膜下时方能平行分离同侧的黏膜—软骨膜及黏膜—骨膜，分离范围至少要超过偏曲部位1 cm，便于撑开黏膜—软骨膜，使术野清楚而便于操作。黏膜刀可在原切口之后约2 mm处自上而下斜行切开软骨，深1/3～1/2，然后自一处切透软骨，剥离器挑开确认位于对侧黏膜—软骨膜下，则伸入对侧，软骨即可顺切痕分开。分离对侧黏膜—软骨膜及黏膜—骨膜，分离过程中宜确保在黏膜—软骨膜下分离，若在黏膜—软骨膜及黏膜—骨膜下，分离时轻松无阻力感，且不易出血。剥离器凹面朝鼻中隔软骨及骨面，并紧贴鼻中隔软骨与骨面，利用剥离器的两侧缘上下划动逐渐向后深入进行分离，而不是用剥离器的顶端去分离，否则易造成黏膜撕裂。

3. 分离鼻中隔软骨

分离鼻中隔软骨与上颌骨鼻嵴和犁骨连缝处，由于接缝处骨膜纤维反折穿到对侧并与对侧骨膜连接，不易分离且易撕破黏膜，可用刀刃纵行切开纤维粘连带再向深部分离。分离棘突或嵴突时，可从四周向棘突或嵴突的最突起处进行分离。如仍难以分离，将棘突或嵴突的凹面黏膜—骨膜分离，切除已游离的软骨，使两侧的黏膜—软骨膜间的腔隙变宽，再分离棘突或嵴突的最锐利部分，即使一侧黏膜受损，若对侧相对的黏膜正常也不至于造成鼻中隔穿孔。

4. 切除偏曲的软骨和骨

鼻中隔两侧的黏膜—软骨膜及黏膜—骨膜分离后放入鼻中隔自动撑开器，撑开两侧黏膜，用鼻中隔旋转刀沿软骨切口上端与鼻梁平行向后上推进，达筛骨垂直板后转向后下达犁骨，沿犁骨前上缘转而向前，沿上颌骨鼻嵴上缘向前拉出，则可切除大部分鼻中隔软骨，咬骨钳咬除剩余的偏曲软骨及偏曲的筛骨垂直板和犁骨，凿除靠近鼻腔底部的骨性嵴突。

5. 缝合切口

清除鼻中隔两侧黏膜间的血液及碎骨片，复位黏膜，观察鼻中隔偏曲矫正是否满意，如有未尽之处，继续切除矫正，为防止鼻中隔穿孔，切除的鼻中隔软骨尽量塑形后重新放入黏膜瓣下，切口间断缝合2～3针，或不缝合，双侧鼻腔凡士林纱条填塞，术毕。

6. 鼻内镜的应用

近年来鼻内镜在鼻中隔黏膜下切除术中的应用较为广泛，其优点包括：①有助于完全彻底地矫正偏曲的鼻中隔，对较深的偏曲软骨、筛骨垂直板、犁骨能直视追踪直至完全被矫正；②鼻内镜亮度强且具有放大作用，操作精细准确，在分离棘突或嵴突时更能突出其优点，直视下操作，能确保在黏膜—骨膜下进行；③能同期行鼻窦炎、鼻息肉手术，免除了再次手术的痛苦。

## （二）鼻中隔黏膜下矫正术

1. 切口和分离黏膜—软骨膜、黏膜—骨膜

于鼻中隔凹侧面做半贯通切口，用鼻中隔牵引钩将鼻小柱拉向凸侧面，沿鼻中隔软骨前

侧自上而下切开直达上颌骨鼻嵴，分离鼻中隔凹面一侧的黏膜—软骨膜、黏膜—骨膜以及鼻底部黏膜—骨膜，对侧的黏膜—软骨膜不分离。有学者对手术切口进行了改进，取鼻小柱前下水平横切口，切开后向内约 0.5 cm 后近中隔软骨前缘垂直向上至鼻前庭顶，翻揭鼻小柱呈"象鼻样"，暴露鼻中隔软骨前缘及黏膜，钝行分离中隔两侧的黏膜。其优点为：①便于选择局部麻醉及全身麻醉；术野清楚，止血迅速，便于助手配合；切口位于鼻小柱前下，缝合后一般不留瘢痕，不影响美容；②特别适用于鼻外伤鼻梁塌陷后并发鼻中隔偏曲者，通过同一切口可一次手术完成。有学者对鼻中隔成形术中的软骨切开进行了改良，在鼻中隔软骨的凹面做几个与鼻背相平行的全厚层切口，再做几个与之相垂直的切口，凸面做楔状切除。改良的软骨切开法对降低术后鼻腔阻力和防止术后鞍鼻的发生是一种安全有效的方法。

2. 分离软骨和骨

先将鼻中隔软骨下缘与上颌骨鼻嵴及腭骨鼻嵴连接处分离，再离断鼻中隔软骨后缘与筛骨垂直板及犁骨的连接处，分离筛骨垂直板、犁骨、上颌骨鼻嵴及腭骨鼻嵴对侧面的黏膜—骨膜，采取凿、咬、钳、扭等方法去除偏曲的骨质，对偏曲的软骨做条形切除，矫正后保留的软骨呈现"田"字形，对构成鼻小柱的鼻中隔软骨和与筛骨垂直板最高处连接并与鼻梁平行的鼻中隔软骨均应保留，以防术后鼻尖塌陷和鼻梁中部凹陷。对高龄患者已骨化的鼻中隔软骨可以切除得稍多些。

3. 缝合切口

复位偏曲的鼻中隔，矫正的鼻中隔用可吸收线褥式缝合，避免切开的软骨条错位偏曲，切口间断缝合，鼻腔用凡士林纱条填塞。

4. 鼻内镜的应用

由于鼻内镜具有直视、准确、简单的特点，增加了手术的准确度，减少了术中并发症，易于掌握应用，便于教学；创伤小，减少了手术的盲目性，不仅可以满意地矫正偏曲的鼻中隔，而且可以一期完成鼻旁窦手术；其步骤为先做偏曲对侧鼻窦手术，然后行中隔矫正，再完成偏曲侧的鼻窦手术，从而可以减少手术次数和医疗费用，减轻患者的痛苦，值得推广。

5. 注意事项

此手术保留了大部分的鼻中隔软骨，术后鼻中隔较坚硬，不会随呼吸气流而扇动。并且不影响鼻及面部的发育，故也适合于尚在生长发育的青少年。李佩忠等对鼻中隔偏曲与鼻腔阻力的关系进行了模拟试验和临床观察，发现不同位置、不同程度的鼻中隔偏曲对鼻腔阻力的影响不同，提示在挑选鼻中隔偏曲手术患者时，应根据其偏曲部位、偏曲程度和复杂性综合考虑，尤其对位于鼻腔前部的偏曲，应引起足够的重视，术中应对此部位的偏曲彻底矫正，才能取得满意的手术效果。为防止鼻尖塌陷，对于鼻中隔前段的软骨应保留 5 mm，或将其畸形修整后推到正中，在鼻小柱处贯穿缝合固定。

## （三）转门法手术

1. 切口

取左侧或右侧切口均可。如切口在偏曲的对侧（即鼻腔宽阔侧），当并发有鼻中隔软骨脱位时，切口宜在脱位的鼻中隔软骨的前下缘后 1～2 mm 处，且与之平行切开黏膜—软骨膜。如切口在鼻中隔偏曲侧，沿鼻中隔软骨前下缘做切口，切开皮肤—软骨膜，不论何侧，切口应向下延向同侧鼻腔底。切口在鼻腔宽阔侧者，先自切口处向前方稍分离，使脱位的鼻中隔软骨前下缘完全暴露，然后将切口同侧的鼻中隔软组织从鼻中隔软骨及骨部分离，直达鼻腔底，切口对侧的鼻中隔软组织不加分离。

2. 鼻中隔的分离和矫正

切口在鼻腔狭窄侧则从切口处越过鼻中隔软骨前下缘分离对侧的鼻中隔软组织，切口同侧的鼻中隔软组织则完全不加分离。在鼻中隔软骨开始偏离中线处，即偏斜的鼻中隔软骨与平直的鼻中隔后段所成的夹角处，垂直切除一窄条软骨，然后再沿鼻中隔软骨的鼻背缘和犁骨缘做切口，使鼻中隔软骨与侧鼻软骨及犁骨脱离联系，此时的鼻中隔软骨仍附着于鼻腔狭窄侧黏—软骨膜上，并可左右转动。如发现鼻腔宽阔侧的侧鼻软骨过宽而超越中线，可将鼻中隔软骨前下缘的切口向上外延长，经此分离过宽部分的前后两面，使之与皮下组织及黏膜—软骨膜游离，用剪将中鼻过宽部分剪去，如鼻中隔软骨除偏斜外尚伴有弯曲，可再切除一窄条软骨使之变平直，甚至可将弯曲的筛骨垂直板或犁骨咬去一部分。将可以自由转动的鼻中隔软骨推回中线，鼻梁也随之回到中线。如鼻中隔软骨游离完全成功，整形后鼻中隔及鼻梁均不会弹回原来的偏斜位置。如因偏斜的一侧鼻腔黏膜面积较小，鼻中隔复位后觉张力较大，可将该侧犁骨及鼻腔底的黏膜—骨膜从骨面分离后纵行切开，以减轻张力，创面可不用特殊处理。用锐分离器或蚊式弯血管钳，自黏膜—软骨膜切口伸入，在两侧大翼软骨内侧脚之间进行分离，使成一凹槽，然后将脱位的鼻中隔软骨前下缘纳回此槽中，为防止其脱出，可在鼻小柱处加以贯穿缝合固定。

3. 切口的缝合和鼻腔填塞

鼻中隔手术切口是否缝合，一是取决于手术者的习惯，二要看手术中切口黏膜是否有撕裂和后移，如果切口整齐，复位后对合较好，则仅行鼻腔填塞即可。如果切口撕裂，或黏膜复位容易后移，则需要缝合切口 1～2 针，或妥善止血后，应用耳脑胶粘合固定。双侧鼻腔以均匀的压力填塞凡士林纱条或其他填塞物，外鼻固定至少 1 周。

4. 术式的改良

李国伟采用改良常规术式治疗鼻中隔偏曲与歪鼻。其方法为：在单侧中隔皮肤与黏膜交界处做弧形切口，有歪鼻者则在歪鼻的对侧做切口，上起自中隔顶部，下止于鼻底与侧壁交界处，暴露出鼻中隔软骨的 4 个缘，且一侧黏膜—骨膜不剥离，并松解鼻中隔软骨的前后缘、下缘及鼻顶、鼻背，使一侧上缘与侧鼻软骨脱位，对偏曲的筛骨垂直板、犁骨及上颌骨鼻嵴采取凿、咬、钳、扭法等使之骨折、错位、松动，最后铺平移到正中位，少许患者需凿除突出明显的嵴（棘）突。此时，被松解的软骨变平、变直、变富余，对突起的软骨，在其一侧做纵行板层划痕或楔形切除 1～2 mm 宽骨条，歪鼻的矫正是在鼻中隔成形的基础上，把后上缘富余的软骨交替地卡在靠鼻顶的筛骨垂直板上缘及前鼻嵴处，术后一般不做外固定。

## （四）鼻中隔鼻成形术

1. 麻醉

静脉复合全身麻醉或局部麻醉。以含 1/20 万肾上腺素的生理盐水做外鼻皮下浸润麻醉。

2. 切口

沿一侧鼻前庭外下方，即大翼软骨外侧脚尾部前缘外下，向上、向内沿鼻前孔缘稍内，切至大翼软骨穹隆部及内侧脚前缘，按同法再行对侧鼻前庭切口，两内侧脚前切口贯通切开，最后在鼻小柱中部水平做∧形切口，∧形切口与鼻前庭切口相接处加小横切口，并略上斜，上翻鼻小柱皮瓣。

该切口的优点有：①由于鼻前庭切口两侧向大翼软骨外侧脚尾缘外下延伸，切口加长，术野宽阔，鼻骨锥及软骨锥暴露完全，根据需要上颌骨额突也可清楚暴露；鼻中隔各部均能清楚窥视，故各种偏曲直视下手术，操作十分方便，优于鼻前庭切口；②由于多数人鼻小柱较窄，将∧形切口下端相连的小横切口改在鼻孔缘内，并且略向上斜，使小横切口与大翼软骨内侧脚前缘切口相接处不易出现尖形皮瓣，切口所形成的5个角均大约90°，避免了皮瓣的愈合不良或坏死；③小横切口改在鼻前庭内，切口更加隐蔽，瘢痕不明显；④采用鼻小柱内贯通切开，操作方便，切口对称，不容易损伤鼻小柱皮瓣及大翼软骨内侧脚。

3. 暴露软骨锥及骨锥

以锐利眼科钝头弯剪，沿外鼻软骨膜及骨膜浅面锐性分离，上达鼻根，两侧至上颌骨额突及鼻侧软骨外侧缘。以平板直角小拉钩或钝齿小拉钩牵拉切口，禁用镊或钳夹牵拉，以避免损伤鼻尖组织。

4. 鼻中隔成形

中线暴露鼻中隔软骨背缘，仅分离中隔凹面侧黏膜—软骨膜，达中隔软骨后缘时分离其与筛骨垂直板及犁骨两侧的黏膜—骨膜，视偏曲情况进行矫正。软骨部偏曲矫正，采用鼓室成形器械行软骨水平、垂直或X形切开，或软骨1 mm宽楔形条状切除，以彻底解除软骨的弹力。鼻中隔脱位可采用转门法手术，以可吸收线将中隔软骨前缘固定于前鼻棘。骨部偏曲采取骨折移位或部分切除，均保留筛犁角处的连接，否则外鼻及鼻中隔支撑作用减弱可能形成鞍鼻。

采用鼓室成形器械行鼻中隔软骨成形术，器械细长，操作灵活，不遮挡视野。仅分离鼻中隔软骨凹面黏膜—软骨膜，不仅术野较大便于操作，而且术后瘢痕形成有将软骨向凹面牵拉趋势。

5. 外鼻成形

骨锥偏斜塌陷者行骨凿开术，中线凿开鼻骨间缝，再凿开鼻骨鼻颌缝，必要时将上颌骨额突外侧缘凿开。以骨钳夹持鼻骨扭转使上端骨折，鼻外挤压复位。轻度驼鼻凿除其隆起，重度者行鼻骨凿开修整后重新复位；多数患者存在两侧鼻侧软骨或（和）大翼软骨外侧脚不对称，术中需将多余的软骨部分切除，可将多余部分移至对侧对位缝合。

鞍鼻须行矫正术者，采用横切大翼软骨外侧脚，使上部分上内旋转中线缝合矫治；或采用切除的中隔软骨条及骨片置入鞍形部分，可吸收线缝合固定。鼻尖裂者分离大翼软骨穹隆部及内侧脚，中线并拢缝合矫治。鼻尖扁宽圆钝者，将大翼软骨外侧脚上半部分切除，同时切断穹隆部中线缝合。鼻前孔不对称者，将大翼软骨三部分充分游离，修整并调整位置后可吸收线缝合。

鼻软骨锥由致密纤维结缔组织连接附着到骨锥，此两锥的连接区即为拱石区，它是鼻梁的重要支撑点之一，手术切开后应修复重建，避免形成阶梯样畸形。一般采取中线切开分离向两侧翻的操作，分离容易且便于对位缝合。鼻侧软骨与大翼软骨外侧脚之间形成的鼻尖上区，仅有中隔角支持，切开后应严密修复，避免术后出现鞍鼻畸形。

6. 缝合、鼻腔填塞及外鼻固定

切口以无创伤线缝合。鼻腔先以超薄无毒聚乙烯薄膜铺成袋状，再以凡士林细纱条对称性填塞，外鼻贴透气胶布。外加T形铅夹板固定，夹板横行部分在额区以胶布固定（铅夹板内面贴一层胶布），或采用印膜胶塑形固定。2 周拆除外固定，鼻腔填塞 3 ~ 5 天逐渐分次抽出。

### （五）小儿的鼻中隔手术

长期以来，人们一直认为鼻中隔在鼻及面部骨骼的发育中起重要作用，许多学者相信未成年小儿行鼻中隔手术会影响鼻及面部发育。Hayton 曾仔细观察 31 例 6 ~ 14 岁小儿采用经典的鼻中隔黏膜下切除术，其中有 10 人发生鼻区变宽、鼻尖塌陷，从此建立 16 岁以下小儿勿施行鼻中隔手术的观念。近年来，一些学者通过动物实验对此观点产生了质疑。Bernstein 用不满周岁的狗做鼻中隔黏膜下切除术，保留两侧的黏膜—软骨膜完整性，部分动物将切下的软骨做移植瓣植入两侧黏膜—软骨膜中，经观察没有对任何一只狗鼻区及面部的骨骼发育产生影响。有研究认为软骨膜在鼻中隔的生长过程中起重要作用，小儿如采用保守的鼻中隔成形术，并不影响鼻及面部的发育。目前认为，小儿如因鼻外伤或其他原因造成鼻骨骨折、鼻中隔脱位偏曲时，应及时将鼻骨复位，鼻中隔偏曲可采用鼻中隔成形术，以避免骨折畸形愈合，瘢痕粘连造成手术困难。新生儿鼻中隔脱位的发生率为 1.9% ~ 4%，应尽早手法复位，最好不要超过出生后 3 周。其复位方法为：左手拇指及示指牢固地捏住外鼻的软骨部，提起外鼻，与此同时用剥离器伸入脱位的鼻中隔软骨下缘，抬起鼻中隔软骨并向后推入中线，此时可听到一响声，即表明软骨已回到正中位。

### （六）鼻中隔偏曲的二次手术

1. 手术时机的掌握

鼻中隔第一次手术时因种种原因手术矫正不足、症状未消除，应行第二次手术。第二次手术最好在第一次手术后 1 ~ 2 周内施行，此时鼻中隔腔粘连不牢固，可自原切口进入，分离两侧的黏膜—软骨膜再进行矫正。如在 1 ~ 2 个月以后，鼻中隔腔已粘连牢固，分离困难，易造成穿孔。

2. 手术方法

用鼻中隔剥离器先仔细探查偏曲部位的软骨和骨存在情况。在原切口前有软骨处切口，切口上、下尽量大，向下可达鼻底，先将有骨质的鼻腔底面的黏膜—骨膜分离，从骨膜下做隧道式向后上分离，再从鼻中隔前上部沿残留软骨向后下分离，至骨部与下面分离相接，依法分离对侧，然后从四周向中央逐步用 12 号小圆刀锐性分离粘连的鼻中隔黏膜—软骨膜或黏膜—骨膜。如有穿破，可在穿破侧沿粘连边缘切开黏骨膜，保留岛状粘连。分离后，置入鼻中隔撑开器，除去偏曲部，达到矫正目的。

### （七）鼻中隔偏曲的其他手术

对于鼻中隔软骨部较薄且锐利的骨棘，通常采用铲除法，即于鼻镜直视下，探明骨棘后部的伸延范围，然后用扁平钝型剥离器将棘突尖端向下压折，用锐利的鼻中隔椭圆形铲除刀越过棘突折裂处直达其后缘，使刀刃紧贴棘突中部，稍用力向前压并向外拉，将棘突连同小部分鼻中隔黏膜同时切除。也可以用弯形扁薄管剥离器剥离棘突折断的四周黏膜—软骨膜或骨膜，露出棘突根部，用锐利的小平凿铲除残余基部，至与鼻中隔软骨平面接近齐平为止，将棘突周围黏膜—软骨膜覆盖于创面上，用一片凡士林纱条压平创面防止黏膜—软骨膜翻起，然后鼻腔填塞。

对于鼻中隔嵴则采取切除法：小圆刀于鼻中隔嵴突的前外侧下方切开黏膜—软骨膜及骨

膜，分离嵴突表面的黏膜—软骨膜及黏膜—骨膜直达嵴突的基底部。若前端的嵴突影响后端的黏膜—骨膜剥离时，可用小平凿将前端嵴突铲除，再继续分离后端的黏膜—骨膜，凿除嵴突的后部，修平其边缘，将经过修剪的黏膜—软骨膜及黏膜—骨膜复位覆盖创面，然后鼻腔填塞。

遇到严重的鼻中隔偏曲且伴有鼻尖塌陷，则可考虑采用 Joriumi 介绍的鼻中隔次全重建术。其手术方法为在鼻小柱做反 V 形切口，向上分离鼻中隔背侧及鼻侧软骨皮肤，鼻中隔按整形法贯穿切口，分离鼻中隔两侧黏膜—软骨膜和黏膜—骨膜。从鼻中隔骨与软骨连接处到鼻中隔前缘都充分暴露，勿损伤鼻中隔软骨，将鼻中隔软骨与犁骨及筛骨垂直板分离，切除鼻中隔软骨后下 L 形软骨片，其长度根据鼻尖高度和鼻小柱长度而定，约 1.5 cm。切除偏曲的骨与软骨，前端软骨必须残留 0.5 cm 与移植软骨重叠固定，将 L 形软骨移植到鼻尖及鼻小柱区，调整软骨位置，使鼻尖保持正中，外鼻挺拔，上端与残留软骨、下端与鼻嵴骨膜褥式缝合，鼻腔用抗生素油纱条填塞固定，1 周后取出纱条。

## 四、术后处理

（1）手术填塞时注意力度要适当，避免过紧或过松，凡士林填塞时，最好先填入吸收性明胶海绵铺底，然后填塞。

（2）手术后换药时，取出填塞物，仅在鼻腔内喷入 1% 麻黄素滴鼻液即可，不要轻易取出假膜，不轻易触动鼻中隔组织或填塞支撑物。

（3）鼻腔填塞物如为凡士林纱条，一般在 48～72 小时取出，如填塞时间过长，可应用碘仿纱条。

## 五、并发症及其防范

1. 鼻中隔血肿

止血不彻底，填塞过松，或有高血压、血液病等隐患，是手术后形成鼻中隔血肿的主要原因。防范手术后出血要注意以下几点：①术前辅助检查要全面，询问病史要详细，必要时请有关科室会诊，做好围术期处理；②手术中止血要彻底，除了应用麻黄素、肾上腺素纱条止血外，还可以应用电凝止血，骨面出血可以用骨蜡止血；③填塞鼻腔时，力量要均匀，避免过松或者某一部位过松；④切口缝合勿过紧，以使渗血可经切口排出。

2. 鼻中隔穿孔

鼻中隔穿孔常见于 3 种情况：①手术中剥离黏膜—软骨膜损伤较重，而且撕裂的黏膜—软骨膜的部位两侧都在一个位置，手术中未能发现，或者发现后修补不得力重新穿孔；②手术后填塞过紧，鼻中隔黏膜受压缺血坏死而穿孔；③鼻中隔手术后感染而形成穿孔。

防范措施主要为：①手术中仔细分离黏膜—软骨膜，一旦一侧黏膜—软骨膜破裂，则必须保证对侧黏膜—软骨膜的完整；一旦两侧相同部位破裂，可利用取下的软骨填于穿孔处，也可以切取游离组织膜填塞；②填塞时一定不能过紧，避免压迫坏死而穿孔；③手术后应用适当抗生素防止感染。

（陈开雄）

# 第二节　鼻窦囊肿切除术

## 一、概述

常见的鼻窦囊肿主要有鼻窦黏液囊肿和鼻窦黏膜囊肿两大类（另有气囊肿十分罕见）。黏液囊肿多发于筛窦，其次为额窦，上颌窦与蝶窦较少见。多为单侧发病。囊肿增大时可累及其他鼻旁窦，甚至眶内和颅内。继发感染演变成脓囊肿，破坏性更大。黏膜囊肿多发生于上颌窦，有一定的自然破裂倾向，无症状或症状轻微。根据囊液性状及有无分泌功能，又分为黏液潴留囊肿与浆液囊肿。

鼻窦囊肿的治疗原则为通过手术使囊肿与鼻腔建立通路，通畅引流，防止复发。传统的手术有鼻外进路、鼻内进路、经犬齿窝上颌窦进路等开放鼻窦，但术中损伤大，术后反应强烈，遗留面部瘢痕，或者手术视线差、视野不清，带有一定的盲目性。自鼻内镜手术开展以来，鼻窦囊肿的手术治疗变得相对简单起来，治愈率高，并发症出现率极低。

对于鼻窦黏液囊肿，手术是唯一的治疗方法。而鼻窦黏膜囊肿多在鼻窦 X 线检查时发现，较小时无症状，对人体无害，且有一定的自然破裂倾向，一般不必手术，可随访观察。若有明显症状或患者精神压力大，可行鼻内镜下手术切除。鼻内镜下鼻窦囊肿切除术是目前最简捷、安全、恰当的方法，能够在直视下开放病变鼻旁窦，减少手术的盲目性；可以清晰观察窦口甚至整个窦腔的全貌，完成对囊肿的切除；同时对周围结构的破坏少，避免了传统方法遗留的面部瘢痕；还可以同期处理鼻腔鼻旁窦的病变，如鼻窦炎、鼻息肉、鼻中隔偏曲等。

## 二、术前提示

术前应常规行鼻旁窦冠状位 CT 扫描，累及后组筛窦及蝶窦的病变则应同时行水平位 CT 扫描，以了解病变范围、鼻腔结构改变情况、与周围组织的毗邻关系及骨质吸收情况。鼻窦黏液囊肿在 CT 片上表现为鼻旁窦密度均匀增高，向周围扩大并有骨质吸收。位于后组筛窦及蝶窦的囊肿应特别注意其与视神经和颈内动脉的关系。鼻窦黏膜囊肿表现为隆起于窦壁的半圆形或类圆形密度均匀增高影，边缘光滑，多见于上颌窦的下壁与侧壁。

## 三、手术技巧

1. 麻醉

手术在局部麻醉或全身麻醉下进行。

2. 筛窦黏液囊肿

在 0°镜下将钩突切除，开放筛泡，开放前组筛窦、后组筛窦的同时，将前组筛窦、后组筛窦的黏液囊肿底壁切除，并尽可能扩大。

3. 额窦黏液囊肿

将前组筛窦彻底开放，特别是鼻丘气房开放后，可充分开放额窦开口，引流额窦囊肿，并在 30°或 70°镜下将额窦底壁扩大咬除，充分引流，必要时可切除中鼻甲，以利于额窦的开放和引流。如果窦前壁骨壁厚硬，可用磨钻磨开前壁。

**4. 蝶窦囊肿**

可将中鼻甲后端 1/3 部分切除，暴露蝶窦前壁，直接开放蝶窦。

**5. 上颌窦黏液囊肿**

经中鼻道上颌窦开窗，扩大上颌窦开口，吸除囊液。若囊肿巨大将鼻腔外侧壁内移使鼻腔变窄，可经下鼻道上颌窦开窗，用咬骨钳和黏膜剪扩大窗口至直径 2 cm 左右。因上颌窦自然孔多受压变形和引流不畅，故需经中鼻道扩大上颌窦自然孔。

**6. 术中注意事项**

（1）保留黏液囊肿囊壁。囊肿壁为鼻窦原内衬黏膜，有助于手术后愈合；对许多伴有骨质缺损的囊肿，则可避免有些并发症的出现。

（2）囊壁忌强行撕脱，术中造瘘口尽量用咬切钳切除或用吸引切割器切除，避免暴力撕扯，以免因骨质缺损、周围器官壁与囊壁粘连而造成严重并发症。

（3）窦口开放要适度。尽可能扩大造瘘口，防止术后瘢痕粘连闭锁，继发囊肿形成。但也不可过大，以免损伤窦口周围重要结构。

（4）窦口黏膜如果小面积撕脱或与骨缘不齐，应用鼻窦切割吸引器或黏膜剪将游离的黏膜缘切除，防止黏膜肿胀粘连。

（5）矫正影响手术进路或术后引流的鼻中隔偏曲。

（6）保护相邻鼻旁窦自然孔。术中如果其他鼻旁窦不合并病变，则术中涉及的相邻窦口不做处理，只需暴露自然口即可。

（7）对巨大颅底黏液囊肿，在手术中造瘘缓放黏液时要十分小心，特别是毗邻颅底或脑干，局部骨质吸收而缺乏保护，应警惕过快放液引发脑疝的可能。

## 四、术后处理

（1）术后早期可口服抗生素预防感染，同时进行鼻腔清洗，可将窦腔内分泌物冲洗干净，保证窦口通畅。定期内镜下检查清理术腔，可以将窦内水肿的黏膜及时清除，将早期复发的小囊肿及时摘除，以防止复发。

（2）术后处理与其他鼻内镜手术一样，手术一般出血少，术腔仅填塞少许可溶性的止血物，如止血纱布、吸收性明胶海绵等。出血多的患者，可轻压一条凡士林纱条，24 小时后取出。术后全身应用抗生素，并在取净术腔填塞物后冲洗鼻腔，冲洗液可用含有抗生素的生理盐水或对症中药制剂。

## 五、并发症及其防范

**1. 术腔粘连闭塞**

主要因手术损伤及病变黏膜处理不当，手术中撕脱黏膜，手术后残留黏膜增生或瘢痕化，致使术腔被封闭。重视手术后随访处理，及时清除增生的肉芽组织与渗出形成的伪膜，可减少粘连发生和术腔闭塞。

**2. 囊肿造瘘口闭塞**

瘘口闭锁发生原因一方面是手术中开口太小，另一方面和术后的处理有很大关系。术后正确随访处理，及时清除造瘘口周围纤维素渗出物与血痂可以预防。

（陈开雄）

# 第五章

# 咽喉部疾病常用治疗技术

## 第一节　扁桃体切除术

### 一、适应证

（1）急性扁桃体炎反复发作，或虽非反复发作，但曾引起咽旁隙感染或扁桃体周围脓肿者，可施行扁桃体切除术。急性扁桃体周围脓肿时也可考虑手术，笔者所在科室在脓肿期施行患侧扁桃体切除术70余例，未见有何不良后果，且剥离较易。

（2）扁桃体过度肥大，妨碍吞咽、呼吸及发声者。或因扁桃体肥大导致阻塞性睡眠呼吸暂停低通气综合征者，儿童较为多见。

（3）下颌角淋巴结肿大，原因不明者。

（4）白喉带菌者经非手术治疗无效时，可切除扁桃体，并继续治疗和观察。

（5）不明原因的低热及其他扁桃体源性疾病，虽然扁桃体仅有轻微病变，或在视诊上看不出病变，也可考虑做诊断性扁桃体切除术，以澄清病因。

（6）在急性肾炎的早期施行病灶扁桃体切除术已不列为禁忌证，但在肾炎基本稳定、尿常规检查接近正常时施行手术较妥。通常在发病4~8周后施行手术疗效较好。过早手术易引起尿"激惹"现象（术后发生一过性尿中红细胞、蛋白增加或管型出现与增多）。对慢性肾炎、肾功不全者手术应慎重。

（7）并发风湿性心脏病者，扁桃体手术以早做为佳。伴有慢性扁桃体炎的风湿性关节炎者，施行扁桃体切除术后，半数以上可获疗效。

（8）对哮喘患者，扁桃体切除术效果评价不一。有学者认为术后可使哮喘症状改善；有学者则认为术后哮喘症状反而加重。另外有研究认为扁桃体与变应性疾病之间毫无关系，可按扁桃体的其他手术适应证进行手术。

（9）扁桃体疾病，如扁桃体角化症及良性肿瘤。对于恶性肿瘤，则应慎重选择适应证及手术范围。

（10）茎突截短术的前驱手术。

（11）慢性鼻炎或鼻窦炎患者经久不愈，可疑与慢性扁桃体炎有关者，可考虑扁桃体切除术。

## 二、禁忌证

（1）急性扁桃体炎发作后不满 2 周。

（2）有造血系统疾病及凝血功能减退，除有条件施行周密的术前检查和正确的术前、术后治疗者外，均属禁忌。

（3）显著的高血压患者（若无其他严重的全身病，高血压又得到控制，局部麻醉药物中不加用肾上腺素，则非手术的绝对禁忌证），心脏有严重疾病，且代偿功能不良者为手术禁忌。

（4）老人及 4 岁以下儿童，如无特殊情况不施行扁桃体切除术。

（5）妇女月经期间或月经前 3～5 天内为手术禁忌。

（6）干燥性咽炎患者，除非扁桃体病变严重，最好不行手术，因常在手术后症状加重。尤其是误将扁桃体上窝内的 Weber 腺（舌的管状黏液腺）切除者，术后可引起咽干。

总之，既应反对不论有无适应证，一概加以切除的"手术无害论"，也要反对对慢性发炎的扁桃体采取姑息的态度。对病灶性扁桃体，要结合具体情况加强术前及术后的应对措施。

## 三、术前准备

（1）详细询问病史和进行体格检查。包括胸部 X 线检查，血压测量，血液常规、出血和凝血时间测定以及小便常规检查。在询问病史时，应特别注意患者有无容易出血的倾向；近期有无上呼吸道感染病史；女性的月经史；有无变应性疾病尤其是对麻醉药物过敏的病史。局部麻醉药物应用于扁桃体区域较用于身体其他部位更易引起中毒反应，此点须牢记，以避免引起严重后果。

（2）全身麻醉者，术前 4 小时禁食；局部麻醉者，术前 4 小时进少许流食或半流食。

（3）术前用药。手术前夜间给予适量镇静安神药，使患者安睡。术前半小时给予适量的阿托品和地西泮。采用局部麻醉者，手术开始前，以 1% 丁卡因喷雾咽部 3～4 次。喷雾前，告诉患者绝不可将药液咽下。

（4）对病灶性扁桃体炎患者，术前数日酌情给予抗生素或抗风湿类药物，以控制病灶性疾病的发展。但大量服用或久服水杨酸制剂者，可能使肝脏制造凝血因子的功能受到抑制，因凝血因子减少而易出血。遇此类患者，手术时机的选择、术前凝血功能的改善等要多和内科、儿科医师研究处理。

## 四、扁桃体剥离法

按麻醉方法的不同，可分为局部麻醉剥离法和全身麻醉剥离法。一般采用局部麻醉，因其简单易行，可避免全身麻醉的种种危险和减少术后并发症。全身麻醉适宜用于幼儿、非常敏感的患者和有心脏病的患者。

### （一）局部麻醉剥离法

1. 麻醉方法

一般采用丁卡因表面麻醉合并普鲁卡因浸润麻醉法。以 1% 丁卡因喷雾咽腔 2～3 次后，再用 0.5%～1% 普鲁卡因 20～30 mL 加入 0.1% 肾上腺素 4～6 滴，分别注射于两侧扁桃体的腭舌弓、腭咽弓及扁桃体周围隙内（图5-1），等待片刻即可达到麻醉目的。术中患者采取坐位。

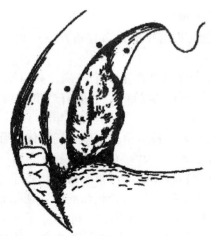

图5-1　浸润麻醉法注射点

2. 操作步骤

（1）切口：患者尽量张口，轻轻做有规律的呼吸。手术者一手持压舌板轻压舌前2/3；另一手用扁桃体钳从上下端或前后方向钳住扁桃体，牵向中线。弃去压舌板，以扁桃体刀切开黏膜。切口自腭舌弓上端沿其游离缘外侧约1mm处开始，乘势而下到达腭舌弓最低点，然后再从切口上端转向半月襞，顺腭咽弓向下切开黏膜达扁桃体下端为止。切口不可太深，只切透黏膜即可，切口须紧靠扁桃体。

（2）剥离：用扁桃体剥离子或扁桃体剪刀沿切口掀起扁桃体周围已切开的黏膜，显露出扁桃体被膜，先剥离扁桃体上端被膜，使其与扁桃体上窝中的结缔组织分离。然后紧贴扁桃体被膜剥离腭舌弓、三角襞，再剥离腭咽弓及扁桃体外侧面，直至最后只余扁桃体下端连着扁桃体窝底部的少许坚韧组织。

（3）切除扁桃体：剥离完成后，用圈套器通过扁桃体钳由上而下套住扁桃体下端未剥离的"蒂状"组织，慢慢收紧圈套器截断之。

（4）止血：在扁桃体及其被膜完整切除后，迅速用扁桃体纱球压迫扁桃体窝内3~5分钟后取出。再将腭舌弓拉开，仔细观察有无出血，并注意有无残余的扁桃体及其他的淋巴组织。若仍有少量渗血，可用纱球再次压迫，一般即可止血。若出血较剧，压迫无效，可用结扎或缝合止血法，必要时，采用连续缝合法封闭扁桃体窝以止血。

（5）止血已妥，继续进行对侧手术。

## （二）全身麻醉剥离法

患者取仰卧位，经麻醉开口器行气管内插管氟烷—氧化亚氮麻醉或静脉复合麻醉。当麻醉进入一定深度后，在患者肩下垫以小圆枕，使头尽量后仰，并向下低垂，再放入带压舌板的戴维斯开口器。

操作步骤与局部麻醉者完全相同，仅术野的上下关系与其相反。术中保持张口器的悬柄垂直向上，以利呼吸，并随时吸净咽腔内的血液和唾液。若需同时在全身麻醉下切除腺样体者，可于扁桃体手术开始前先刮除或切除，以便有较多时间压迫止血。

# 五、扁桃体挤切法

过去一般认为，此种手术适用于扁桃体肥大的小儿。其实如能正确掌握手术方法，技巧达到一定的熟练程度，也可用于成人。只是在扁桃体周围瘢痕形成过多，不能挤切时，才改用扁桃体剥离法。

按所用挤切刀的不同，可分为一般挤切法和无血挤切法两种。前者使用较普遍，后者因可做到手术基本无血，更值得推广。

## （一）一般挤切法

1. 优点

（1）迅速：通常在 1 分钟内即可将两侧扁桃体完全切下。

（2）简单：只需挤切刀 1 把（按刀环的大小，分大、中、小号）、弓形开口器 1 个、角形金属压舌板 1 个，另备止血器械。

（3）局部损伤较轻，术后出血轻少。

（4）手术后疼痛轻、恢复快。

（5）瘢痕光滑，咽腔功能恢复好。

2. 缺点

操之不慎，易留残体。

3. 麻醉方法

国内一般采用局部麻醉法，方法同剥离法的麻醉法。也有学者认为只需局部喷用 1% 丁卡因即可消除恶心，使表面痛觉迟钝。儿童年龄过小或不甚合作者，为防止其误吞药液，也可不必喷用丁卡因。

有学者主张对儿童有时可采用无麻醉挤切术。因为挤切的切割时间 ≤（1～2）分钟，刺激时间甚短，故术中疼痛感觉不明显（此法多用于 6 岁以下儿童）。但一般认为对儿童仍以施用适当麻醉为妥。

4. 体位

同全身麻醉剥离法，但头部不宜后仰过甚（也有采取坐位者，术者立于患者的前面或头后，在头后挤切右侧时用左手持挤切刀，挤切左侧时换用右手持挤切刀）。

5. 操作步骤

（1）告诉患者尽量张口，选用大小合适的开口器，置于上、下切牙之间。较大儿童及成人能合作者，也可不用开口器。较小儿童，防其乱动，需有助手协助固定头部和肩部。

（2）术者以左手持压舌板，右手持挤切刀，立于患者右侧。

（3）用压舌板沿舌背右侧边缘，将舌向口底并微向左侧压下，看清右侧扁桃体下端。患者头部略偏右侧。

（4）将右扁桃体下端套入挤切刀的刀环内，此时刀杆应与舌背平行（此步简称为"套"）。

（5）下端套入后即将刀柄移向左口角，同时将刀杆沿其长轴向逆时针方向约旋转 90°，使刀环的平面与腭咽弓平行，刀环插入扁桃体和腭咽弓之间（移动刀柄和转动刀杆时，已套入刀环的扁桃体下端切勿滑脱），此时撤去压舌板。

（6）挤切刀环在扁桃体后稍稍旋动楔入，同时将柄端下压。刀环上抬（注意不能以牙齿或口角为支点）。使扁桃体的后面及上端也都套入刀环之内，但须注意勿将悬雍垂套入。此时扁桃体的大部分被抬起，在腭舌弓下显出一个隆起的小包（此步简称为"提"）。

（7）用左手的拇指或示指在腭舌弓上将隆起的小包稳定持续地压下去，直至手指隔腭舌弓薄层组织可以扪到刀环的全部周边为止（此步简称为"挤"）（图5-2），此时右手收紧刀柄，将刀刃推进到刀环远端的槽内。左手压腭舌弓时，不可一下一下地间断猛压，右手在收紧刀柄后不能有丝毫放松。

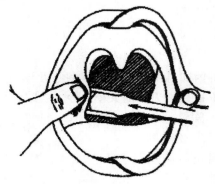

图5-2　一般挤切法——"挤"

（8）术者转身180°，改立于患者头后，握紧刀柄的右手随体转动，同时刀杆沿顺时针方向扭转180°，改置到右侧口角，并垂直于台面。

（9）用压舌板沿舌背左侧边缘将舌压向右下方，使左侧扁桃体下端暴露清楚后，右手用猛然一下的动作，将右侧扁桃体扭下随挤切刀迅速撤出口外（此步简称为"切"）（图5-3）。

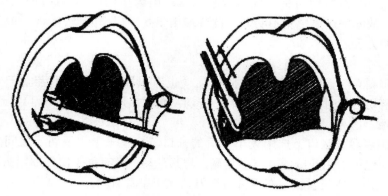

图5-3　一般挤切法——"切"

（10）立即放松刀柄，甩掉附在刀环上的扁桃体，乘血液尚未淹没左侧扁桃体之际，迅速将左侧扁桃体下端如法套入环内。

（11）挤切左侧扁桃体的步骤与右侧相同，当左侧扁桃体下端已被套入刀环，刀柄移向右侧口角时，刀杆应沿其长轴向顺时针方向旋转约90°，使刀环的平面与腭咽弓平行。

（12）两侧扁桃体切除后，迅速将患者翻身俯卧，倒出口内血液，随后嘱患者坐起吐出口内残余血液。一般吐数口后血即自止，无须再行设法止血。不能自止者，可用纱球压迫扁桃体窝以止血。

（13）检查已切下的扁桃体被膜是否完整，扁桃体组织上有无切断面或扁桃体窝内有无残体。有残体者可再用挤切刀加以切除。此时宜选用较小的刀环，方法与切除整个扁桃体相同，或用残体咬钳切除。

（14）须同时切除腺样体者，可先将腺样体切除后，再行扁桃体挤切术。也可在挤切术完毕，妥善止血后，再切除腺样体。一般在挤切术刚完毕时，立即施行腺样体切除术，术后止血方法同上，鼻咽部不需特别给予止血。

### （二）无血挤切法

此法是通过改进的挤切刀，使手术达到基本不出血的目的。所用的无血挤切刀是在一片薄而锋利的刀片上面，加了一片约 1.5 mm 厚的挤压片，在其尾端装有固定螺旋，当挤压片推入挤切刀刀环后，将螺旋扭紧，挤压片即紧压于环内而不会松脱。此法可用于年龄稍大的小儿及成人。

1. 优点

除具一般挤切法的优点外，尚有以下优点。

（1）通过挤压片的压榨作用，将扁桃体周围的黏膜及黏膜下组织压紧，使此处血管无腔可通，血管内膜和血管壁也被压碎，产生大量凝血因子，利于止血。

（2）因术中无出血，视野清楚，时间从容，便于初学者掌握操作。

2. 缺点

同一般挤切法。

3. 麻醉方法与体位

同一般挤切法。

4. 操作步骤

（1）按一般挤切法的操作步骤将扁桃体挤进刀环，收紧刀柄后，旋紧挤压片尾端螺旋，使挤压片固定于刀环内（图5-4），此时扁桃体周围的疏松组织即被挤压片压紧。

（2）用扁桃体钳钳住扁桃体（图5-5），扳动刀栓，将锋利的刀片推进刀环槽内，扁桃体即被切下取出（图5-6）。

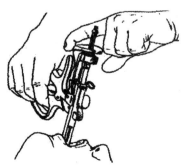

图5-4　无血挤切法之一：固定压片

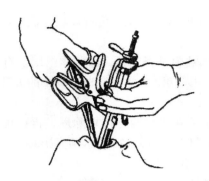

图 5-5　无血挤切法之二：钳住扁桃体

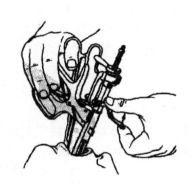

图 5-6　无血挤切法之三：扳动刀栓

（3）继续固定挤压片数分钟（一般超过患者的出凝血时间即可），旋松挤压片的固定螺旋，撤出挤切刀。

（4）术者站在患者头后以同法进行对侧手术。

（5）手术操作熟练者，对不能配合手术的小儿，也可在做完一侧扁桃体切除后，迅速退出挤切刀，在患者头后行另一侧扁桃体切除，术中出血也不多。

5. 术后处理

（1）卧床休息：局部麻醉者，儿童取平侧卧位，成人平卧位或半坐位均可。术后无出血者，鼓励早期起床活动，两周内禁做较重体力活动。

（2）术后 3 小时无出血者，可开始用消毒生理盐水或复方硼砂溶液含漱，进流质或半流质饮食，也可自然谈话。

（3）若有出血迹象，可用冰袋冷敷颈部或用 1% 过氧化氢溶液含漱。

（4）创口疼痛，可用 0.5% 普鲁卡因数毫升做下颌角处封闭以止痛。若创口疼痛并有呛咳，可给予少量可待因镇痛和止咳。

6. 术后并发症

扁桃体手术虽是常见手术，但"做易精难"，不能轻视，术后注意观察，对预防并发症的发生甚为重要。

（1）咽部并发症。①出血，可分为原发性出血及继发性出血两种。前者发生于术后 24 小时内，多因术中止血不彻底，或肾上腺素的后续作用所致；后者多发生于术后 6 ~ 8 天，多因伤口感染，侵及创面血管所致。处理方法：清除创口中凝血块，详细检查出血点，用棉球或纱球浸 3% 过氧化氢溶液，1%～2% 麻黄碱或 0.1% 肾上腺素做压迫止血；倘出血来自小血管，应将其结扎或缝扎；继发感染引起的出血，最好取出创口中的凝血块并给予 1% 过氧化氢溶液含漱，及时应用抗生素及凝血剂治疗。②创口感染，表现为创口表面有厚层污秽分泌物附着，创面肿胀呈黯紫红色；腭咽弓、腭舌弓及悬雍垂红肿；局部剧痛，并常引起耳内放射性疼痛，间有发热及全身不适；下颌角处常伴肿胀和触痛。处理方法：勤用漱口液含漱，多饮温热饮料，注意口腔和咽部卫生；加强抗生素治疗，辅以 B 族维生素、维生素 C 口服，严防继发性出血。③创面瘢痕形成过多，手术时尽量避免损伤周围组织，术后鼓励患者早期做咀嚼、吞咽及张口等动作，是预防的重要措施。瘢痕挛缩过剧者甚至可以引起声调改变，因咽腔共鸣作用受损所致。

（2）颈部并发症。有颈深部感染、颈淋巴结炎及皮下气肿等。后者发生时，应嘱患者尽量不做吞咽动作。

（3）耳部并发症。术后许多患者可发生放射性耳痛。疼痛剧烈者，常为创口有继发感染。偶有因咽鼓管发生感染而导致急性中耳炎者。

（4）肺部并发症。①吸入性肺炎。②肺脓肿。③肺不张。④下呼吸道异物。现均少见。

（5）颅内并发症。极为少见，其感染可经血流、淋巴管、咽旁隙或脑神经周围鞘传入。

（6）全身并发症。①发热，术后 1～2 天内常有低热，若体温较高、持续时间较长而其他全身症状也较重者，须查明原因，给予适当治疗。②脓毒症，由于抗生素的应用，现已少见。③病灶性疾病急性发作，如心脏、肾脏和关节等器官的疾病病情加重，术前抗生素的应用对此种情况的预防甚为重要。

（陈开雄）

# 第二节　咽部脓肿切开引流术

## 一、扁桃体周围脓肿切开引流术

扁桃体周围脓肿（图 5-7），中医称为喉痈。本病常继发于急性扁桃体炎，多为单侧发病。常见致病菌有金黄色葡萄球菌、乙型溶血性链球菌等。按其发生的部位，临床上分前上型和后上型两种，前者常见，后者较少见。

### （一）概述

初起如急性扁桃体炎症状，3～4 天后，发热仍持续或加重，一侧咽痛加剧，吞咽时尤甚，疼痛常向同侧耳部或牙列放射。重症患者因翼内肌受累可有张口困难，言语含糊不清，吞咽困难。

### （二）术前检查

患者呈急性病容，一侧腭舌弓显著充血，局部明显隆起。属于前上型者，患侧腭舌弓及软腭红肿突出，腭垂水肿，偏向对侧，腭舌弓上方隆起，扁桃体被遮盖且被推向下方。后上型者，腭咽弓红肿呈圆柱状，扁桃体被推向前下方。

### （三）穿刺抽脓

1%～2% 丁卡因表面麻醉后，于脓肿最隆起处刺入（图 5-8）；穿刺时应注意方位，不可刺入过深，以免刺伤咽旁间隙大血管。少量脓液者，穿刺抽脓即可；脓液多者，可在刺点切开引流（图5-9）。

切开部位：前上型者，可按图5-9所示切开，也可选择最隆起或最软化处切开（图5-10）。切开黏膜及浅层组织后，用长弯血管钳向后外方顺肌纤维走向撑开软组织，进入脓腔，充分排脓。后上型者，则在腭咽弓处切开排脓。次日复查，可再行撑开排脓。

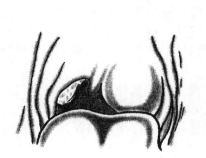

图5-7　扁桃体周围脓肿

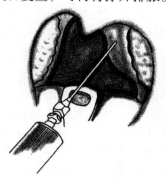

图5-8　穿刺抽脓

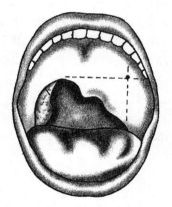

图5-9　划线交点稍外即为切开点

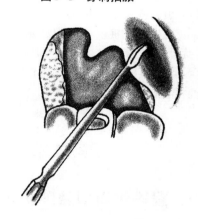

图5-10　切开排脓

## 二、咽后脓肿切开引流术

咽后脓肿为咽后间隙的化脓性炎症，分急性型和慢性型两种。急性型多见于3岁以下儿童；慢性型多由咽后间隙淋巴结结核或颈椎结核形成的寒性脓肿所致。

### （一）概述

急性型起病较急，有畏寒、发热、咳嗽、吞咽困难、拒食，吃奶时可有呛逆。患儿常烦躁不安，说话含糊不清，常有呼吸困难，入睡时加重，可有鼾声。

慢性型者，多伴有结核病的全身表现，起病缓慢，病程长，患者有咽部阻塞感。

患者呈急性病容，咽后壁一侧隆起，黏膜充血。

检查时，操作宜轻柔，随时警惕脓肿破裂，脓肿一旦破溃，脓液流入气管，易发生窒息或引起吸入性肺炎。可让护士或家长抱患儿呈俯卧位，将头和四肢固定，上身向前倾，利于呼吸道通畅；一旦脓肿溃破，利于脓液引流。

## （二）手术技巧

1. 器械和物品

直接喉镜、穿刺针头、注射器、吸引器、气管切开包等。

2. 体位

局部表面麻醉，取仰卧垂头位，四肢以消毒巾包裹、固定，由一助手专门抱头。

3. 显露

用直接喉镜将咽后脓肿充分暴露，看清脓肿位置、大小、紧张度和脓肿范围，设计切口。

先用穿刺针在脓肿隆起外抽吸脓液，减低脓腔压力。再用尖刀切开脓肿，切口长 1 ～ 2 cm，然后以血管钳扩张，用吸引器吸出脓液（图5-11）。

结核性脓肿可从咽部做多次穿刺抽脓，然后注射链霉素于脓腔内。

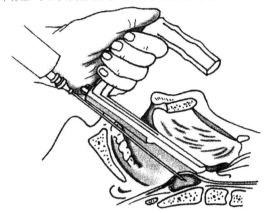

**图 5-11　切开脓肿**

## （三）注意事项

（1）咽后脓肿一经确诊，检查、治疗前均应准备好吸引器及气管切开等抢救设备，注意避免脓肿溃破。

（2）术后应用足量抗生素，避免并发纵隔炎症。

（3）术后密切注意呼吸，以免发生喉阻塞。

（4）术后宜每日检查切开部位，如脓腔有脓液积聚，可经原切口扩张引流。

# 三、咽侧脓肿切开引流术

## （一）麻醉

经口切开者，局部表面麻醉；颈侧切开者局部浸润麻醉。

## （二）术式

采用口内切口方式同"咽后脓肿切开引流术"，以下以颈侧切开为例。

## （三）体位

患者取仰卧位，头偏向健侧，肩下放置软枕垫高。根据病情也可采用坐位。

## （四）切口

从患侧下颌角下缘起，沿胸锁乳突肌前缘，弧形向下至舌骨水平，做一 5 cm 长切口。

## （五）分离、止血

创缘止血后，拉开切口，沿胸锁乳突肌后缘钝性分离，将肌束向前拉开，以手指探查术腔深部，充分止血。

## （六）探查脓腔

拉开胸锁乳突肌时，暴露咽后筋膜及椎前筋膜，用手指触及颈椎横突，再沿横突向前触诊，即可触及脓肿。穿刺出脓后，穿刺针不动，以此为标志行切开引流。

## （七）吸引、冲洗、引流

切开脓腔后，用温生理盐水冲洗，尽可能将脓液吸净，放置橡皮条引流，逐层缝合创口。

## （八）咽后、咽侧脓肿切开术后护理

（1）密切注意呼吸，根据病情需要在床旁准备好氧气、吸引器、气管切开包等急救物品，如术后有呼吸困难，应考虑脓液是否尚未抽尽，或咽喉肿胀引起喉阻塞，需及时诊治。

（2）注意清除分泌物，若口咽仍肿胀、痰液积留、通气不畅，随时用吸引器吸出口腔、咽部分泌物。

（3）注意患者饮食、营养情况，按不同情况给予流质、半流质饮食。

（4）注意口腔清洁，给予漱口液漱口，每天 4 次。

（陈小曲）

# 第六章

# 外耳疾病

## 第一节　外耳湿疹

湿疹是指由多种内外因素引起的变态反应性多形性皮炎。发生在外耳道内称外耳道湿疹。若不仅发生在外耳道，还包括耳郭和耳周皮肤则为外耳湿疹。

### 一、病因

湿疹的病因和发病机制尚不清楚，多认为与变态反应有关，还可能和精神因素、神经功能障碍、内分泌功能失调、代谢障碍、消化不良等因素有关。引起变态反应的因素可为食物（如牛奶、鱼虾、海鲜等）、吸入物（如花粉、动物的皮毛、油漆、化学气体等）、接触物（如漆树、药物、化妆品、织物、肥皂、助听器外壳的化学物质等）及其他内在因素等。

外耳道内湿疹常由接触过敏引起。最重要的过敏原是局部用药，如硫酸新霉素、多粘菌素 B 和赋形剂。化脓性中耳炎脓性分泌物对外耳道皮肤的刺激，外伤后细菌或病毒感染等也可引起外耳道湿疹。

### 二、分类

对外耳道湿疹有不同的分类，有根据病程进行分类，分急性湿疹、亚急性湿疹和慢性湿疹。也有按有无外因分类，有外因者为湿疹样皮炎，无外因者为湿疹，前者又分为传染性和非传染性湿疹，后者则分为异位性皮炎（异位性湿疹）和脂溢性皮炎。

外耳的传染性湿疹多由中耳炎的脓液持续刺激引起，也可以是头颈和面部皮炎的蔓延。非传染性湿疹一般是物体（如助听器的塑料外壳、眼镜架、化学物质、药物、化妆品等）直接刺激皮肤引起的反应性皮炎，又称接触性皮炎。异位性皮炎是一种遗传性疾病，常见于婴儿，又称遗传性过敏性皮炎或婴儿湿疹。

### 三、临床表现

不同阶段湿疹的表现不同。

（1）急性湿疹：患处奇痒，多伴烧灼感，挖耳后流出黄色水样分泌物，凝固后形成黄痂。有时分泌物流到何处就引起何处的病变。

（2）亚急性湿疹：多由急性湿疹未经治疗、治疗不当或久治不愈迁延所致。局部瘙痒，渗液比急性湿疹少，但有结痂和脱屑。

（3）慢性湿疹：急性和亚急性湿疹反复发作或久治不愈，就成为慢性湿疹。外耳道内剧痒，皮肤增厚，有脱屑。

## 四、检查

（1）急性湿疹：患处红肿，散在红斑、粟粒状丘疹、小水疱；这些丘疹或水疱破裂后，有淡黄色分泌物流出，皮肤为红色糜烂面，或有黄色结痂。

（2）亚急性湿疹：患处皮肤红肿较轻，渗液少而较稠，有鳞屑和结痂。

（3）慢性湿疹：患处皮肤增厚、粗糙、皲裂、苔藓样变，有脱屑和色素沉着。

## 五、诊断

（1）传染性湿疹有化脓性中耳炎并有脓液流出，或有头颈和面部皮炎。

（2）非传染性湿疹有某种物质接触史，发病的部位一般在该物质接触的部位；病变的轻重和机体变态反应的强度以及刺激物的性质、浓度、接触时间有关。

## 六、治疗

（1）病因治疗：尽可能找出病因，去除过敏原。病因不明者，停食辛辣、刺激性或有较强变应原性食物。如怀疑局部用药引起应停用这些药物，如由中耳脓液刺激引起者应用有效药物治疗中耳炎，同时要兼顾外耳道炎的治疗。

（2）全身治疗：口服抗组胺药物，如氯雷他定、西替利嗪等。如继发感染，全身和局部加用抗生素。

（3）局部治疗：有人提出"湿以湿治，干以干治"的原则。

急性湿疹渗液较多者，用炉甘石洗剂清洗渗液和痂皮后，用硼酸溶液或醋酸铝溶液湿敷。干燥后用氧化锌糊剂或硼酸氧化锌糊剂涂搽。局部紫外线照射等物理治疗也有帮助。

亚急性湿疹渗液不多时，局部涂搽 2% 甲紫溶液，但应注意外耳道内用甲紫可能影响局部检查；干燥后用氧化锌糊剂或硼酸氧化锌糊剂涂搽。

慢性湿疹，局部干燥者，局部涂搽氧化锌糊剂或硼酸氧化锌糊剂、10% 氧化锌软膏、氯化氨基汞软膏、抗生素或激素软膏等。干痂较多者先用过氧化氢溶液清洗局部后再用上述膏剂。皮肤增厚者可用 3% 水杨酸软膏。

## 七、预防

避免食用或接触变应原物质，及时治疗中耳炎及头部湿疹，改掉挖耳等不良习惯。

（陈小曲）

# 第二节　外耳道疖

外耳道疖是外耳道皮肤的局限性化脓性炎症。多发生在热带/亚热带地区或炎热潮湿的夏季，发病率与地区和季节有关，有报道占耳鼻咽喉病初诊患者的 1.8%～2.3%。

## 一、病因

外耳道疖多发生在外耳道软骨部，因此处皮肤含毛囊、皮脂腺和盯聍腺，细菌侵入这些皮肤附件，感染而形成脓肿。外耳道疖的致病菌绝大多数是金黄色葡萄球菌，有时为白色葡萄球菌。常见感染原因如下。

（1）挖耳引起外耳道皮肤损伤，细菌感染。

（2）游泳、洗头、洗澡时不洁的水进入外耳道，长时浸泡，细菌感染。

（3）化脓性中耳炎的脓液刺激外耳道软骨部的皮肤引起局部感染。

（4）全身性疾病使全身或局部抵抗力下降，是引起本病的诱因，如糖尿病，慢性肾炎，营养不良等。

## 二、临床表现

（1）疼痛剧烈，因外耳道皮下软组织少，皮肤和软骨膜紧贴，炎性肿胀刺激神经末梢。如疖在外耳道前壁，咀嚼或说话时，疼痛加重。

（2）疖破溃，有稠脓流出，可混有血液，但由于外耳道无黏液腺，脓中不含黏液。

（3）脓液污染刺激附近皮肤，可发生多发脓肿。

（4）疖部位不同可引起耳前或耳后淋巴结肿胀疼痛。

（5）疖如在外耳道后壁，皮肤肿胀水肿可蔓延到耳后，使耳后沟消失，耳郭耸立。

（6）严重者体温升高，全身不适。

## 三、检查

因外耳道疖疼痛剧烈，检查者动作要轻柔；先不要置入耳镜，因疖肿在外耳道外段，置入耳镜很容易触碰到疖，引起患者剧烈疼痛。常见体征如下。

（1）有明显的耳屏压痛和耳郭牵引痛。

（2）外耳道软骨部有局限性红肿隆起，或在肿胀的中央有白色脓头。

（3）疖形成后探针触之有波动感。

（4）如已流脓，脓液很稠。

（5）做血常规检查可有白细胞计数升高。

## 四、诊断和鉴别诊断

根据症状和检查所见，外耳道疖多不难诊断，但当肿胀波及耳后，使耳后沟消失，耳郭耸立，需与急性乳突炎和慢性化脓性中耳炎耳后骨膜下脓肿相鉴别。

（1）急性乳突炎和慢性化脓性中耳炎耳后骨膜下脓肿一般没有耳屏压痛和耳郭牵引痛。

（2）由于外耳道没有黏液腺，因此外耳道疖的脓液中不含黏液，脓液稠，有时含脓栓；而中耳乳突炎的脓液较稀，含有黏液。

（3）外耳道疖可有耳前淋巴结的肿大和压痛，而急性乳突炎和慢性化脓性中耳炎耳后骨膜下脓肿不会引起耳前淋巴结肿大。

（4）如疖不大，或已破溃，可擦干外耳道脓液，用耳镜观察鼓膜，如鼓膜完整，多提示中耳无感染。

（5）听力检查，外耳道疖听力损失不如中耳乳突炎严重。

（6）急性乳突炎和慢性化脓性中耳乳突炎耳后骨膜下脓肿的影像学检查可显示乳突内软组织影。

## 五、治疗

1. 局部治疗

外耳道疖的局部治疗很重要，根据疖的不同阶段，采取不同的治疗方法。

疖的早期，局部局限性红肿疼痛，可用鱼石脂甘油纱条或紫色消肿膏纱条敷于红肿处，每日更换 1 次；也可局部物理治疗、微波治疗，促进炎症消散。

未成熟的疖禁忌切开，防止炎症扩散；如疖的尖端有白色脓头时，可轻轻刺破脓头，用棉棍轻轻将脓头压出；如疖较大，有明显的波动，应局部麻醉下切开引流，注意切口应与外耳道纵轴平行，防止痊愈后外耳道形成瘢痕狭窄；为防止损伤外耳道软骨，刀尖不可切入太深。切开后用镊子将稠厚的脓栓取出，脓液应做细菌培养和药物敏感试验，脓腔置引流条。如疖已经破溃，用 3% 的过氧化氢溶液将脓液清洗干净，必要时也需在脓腔放置引流条，保持引流通畅。无论是切开引流，还是自行破溃，都要根据病情逐日或隔日换药，直到痊愈。

2. 全身治疗

严重的疖除局部治疗外，另需口服抗生素，因外耳道疖大多数是金黄色葡萄球菌感染，首选青霉素或大环内酯类抗生素。如已做细菌培养和药物敏感试验，则根据试验结果首选敏感的抗生素。

（陈小曲）

# 第三节　耳郭假性囊肿

长期以来由于对耳郭假性囊肿的认识不同而命名各异，曾被称为耳郭非化脓性软骨膜炎、耳郭浆液性软骨膜炎、耳郭软骨间积液等，表现为耳郭外侧面囊肿样隆起。

## 一、病因

病因不明，目前认为与机械性刺激、挤压有关，造成局部微循环障碍，引起组织间的无菌性炎性渗出而发病。

## 二、病理

常见耳郭外侧面半球形的无痛囊性隆起，有张力，有透光性，穿刺抽取物常为淡黄色液体。囊肿可大可小，组织病理检查可见软骨层厚薄不一，囊大者软骨层薄，甚至不完整，间断处由纤维组织取代；囊小者，软骨层完整，软骨层内面被覆一层浆液纤维素，其表面无上皮细胞结构，故为假性囊肿，实为耳郭软骨间积液。

## 三、临床表现

（1）耳郭外侧面出现局部性隆起，常因刺激后加速增大。

（2）有肿胀感，无疼痛，可有灼热和痒感。

（3）小囊肿仅为局部隆起，囊肿大时隆起明显，有波动感，无压痛，表面肤色基本正常。

（4）穿刺可抽出淡黄色液体，生化检查为丰富的蛋白质，细菌培养无细菌生长。

根据以上表现一般可明确诊断。

## 四、治疗

治疗目的主要为减少囊液继续渗出，促进囊液吸收，预防囊肿感染。治疗方法包括严格无菌操作下反复穿刺抽液，加压包扎或进行囊腔切开小窗引流并加压包扎，可以辅助物理治疗。如果局部出现胀痛应使用抗生素预防感染。

（胡秀娟）

# 第四节　耳郭化脓性软骨膜炎

耳郭化脓性软骨膜炎多因外伤感染，引起耳郭软骨膜的急性化脓性炎症，由于炎症渗出液压迫可使软骨缺血坏死。该病发展较快，可致耳郭畸形，不仅有碍外观还可影响外耳生理功能，应积极诊治。

## 一、病因

本病主要因细菌感染引发，常见细菌依次为铜绿假单胞菌、金黄色葡萄球菌、链球菌、大肠埃希菌等。造成感染的原因有创伤、烧伤、冻伤、手术切口、针刺、打耳环孔、蚊虫叮咬后抓挠等。

## 二、临床表现

耳郭感染后局部的病理过程为：皮肤及软骨膜紧贴，同时发生出血渗出，随之软骨膜下炎性渗出物积聚，软骨因血供障碍、细菌毒素侵入引起坏死，最终形成瘢痕挛缩、耳郭畸形。临床表现早期为局部烧灼感、红肿、疼痛，继之整个耳郭弥漫性肿大、疼痛加剧、体温升高。后期脓肿形成，触之有波动感，炎症后期软骨坏死，耳郭失去支架，挛缩形成菜花状畸形。

## 三、鉴别诊断

耳郭化脓性软骨膜炎需与以耳郭软骨炎为主要表现的复发性多软骨炎进行鉴别。复发性多软骨炎是一种累及全身多系统的免疫相关性疾病，可累及软骨和全身结缔组织，临床表现为耳、鼻、喉、气管等多部位软骨炎，并可伴有多器官和系统受累症状。其中耳郭软骨炎为最常见的症状，以耳郭突发红肿为典型特征，病变局限于软骨部分而不累及耳垂。炎症可自行消退或经治疗缓解。反复炎症发作也可导致软骨坏死、耳郭塌陷而形成菜花耳。

## 四、治疗

早期应选用足量、广谱、敏感抗生素（抗菌谱要覆盖常见致病菌），热敷改善局部血液循环。

— 93 —

如果脓肿形成，应在局部麻醉或全身麻醉下行脓肿切开引流，彻底清除坏死组织，抗生素冲洗脓腔，并放置引流管，每日冲洗抗生素至无脓后再拔除引流管。切口逐渐换药至皮肤愈合，病情反复者可能需要多次手术清创、换药至愈合。

如果耳郭软骨已失去支架作用或明显挛缩、外观畸形，可待病情稳定后考虑整形手术。

（胡秀娟）

# 第五节　外耳道异物

## 一、病因

外耳道异物多见于儿童，他们在玩耍时将各种小玩具或植物的种子（如塑料球、小玻璃球、钢珠、石子、玉米粒、豌豆、黄豆等）塞入外耳道。

成人挖耳时将纸条、火柴棍、棉花球等不慎留在外耳道内。

飞蛾、蟑螂、牛虱、蚂蟥、蚊虫等误入外耳道耳内。

工作中意外事故发生，小石块、木屑、铁屑等飞入耳内；战争中，弹片等进入耳内，均为异物。

医生在处理外耳、中耳的病变时，偶可将棉片或纱条遗留在耳内。

## 二、临床表现

遇水不改变形状的异物停留在儿童外耳道内可无症状，或其刺激外耳道产生不适，儿童不会诉说，常以手抓挠患耳，若因感染引起疼痛，会伴哭闹。

遇水改变形状的异物停留在儿童外耳道内，如植物的种子，遇水体积膨胀，会很快引起患耳的胀痛或感染，外耳道疼痛会很剧烈，儿童哭闹不止，也会用手抓挠患耳。

活的昆虫进入外耳道，患者常奇痒难忍，可有疼痛和反射性咳嗽。有翅的昆虫不断扑动，引起耳内轰响，这种情况下患者多到急诊就诊。

有些异物存留在外耳道内，患者或患儿家长并不知道，因感染流脓时才来就诊；有的被耵聍包绕形成耵聍栓塞。

## 三、检查

外耳道异物用耳镜检查多能发现，但有时因异物刺激，患者或患儿家长自己试图取异物损伤外耳道，导致外耳道肿胀，看不清异物。如有明显异物史，应仔细检查。

另外，外耳道底壁和鼓膜下缘的交接处比较深陷隐蔽，细小的异物可在此存留并被隆起的外耳道底壁遮挡，检查时要格外小心。

## 四、治疗

外耳道异物必须去除，但有些异物的去除并不容易，如操作不当，有可能将异物推入外耳道深部，增加了去除的难度；或者损伤外耳道壁或鼓膜，引起外耳道或中耳的感染。因此，在去除异物之前，应了解异物的种类、形状和大小，异物在外耳道内的位置及外耳道有无肿胀及弯曲情况，采用合适的器械和正确的去除方案。

光滑球形异物，如玻璃球、塑料球、豌豆和黄豆等，宜用细而头端带钩的异物钩，于外耳道与异物之间的缝隙伸到异物的内侧，一边松动一边轻轻将异物向外拨动，并根据情况移动异物钩，使其始终保持在异物内侧。因有时在取异物的过程中，不慎将异物钩拉出，而此时异物在外耳道内又嵌顿得很紧，再放入异物钩很困难。

如异物较软，可将异物钩刺入异物中将其拉出。

如有尖锐棱角的异物，在去除过程中，为防止刺伤外耳道，可用耵聍钩轻轻移动异物，使其尖部离开外耳道皮肤，再设法去除。

遇到在外耳道内爬动或扑动的昆虫，可先用无刺激的油类滴入外耳道，使其被黏附不动，再行取出。

如工作中意外事故，或战争中异物嵌入外耳道皮下甚至骨质中，如铁片、弹片等，有可能需在麻醉状态下做辅助切口后去除。

儿童在取异物时常不合作，而异物又比较难取，这种情况下需在全身麻醉下取出。

如外耳道异物伴有急性炎症，这时根据异物的种类确定取异物的时机，如金属或石头等对外耳道刺激性小的异物，可先消炎后再去除；但有些异物直接刺激外耳道引起炎症，只有去除异物炎症才能消散；有些植物性异物，如局部滴用水剂，可致其膨胀，去除更困难。异物取出后，如有外耳道炎症，或取出过程中损伤了外耳道皮肤，局部需用抗感染药物。

（胡秀娟）

# 第六节　耵聍栓塞

## 一、概述

耵聍，俗称耳屎或耳垢，是外耳道软骨部皮肤耵聍腺、皮脂腺的分泌物，有保护外耳道皮肤及黏附灰尘、异物和外耳道皮肤脱落上皮等作用。耵聍干燥后成为碎屑或薄片，随咀嚼、说话等下颌关节活动而不断脱落排出。当耵聍分泌过多、外耳道皮肤上皮脱落过快或外耳道狭窄时，耵聍排出受阻，聚集成团，日渐增大，可部分或完全阻塞外耳道，称为耵聍栓塞。

耵聍栓塞的病因包括：①外耳道因各种刺激导致耵聍腺分泌增多；②耵聍变质，某些大汗腺狐臭患者的油状耵聍；③尘土、杂物或脱落的耳毛在耳道内形成耵聍核心；④习惯挖耳，反复将小耵聍推向外耳道深部；⑤外耳道畸形、肿瘤、狭窄、瘢痕等妨碍耵聍排出；⑥耳毛少而细，易使耵聍堆积；⑦老年性肌肉松弛，下颌关节运动无力及外耳道口塌陷导致耵聍滞留在外耳道内。

## 二、诊断与鉴别诊断

1. 诊断

（1）症状：外耳道尚未完全阻塞者多无自觉症状，阻塞严重者可有听力下降、耳闷胀感、耳鸣、反射性咳嗽，甚至眩晕。继发感染时，出现耳部剧痛及头痛。

（2）体征：外耳道被黄色、棕褐色或黑色块状物堵塞，或质软如蜡，或坚硬如石，不易活动。阻塞严重者可有听力下降。

（3）专科检查：可见外耳道内有棕色或黑色耵聍团块阻塞，团块与外耳道皮肤之间常无缝隙，触之质硬，不易活动。

2. 鉴别诊断

耵聍栓塞根据病史及临床表现一般不难诊断。

（1）外耳道胆脂瘤：本病是外耳道损伤，或皮肤炎症使生发层的基底细胞生长旺盛，角化上皮细胞加速脱落，且排出受影响，在外耳道内堆积过多形成。

（2）外耳道表皮栓塞：是外耳道内阻塞性角化物的聚集引起。

## 三、治疗

1. 钩取法

具体操作方法同外耳道异物的钩取法。适用于团块状耵聍未完全阻塞外耳道者，但贴近鼓膜的耵聍团块或不合作的患儿不宜采用此法。

2. 冲洗法

对耵聍坚硬、患者对钩取法不能合作者，可先用 10% 碳酸氢钠溶液或硼酸甘油、香水等滴耳，每天 6 ~ 8 次，待 3 天后耵聍软化呈泥沙状再行外耳道冲洗。

冲洗前若疑有鼓膜穿孔，最好在全身麻醉下通过手术显微镜吸取软化或碎屑状的耵聍。冲洗液应接近体温，过热过冷均可刺激迷路引起眩晕。冲洗方向需对着外耳道后上壁，以防鼓膜损伤。

（杨大志）

# 第七节　弥漫性外耳道炎

弥漫性外耳道炎是外耳道皮肤和皮下组织广泛的急性炎性疾病，可分为急性、慢性两类。

## 一、临床表现

1. 急性外耳道炎

（1）外耳道皮肤弥漫性肿胀，剧烈疼痛，有浆液或脓液渗出及上皮脱落，严重者可引起耳道狭窄或闭锁。

（2）可伴发烧，耳周淋巴结肿大。

（3）牵拉耳郭时疼痛加剧。

2. 慢性外耳道炎

（1）耳内不适及瘙痒感。

（2）耳道皮肤呈黯红色肿胀、湿润、增厚，附着鳞屑状痂皮。鼓膜可增厚，标志不清，表面可有少量肉芽组织形成而影响听力。

## 二、诊断

（1）外耳道灼热、瘙痒、疼痛，弥漫性充血。

（2）有浆液或脓液渗出，耳道变窄，脓痂形成。

## 三、治疗

（1）控制感染，全身和局部应用抗生素。

（2）保持耳道清洁，定期清洗分泌物和痂皮。

（3）局部用药要注意剂型。渗出液多时用各类糊剂，如硼锌糊。当外耳道皮肤增厚并有结痂时，应选用软膏类药物。

（4）外耳道细菌和真菌培养。

（杨大志）

# 第八节　坏死性外耳道炎

坏死性外耳道炎又称恶性外耳道炎，是一种少见的严重的外耳道化脓性疾病，可引起外耳道和颅底坏死性骨髓炎，死亡率较高。绝大多数为铜绿假单胞菌感染，其次为葡萄球菌和真菌混合感染。多见于老年糖尿病、艾滋病及长期应用激素和免疫抑制剂患者。

## 一、临床表现

（1）外耳道化脓性炎症，伴进行性、剧烈的耳痛。

（2）外耳道有恶臭分泌物。

（3）外耳道后下壁、软骨部和骨部交界处皮肤糜烂，继之出现肉芽组织增生。

（4）病情恶化引起坏死性骨髓炎，破坏颅底结构，累及颅内引起面瘫、化脓性脑膜炎、脑脓肿等并发症而导致死亡。

## 二、诊断

（1）病史及临床表现。

（2）外耳道细菌培养和药物敏感试验。

（3）病理学检查。

（4）影像学检查，如颞骨 CT、MRI 检查。

## 三、治疗

（1）早期诊断、早期治疗对预后至关重要。

（2）药物治疗为主要治疗方法，抗生素治疗要保证足够的疗程。

（3）手术治疗清除肉芽组织和死骨。

（4）全身支持治疗，有糖尿病者控制血糖，免疫缺陷者应增强抵抗力，采取相应治疗。

（吴玉建）

# 第七章

# 中耳炎

## 第一节 分泌性中耳炎

分泌性中耳炎是以中耳积液（包括浆液，黏液，浆液—黏液，而非血液或脑脊液）及听力下降为主要特征的中耳非化脓性炎性疾病。本病的其他名称很多，均是根据其病理过程中的某一特点，其中主要是根据积液产生的机制和液体的性质而命名的，如渗液性中耳炎、渗出性中耳炎、浆液性中耳炎、黏液性中耳炎、卡他性中耳炎、浆液—黏液性中耳炎、咽鼓管鼓室炎、非化脓性中耳炎以及黏液耳，分泌物极为黏稠者称胶耳等。我国科学技术名词审定委员会将本病称为分泌性中耳炎。

分泌性中耳炎可分为急性和慢性两种。慢性分泌性中耳炎是急性分泌性中耳炎未得到及时而恰当的治疗，或由急性分泌性中耳炎反复发作、迁延、转化而来。急性分泌性中耳炎迁延多久方转化为慢性，尚无明确的时间限定，或 8 周以上，或 3~6 个月。目前将本病分为急性（3 周以内）、亚急性（3 周~3 个月）和慢性（3 个月以上）3 种。由于急性、慢性分泌性中耳炎两者的临床表现相似，治疗有连续性，故在此一并叙述。

## 一、病因

本病病因复杂，与多种因素有关。

### （一）咽鼓管功能不良

咽鼓管是中耳与外界环境沟通的唯一管道。咽鼓管具有调节鼓室内气压，保持其与外界气压平衡，清洁（引流）和防御、防声等功能。传统观念认为，咽鼓管口的机械性阻塞是分泌性中耳炎的基本病因。随着本病病因学研究的不断深入，目前发现，除防声功能外，咽鼓管的其他几种功能不良都可能是酿成本病的原因。

#### 1. 咽鼓管阻塞

正常情况下，中耳内外的气压基本相等，约相当于大气的压力。在生理状态下，中耳内的空气虽不断地被中耳黏膜交换和吸收，但通过咽鼓管的间断开放，新鲜的空气又不断地向中耳内输入而加以补充，从而使中耳内外的气体压力保持平衡。如果由于各种原因使咽鼓管的通气功能发生障碍，中耳内的空气被吸收以后得不到相应的补充，即逐渐形成负压。由于负压的影响，中耳黏膜中的静脉出现扩张，管壁通透性增加，血清漏出并聚积于中耳，便形成积液。

引起咽鼓管阻塞的原因很多，大致可分为机械性阻塞和非机械性阻塞两种。

（1）机械性阻塞：在猕猴、猫和豚鼠的动物试验中，用各种方法堵塞咽鼓管，均可成功地造成中耳积液的动物模型。而以 Salle 为代表的学者们则认为，咽鼓管的机械性阻塞作为分泌性中耳炎主要病因的可能性很小。临床上，鼻咽部的各种良性或恶性占位病变（如腺样体肥大、鼻咽癌、鼻咽纤维瘤等），鼻腔和鼻旁窦疾病（如慢性鼻窦炎、巨大鼻息肉、肥厚性鼻炎、鼻中隔偏曲等），长期的鼻咽腔填塞，咽鼓管管口粘连，代谢障碍性疾病（如甲状腺功能减退等），以及很少见的鼻咽白喉、结核、梅毒和艾滋病等特殊性感染，均可因直接压迫、堵塞咽口，或影响局部及淋巴液回流，咽鼓管管腔黏膜肿胀等导致本病。其中，与本病关系密切的腺样体肥大、慢性鼻窦炎和鼻咽癌等除了机械性阻塞外，还涉及其他的致病因素。

1）腺样体肥大：腺样体肥大与本病的关系密切。一方面，极度增生肥大的腺样体可压迫、堵塞咽鼓管咽口；另一方面，已遭感染的腺样体可以作为致病微生物的潜藏地，它们可经咽鼓管感染中耳，而导致本病的反复发作。还有研究认为，腺样体可释放某些炎症介质，如前列腺素、组胺、白细胞三烯、血小板激活因子等而增加血管的通透性，引起黏膜水肿。

2）慢性鼻窦炎：研究发现，分泌性中耳炎患者中，慢性鼻窦炎的患病率较高。鼻旁窦的化脓性炎症，既可因脓性鼻涕经后鼻孔流至鼻咽部，阻塞咽鼓管咽口；也可因脓液的长期刺激使咽鼓管周围的鼻咽黏膜及淋巴组织增生肥厚，导致咽口狭窄。此外，还有研究发现，鼻窦炎患者鼻咽部的分泌型 IgA 活性较低，细菌容易在此繁殖。

3）鼻咽癌：鼻咽癌患者在放疗前后常伴发本病。鼻咽癌伴发分泌性中耳炎的原因，除肿瘤的机械性压迫外，还与腭帆张肌、腭帆提肌、咽鼓管软骨及管腔上皮遭受肿瘤细胞破坏或放射性损伤，以及咽口的瘢痕性狭窄等因素有关；放疗后鼻咽部痂皮堵塞咽口也是原因之一。

除上述咽鼓管咽口或管腔内的机械性阻塞外，咽鼓管周围病变的压迫也可能造成管腔狭窄或堵塞，如咽旁间隙的肿瘤向上发展至咽鼓管周围、岩尖的实质性或囊性病变等。

（2）非机械性阻塞：小儿的腭帆张肌、腭帆提肌和咽鼓管咽肌等肌肉薄弱，收缩无力，加之咽鼓管软骨发育不够成熟，弹性较差，当咽鼓管处于负压状态时，软骨段的管壁甚易发生塌陷，导致中耳负压，而中耳处于负压状态时，管壁软骨塌陷更为加剧，甚至可致管腔闭塞。裂腭患者因两侧腭帆张肌和腭帆提肌的连续性中断，附着处前移，肌肉由正常的横向走行变为纵向走行，加之肌纤维数量减少等，以致收缩乏力，而引起中耳负压。牙的错位咬合也为致病因素之一。

研究发现，咽鼓管上皮内具有表面活性物质样的板层体结构，能产生表面活性物质，这种表面活性物质与肺的表面活性物质结构相似，主要由磷脂、多糖和蛋白质组成，具有降低气—液界面表面张力的性能。因为咽鼓管管腔内气—液界面的表面张力是咽鼓管开放时必须克服的阻力之一（管壁的弹性阻力则为需要克服的另一阻力），因此，表面张力的降低有利于咽鼓管的开放。细菌感染引起的蛋白酶的活性增高等因素可致表面活性物质减少，表面张力因而提高，不利于咽鼓管的开放。

**2. 清洁功能不良**

咽鼓管的黏膜具有呼吸道黏膜的特征，上皮层由纤毛细胞、无纤毛细胞、杯状细胞和基底细胞组成。正常情况下，通过纤毛向咽口的连续单向运动，向鼻咽部排出中耳内的异物及分泌物，故又称"黏液纤毛输送系统"。在咽鼓管管腔顶部，无纤毛细胞较多，主要为通气道。在咽鼓管底部，腺体和杯状细胞比较多，而且由于该处存在许多黏膜皱襞，故黏膜的表面面积比管腔顶部大，此区域主要司理清洁功能，维持中耳的无菌状态。细菌外毒素引起的纤毛运动暂时性瘫痪，管腔内分泌物的潴留，放射性损伤，以及婴幼儿咽鼓管发育不成熟，或先天性呼吸道黏膜纤毛运动不良，原发性纤毛运动障碍等，均可不同程度地损害黏液纤毛输送系统的功能，使中耳及管腔内的分泌物、致病微生物以及毒素等不能有效排出。

3. 防御功能障碍

咽鼓管一方面凭借黏液纤毛输送系统具有指向咽口的单向运动，清除并阻抑鼻咽部有害物的侵入；而咽鼓管底部的黏膜皱襞还具有单向活瓣作用，当咽鼓管开放时，能防止鼻咽部的细菌等微生物逆行流入鼓室，从而发挥咽鼓管的防御功能。由于各种原因引起的咽鼓管关闭不全，如老年人结缔组织退行性变，咽鼓管黏膜下方弹力纤维的弹性降低，咽鼓管咽口的瘢痕牵引，肿瘤的侵袭破坏，或放射性损伤等，皆可导致咽鼓管的防御功能丧失，给致病微生物侵入中耳以可乘之机。

## （二）感染

过去，由于在中耳液体中未检出多形核白细胞或细菌，曾一度认为本病是一种无菌性炎症。自 Senturia 等在 40% 的中耳分泌物标本中检出致病菌以来，各家对中耳积液所做的细菌培养阳性结果为 22% ~52% ，其中，常见的致病菌为流感嗜血杆菌和肺炎链球菌，其次为 β 溶血性链球菌、金黄色葡萄球菌和卡他莫拉菌等。

## （三）免疫反应

1. Ⅰ型变态反应

Jordan 对 123 例分泌性中耳炎患者通过鼻分泌物涂片查嗜酸性粒细胞，皮肤试验，并观察患者对抗过敏治疗的反应等调查发现，其中 74% 并发Ⅰ型变态反应。Draper 报道，在有变应性疾病的患者中，分泌性中耳炎的发病率较对照组高。Borge 发现，分泌性中耳炎患者中，特异反应性疾病的发病率较高。临床上也发现，本病患者中并发呼吸道变应性疾病的较多，如变应性鼻炎、鼻息肉、支气管哮喘等。故Ⅰ型变态反应是中耳炎发病的危险的因素之一。但是，Ⅰ型变态反应作为本病的确切病因至今尚未得到证实，Jang、Hurst 等发现，本病中耳黏膜中肥大细胞、嗜酸性粒细胞增多，过度活化，IgE 和炎症介质增加等，提示本病与Ⅰ型变态反应关系密切。而中耳黏膜虽然可以对抗原刺激产生免疫应答，但在通常情况下，吸入性抗原并不能通过咽鼓管进入鼓室。目前多数学者认为，呼吸道变应性疾病患者并发本病的原因，可能是由于患者对感染性疾病的敏感性增强，或由肥大细胞释放的炎症介质使鼻黏膜、咽鼓管咽口、咽鼓管黏膜水肿，分泌物增多，导致咽鼓管阻塞和中耳负压，影响咽鼓管功能。

2. 细菌感染引起的Ⅲ型变态反应

有学者认为，中耳是一个独立的免疫防御系统。Palva 等在对中耳积液中的蛋白质和酶进行分析后认为，本病的中耳积液是一种分泌物，而非渗出物。患者中耳黏膜的组织学检查结果也支持这一观点，因为黏膜中杯状细胞和黏液腺体增加。在此基础上 Palva 等设想，某些分泌性中耳炎可能属于免疫复合物型变应性疾病，其抗原——细菌，可能存在于腺样体或口咽部的淋巴组织内。这些病例往往在儿童时期有过中耳炎病史，而本次起病隐袭，临床上缺乏明确的急性感染史。

除上述学说外，还有神经性炎性机制学说、胃食管反流学说等。被动吸烟，居住环境不良，哺乳方式不当，家族中有中耳炎患者等属于本病的危险因素。

## 二、病理

中耳分泌物来自咽鼓管、鼓室以及乳突气房黏膜。无论分泌物为浆液性还是黏液性，其中，病理性渗出、分泌和吸收等均参与病理过程。中耳黏膜的病理组织学研究发现，中耳黏膜水肿，毛细血管增多，通透性增加。病变进一步发展，黏膜上皮增厚，上皮化生，鼓室前部低矮的假复层柱状纤毛上皮可变为增厚的分泌性上皮，鼓室后部的单层扁平上皮变为假复层柱状上皮，杯状细胞增多，纤毛细胞甚至具有分泌性特征，如胞浆内出现分泌性的暗颗粒，并可见顶浆分泌现象；上皮下层有病理性腺体样组织形成，固有层出现圆形细胞浸润。液体以浆液性为主者，以淋巴细胞浸润为主，还可见单核细胞、浆细胞等；液体以黏液性为主者，则主要为浆细胞和淋巴细胞浸润。至疾病的恢复期，腺体逐渐退化，分泌物减少，黏膜可逐渐恢复正常。如病变未得到控制，可出现积液机化，或形成包裹性积液，伴有肉芽组织生成、内陷袋形成等，可发展为粘连性中耳炎、胆固醇肉芽肿、鼓室硬化、胆脂瘤、隐性中耳乳突炎等后遗症。Paparelle 等认为，各种型别的分泌性中耳炎，其病变均可由早期向晚期或后遗阶段发展，炎症的性质处于动态变化中。

中耳积液为漏出液、渗出液和黏液的混合液体，早期主要为浆液，然后逐渐转变为浆液—黏液，黏液。浆液性液体稀薄，如水样，呈深浅不同的黄色。黏液性液体黏稠，大多呈灰白色。胶耳液体如胶冻状。上述各种液体中细胞成分不多，除脱落上皮细胞外，还有淋巴细胞、吞噬细胞、多形核白细胞，个别可见嗜酸性粒细胞。此外，尚可检出免疫球蛋白、（分泌型 IgA，IgG，IgA 等）、前列腺素等炎症介质、氧化酶、水解酶以及 IL-4、IL-1、IL-6、TNF-α、INF-γ 等。

## 三、症状

本病冬季多发。

1. 听力下降

急性分泌性中耳炎病前大多有感冒史。之后出现耳痛，听力下降，可伴有自听增强感。少数患者主诉听力在数小时内急剧下降，往往被误诊为"突聋"。慢性分泌性中耳炎起病隐袭，患者往往不能明确指出具体的发病时间。患者的耳聋严重程度常有波动，例如，当头部前倾或偏向患侧时，由于鼓室内的液体离开蜗窗，听力可暂时得到改善，中耳液体很黏稠时，听力则不因头位的变动而改变。有些慢性患者自觉阴天耳聋加重，晴天耳聋减轻。小儿大多无听力下降的主诉，幼儿可表现为言语发育延迟，学龄前儿童常表现为对父母的呼唤不理睬，家长误认为其注意力不集中；学龄儿童则以学习成绩下降，看电视时要求过大的音量等为主要表现。如果小儿仅有一耳患病，另一侧耳听力正常，可长期不被察觉而于常规的体检时方被发现。

2. 耳痛

急性分泌性中耳炎起病时可有耳痛，疼痛可轻可重，有患儿因耳痛而夜间来急诊的。慢性者多无耳痛。

**3. 耳内闭塞感**

耳内闭塞感或闷胀感是成年人常见的主诉，按捺耳屏后这种闭塞感可暂时得以减轻。

**4. 耳鸣**

耳鸣一般不重，可为间歇性，如"噼啪"声或低音调"轰轰"声，个别患者有高调耳鸣。成年人当头部运动或打呵欠、擤鼻时，耳内可出现气过水声。但若液体很黏稠，或液体已完全充满鼓室，此症状缺如。

## 四、检查

**1. 鼓膜象**

急性期，鼓膜松弛部充血，紧张部周边有放射状扩张的血管纹，或全鼓膜轻度充血。紧张部或全鼓膜内陷，表现为光锥缩短、变形或消失；锤骨柄向后、向上方移位；锤骨短突明显外凸。鼓室积液时，鼓膜失去正常光泽，呈淡黄色、橙红色或琥珀色，慢性者可呈乳白色或灰蓝色，不透明，如毛玻璃状；鼓膜紧张部有扩张的微血管。若液体为浆液性，且未充满鼓室时，透过鼓膜可见到液平面，此液面状如弧形发丝，凹面向上，患者头前俯或后仰时，此平面与地面平行的关系不变。有时可在鼓膜上见到气泡影，做咽鼓管吹张后，气泡可增多、移位。但这两种典型的体征出现的机会并不多，在统计的 230 耳中仅占 3.5%。积液多时，鼓膜向外隆凸；用 Siegle 耳镜观察，可见鼓膜的活动度受限。

**2. 音叉试验**

Rinne 试验阴性。Weber 试验偏向患侧。

**3. 纯音听阈测试**

纯音听力图一般表现为轻度的传导性聋。儿童的气导平均听阈约为 27.5 dB，Fiellau Nikolajsen 统计的平均听阈为 23 dB，听敏度与年龄、病史长短无关。部分患者的听阈可无明显下降，重者听力损失可达 40 dB 左右。在病程中，听阈可以有一定的波动，这可能与中耳内积液量的变化有关。听力损失以低频为主，但因中耳传音结构及两窗阻抗的改变，高频气导及骨导听力也可下降。有学者认为，积液愈黏稠，摩擦力愈大，高频听力损失愈明显。由于细菌及其毒素等可能经圆窗引起耳蜗毛细胞受损，故也可发生感音神经性聋，若这种感音神经性聋和前述传导性聋同时存在，则表现为混合性聋。

**4. 声导抗测试**

声导抗图对本病的诊断具有重要价值。平坦型（B 型）为分泌性中耳炎的典型曲线，其诊断符合率为 88%，高负压型（C 型）提示咽鼓管功能不良，鼓室负压 > 200 daPa，大多示鼓室内有积液。声反射均消失。由于 6 个月以内婴儿的外耳、中耳结构尚处于发育阶段，其机械—声学传导机制与大龄儿童有所不同，故对 6~7 个月以下婴儿做声导抗测试时，以 226 Hz 为探测音所测得的鼓室导抗图形常不能准确反映中耳的实际情况，"正常"的鼓室导抗图往往无诊断价值，应注意判别。目前有学者采用高频探测音 660 Hz，678 Hz 或 1 kHz。

**5. 颞骨影像学检查**

CT 扫描可见鼓室内有密度均匀一致的阴影，乳突气房中可见气液平面。此项检查不属常规检查项目。

## 五、诊断

根据病史及对鼓膜的仔细观察，结合 Siegle 镜下鼓膜活动受限，以及声导抗测试结果，诊断一般不困难。必要时可于无菌条件下做诊断性鼓膜穿刺术而确诊。但若鼓室内液体甚黏稠，也可抽吸不到液体，但此时请患者捏鼻鼓气时，常可见鼓膜穿刺所留针孔中出现黏液，或针孔外有少许黏液丝牵挂。

关于婴幼儿中耳炎（主要为分泌性中耳炎）的诊断，由于婴幼儿不会陈述相应症状，鼓气耳镜对鼓膜的观察常因耳道狭小、鼓膜厚且倾斜度大而比较困难，鼓气耳镜观察鼓膜活动度的结果在实践中常遭质疑，其准确性较大龄儿童或成人要低。加之上述鼓室导抗测试尚有探测音等问题有待探索，鼓膜穿刺术因其创伤性而不能作为常规诊断方法等原因，因此婴幼儿分泌性中耳炎的诊断目前尚存在一定困难，值得注意。

## 六、鉴别诊断

1. 鼻咽癌

对一侧分泌性中耳炎的成年患者（个别为双侧分泌性中耳炎），应毫无例外地做仔细的鼻腔及鼻咽部检查，包括纤维或电子鼻咽镜检，颈部触诊，血清中 EBV-VCA-IgA 测定。鼻咽部 CT 扫描，MRI 成像对位于黏膜下的鼻咽癌灶有较高的诊断价值，必要时可运用。

2. 脑脊液耳漏

颞骨骨折并脑脊液耳漏而鼓膜完整者，脑脊液聚集于鼓室内，可产生类似分泌性中耳炎的临床表现。先天性颅骨或内耳畸形（如 Mondini 型）患者，可伴发脑脊液耳漏。根据头部外伤史或先天性感音神经性聋病史，鼓室液体的实验室检查结果，以及颞骨 X 线检查，颞骨 CT 扫描等可资鉴别。

3. 外淋巴瘘

不多见。多继发于镫骨手术后，或有气压损伤史。瘘管好发于蜗窗及前庭窗，耳聋为感音神经性，可表现为突发性聋。常并发眩晕，强声刺激可引起眩晕（Tullio 现象）。

4. 胆固醇肉芽肿

可为分泌性中耳炎的后遗症。鼓室内有棕褐色液体聚集，液体内有时可见细微、闪烁反光的鳞片状胆固醇结晶，鼓室及乳突气房内有黯红色或棕褐色肉芽，内含铁血黄素与胆固醇结晶溶解后形成的裂隙，伴有异物巨细胞反应。本病病史较长，鼓膜呈深蓝色，颞骨 CT 扫描可见鼓室及乳突内有软组织影，少数有骨质破坏。

5. 粘连性中耳炎

有时粘连性中耳炎可与慢性分泌性中耳炎并存。粘连性中耳炎的病程一般较长，听力损失较重，鼓膜可高低不平。

## 七、预后

（1）不少分泌性中耳炎有自限性，积液可经咽鼓管排出或自行吸收。

（2）病程较长而未做治疗的小儿患者，有可能影响言语发育、学习以及与他人交流的能力。

（3）顽固的慢性分泌性中耳炎，鼓膜紧张部可出现萎缩性瘢痕、钙化斑，鼓膜松弛，鼓室内出现硬化病灶。

（4）黏稠的分泌物容易发生机化，形成粘连。

（5）咽鼓管功能不良，或上鼓室长期处于负压状态者，可逐渐出现鼓膜松弛部内陷袋，部分发生胆脂瘤。

（6）并发胆固醇肉芽肿。

# 八、治疗

清除中耳积液，改善咽鼓管通气引流功能，以及病因治疗等综合治疗为本病的治疗原则。

1. 非手术治疗

（1）抗生素或其他抗菌药物治疗：急性分泌性中耳炎可用抗菌药物进行适当的治疗，但疗程不宜过长。可供选用的药物有各类广谱青霉素、头孢菌素、大环内酯类抗生素等。择药时应注意该药对本病常见致病菌——流感嗜血杆菌、肺炎链球菌等的敏感性。

（2）糖皮质激素：可用地塞米松或泼尼松等口服，做短期治疗。

（3）伴有鼻塞症状时：可用盐酸羟甲唑啉等减充血剂喷（滴）鼻。

（4）咽鼓管吹张：可采用捏鼻鼓气法、波氏球法或导管法做咽鼓管吹张。成人尚可经导管向咽鼓管咽口吹入泼尼松龙，隔日 1 次，每次每侧 1 mL，共 3～6 次。

2. 手术治疗

由于不少分泌性中耳炎有自限性，所以对无症状、听力正常、病史不长的轻型患者，可在专科医师的指导下密切观察，不急于手术治疗。

（1）鼓膜穿刺术：仅用于成年人。

（2）鼓膜切开术：鼓膜切开术适用于中耳积液比较黏稠，经鼓膜穿刺术不能抽吸出积液；或反复做鼓膜穿刺，积液抽吸后迅速集聚时。

（3）置管术。

3. 病因治疗

对反复发作的分泌性中耳炎，除积极进行疾病本身的治疗外，更重要的是仔细寻找病因，并积极进行病因治疗。

（1）腺样体切除术：分泌性中耳炎具有以下情况者，应做腺样体切除术。

1）腺样体肥大，引起鼻塞、打鼾者。

2）过去曾做过置管术的复发性中耳炎，伴腺样体炎、腺样体肥大者。

（2）扁桃体切除术：儿童急性扁桃体炎反复发作；经常发生上呼吸道感染，并由此而诱发分泌性中耳炎的反复发作；或扁桃体明显肥大，可作扁桃体切除术。

（3）鼓室探查术和单纯乳突开放术：慢性分泌性中耳炎，特别在成年人，经上述各种治疗无效，又未查出明显相关疾病时，宜做颞骨 CT 扫描，如发现鼓室或乳突内有肉芽，或骨质病变时，应做鼓室探查术或单纯乳突开放术，彻底清除病变组织，根据不同情况做相应类型的鼓室成形术。

（4）其他：积极治疗鼻腔、鼻窦或鼻咽部疾病，包括手术治疗，如鼻息肉摘除术、下鼻甲部分切除术、功能性鼻内镜手术、鼻中隔黏膜下矫正术等。

（吴玉建）

# 第二节　急性化脓性中耳炎

急性化脓性中耳炎是中耳黏膜的急性化脓性炎症。主要致病菌为肺炎链球菌、流感嗜血杆菌、乙型溶血性链球菌及葡萄球菌、铜绿假单胞菌等，前两者在小儿中多见。

## 一、病因及感染途径

由各种原因引起的身体抵抗力下降，全身慢性疾病以及邻近部位的病灶疾病（如慢性扁桃体炎、慢性化脓性鼻窦炎等），小儿腺样体肥大等是本病的诱因。致病菌进入中耳的途径有咽鼓管途径、外耳道鼓膜途径、血行感染，其中以咽鼓管途径最常见。

1. 咽鼓管途径

（1）急性上呼吸道感染时：如急性鼻炎、急性鼻咽炎、急性扁桃体炎等，炎症向咽鼓管蔓延，咽鼓管黏膜发生充血、肿胀，纤毛运动障碍，局部免疫力下降，此时致病菌乘虚侵入中耳。

（2）急性传染病期间：如猩红热、麻疹、百日咳、流行性感冒、肺炎、伤寒等，致病微生物可经咽鼓管侵入中耳；也可经咽鼓管发生其他致病菌的继发感染。

（3）在不洁的水中游泳或跳水，不适当地擤鼻、咽鼓管吹张、鼻腔冲洗以及鼻咽部填塞等，致病菌可循咽鼓管侵犯中耳。

（4）婴儿哺乳位置不当，如平卧吮奶，乳汁可经短而宽的咽鼓管流入中耳。

2. 外耳道鼓膜途径

因鼓膜外伤，不正规的鼓膜穿刺或鼓室置管时的污染，致病菌可从外耳道侵入中耳。

3. 血行感染

极少见。

## 二、病理

病变常累及包括鼓室、鼓窦及乳突气房的整个中耳黏骨膜，但以鼓室为主。早期的病理变化为黏膜充血，从咽鼓管、鼓室开始，逐渐波及鼓窦及乳突气房。由于毛细血管扩张，通透性增加，纤维素、红细胞、多形核白细胞及血清渗出，黏膜及黏膜下出现水肿；上皮纤毛脱落，正常的扁平立方形上皮细胞变为分泌性柱状细胞，黏液腺分泌增加。以后出现新生血管，淋巴细胞、浆细胞和吞噬细胞浸润，黏膜增厚。鼓室内开始有少量的浆液性渗出物聚集，以后变为黏液脓性或脓性；由于黏骨膜中血管受损，红细胞大量渗出，分泌物也可呈血性。鼓膜的早期病变为充血，上皮下结缔组织层水肿、增宽，有炎症细胞浸润。以后表皮层的鳞状上皮增生、脱屑，鼓膜中小静脉出现血栓性静脉炎，纤维层发生坏死、断裂，加之鼓室内积脓，压力增高，鼓膜出现穿孔，脓液外泄。如鼓室内的水肿黏膜从穿孔处脱出，可堵塞穿孔。若治疗得当，炎症可逐渐吸收，黏膜恢复正常。重症者病变深达骨质，可迁延为慢性化脓性中耳炎或并发急性乳突炎。

## 三、症状

本病的症状在鼓膜穿孔前后迥然不同。常见症状以下所述。

1. 全身症状

鼓膜穿孔前，全身症状较明显，可有畏寒、发热、怠倦及食欲减退，小儿全身症状通常较成人严重，可有高热、惊厥，常伴呕吐、腹泻等消化道症状。鼓膜穿孔后，体温逐渐下降，全身症状也明显减轻。

2. 耳痛

耳痛为本病的早期症状。患者感耳深部钝痛或搏动性跳痛，疼痛可经三叉神经放射至同侧额部、颞部、顶部、牙列或整个半侧头部，吞咽、咳嗽、喷嚏时耳痛加重，耳痛剧烈者夜不成眠，烦躁不安。婴幼儿则哭闹不休。一旦鼓膜出现自发性穿孔或行鼓膜切开术后，脓液向外排泄，疼痛顿减。

3. 耳鸣及听力减退

患耳可有搏动性耳鸣，听力逐渐下降。耳痛剧烈者，轻度的耳聋可不被患者察觉。鼓膜穿孔后听力反而提高。如病变侵入内耳，可出现眩晕和感音性聋。

4. 耳漏

鼓膜穿孔后耳内有液体流出，初为浆液血性，以后变为黏液脓性乃至脓性。如分泌物量甚多，提示分泌物不仅来自鼓室，也源于鼓窦、乳突。

## 四、检查

1. 耳镜检查

早期鼓膜松弛部充血，锤骨柄及紧张部周边可见呈放射状的扩张血管。以后鼓膜迅速出现弥漫性充血，标志不易辨认，鼓膜可全部向外膨出，或部分外突如乳头状。穿孔前，在隆起最明显的部位出现黄点，然后从此处发生穿孔。穿孔一般位于紧张部，开始时甚小，如针尖大，不易看清，彻底清除外耳道内分泌物后，方可见穿孔处有闪烁搏动的亮点，分泌物从该处涌出。有时须以 Siegle 耳镜加压后，才能窥见鼓膜上的小穿孔。

2. 触诊

因乳突部骨膜的炎症反应，乳突尖及鼓窦区可能有压痛，鼓膜穿孔后渐消失。

3. 听力检查

呈传导性听力损失，听阈可达 40 ~ 50 dB。如内耳受细菌毒素损害，则可出现混合性听力损失。

4. 血常规检查

白细胞总数增多，多形核白细胞增加，穿孔后血常规逐渐恢复正常。

## 五、诊断

根据病史和检查，不难对本病作出诊断，但应注意和外耳道疖鉴别。因外耳道无黏液腺，故当分泌物为黏液脓性时，提示病变在中耳而不在外耳道，或不仅在外耳道。本病全身症状较重，鼓膜穿孔前可高烧不退，耳痛持续，鼓膜弥漫性充血，一旦穿孔便溢液不止，此点可与分泌性中耳炎鉴别。

## 六、预后

若治疗及时、适当，分泌物引流通畅，炎症消退后鼓膜穿孔多可自行愈合，听力大多能恢复正常。治疗不当或病情严重者，可遗留鼓膜穿孔、中耳粘连症状、鼓室硬化或转变为慢性化脓性中耳炎，甚至引起各种并发症。

## 七、治疗

本病的治疗原则为抗感染，通畅引流，去病因。

1. 全身治疗

（1）尽早应用足量的抗菌药物控制感染，勿求彻底治愈，以防发生并发症或转为慢性。一般可将青霉素 G 与氨苄西林合用，在头孢菌素中可用第一代头孢菌素头孢拉啶、头孢唑啉，或第二代中的头孢呋辛纳。鼓膜穿孔后应取脓液做细菌培养及药物敏感试验，参照其结果选用适宜的抗菌药，直至症状完全消失，并在症状消失后继续治疗数日，方可停药。

（2）鼻腔减充血剂滴鼻或喷雾于鼻咽部，可减轻鼻咽黏膜肿胀，有利于恢复咽鼓管功能。

（3）注意休息，调节饮食，通畅大便。重症者应注意支持疗法，如静脉输液、输血或血浆，应用少量糖皮质激素等。

2. 局部治疗

（1）鼓膜穿孔前。

1）2%苯酚甘油滴耳，可消炎、止痛。因该药遇脓液即释放苯酚，可腐蚀鼓膜及鼓室黏膜，当鼓膜穿孔后应立即停药。慢性化脓性中耳炎忌用此药。

2）鼓膜切开术：适时的鼓膜切开术可通畅引流，有利于炎症的迅速消散，使全身和局部症状迅速减轻。炎症消退后，穿孔可迅速封闭，平整愈合，减少瘢痕形成和粘连。鼓膜切开术的适应证为：①全身及局部症状较重，鼓膜明显膨出，虽经治疗也无明显好转；②鼓膜虽已穿孔，但穿孔太小，引流不畅；③有并发症可疑，但无需立即行乳突手术。

操作步骤：①成人取坐位，小儿卧位，患耳朝上；②外耳道口及外耳道内以75%酒精消毒；③成人用1%利多卡因或普鲁卡因做外耳道阻滞麻醉，加2%丁卡因表面麻醉，也可用4%可卡因做表面麻醉；小儿可用氯胺酮全身麻醉；④在手术显微镜或窥耳器下看清鼓膜，用鼓膜切开刀从鼓膜后下象限向前下象限做弧形切口，或在前下象限做放射状切口；注意刀尖不可刺入太深，切透鼓膜即可，以免伤及鼓室内壁结构及听小骨；⑤吸尽脓液后，用小块消毒棉球置于外耳道口。

（2）鼓膜穿孔后：在0.3%氧氟沙星滴耳液、0.25%~1%氯霉素液、复方利福平液、0.5%金霉素液等滴耳液中择一滴耳。炎症完全消退后，穿孔多可自行愈合。穿孔长期不愈者，可做鼓膜成形术。

3. 病因治疗

积极治疗鼻部及咽部慢性疾病。

## 八、预防

（1）锻炼身体，提高身体素质，积极预防和治疗上呼吸道感染。

（2）广泛开展各种传染病的预防接种工作。

（3）宣传正确的哺乳姿势。哺乳时应将婴儿抱起，使头部竖直；乳汁过多时应适当控制其流出速度。

（4）鼓膜穿孔及鼓室置管者禁止游泳，洗浴时防止污水流入耳内。

（于　洋）

# 第三节　急性坏死型中耳炎

急性坏死型中耳炎是急性化脓性中耳炎的特殊类型，多发生于猩红热、麻疹、白喉、伤寒、百日咳和流感等急性传染病中，而以猩红热最多见。本病以中耳及其周围组织的广泛坏死、损毁为特点，可演变为慢性化脓性中耳炎。随着急性传染病发病率的下降，本病已不多见。

急性坏死型中耳炎好发于5岁以下的婴幼儿。由于致病微生物毒力甚强（如乙型溶血性链球菌），严重的全身感染导致机体抵抗力下降，且婴幼儿中耳免疫防御功能不成熟，以致致病菌及其毒素可迅速破坏局部组织，鼓膜发生溃烂、穿孔，鼓室、鼓窦及乳突气房的黏骨膜坏死，听小骨溶溃，甚至累及中耳局部及周围骨的骨髓，发生骨髓炎，个别可有死骨形成。病变尚可侵犯内耳，并发迷路炎，于病后数月出现明显的感音性聋。如感染得到控制，炎性坏死过程终止，残存的黏膜上皮向病变区生长，鼓膜穿孔可自行修复，听力恢复正常。有些穿孔虽已愈合，但遗留硬化灶和（或）听骨链中断而引起明显的传导性聋。鼓膜肾形穿孔可长期不愈；外耳道鳞状上皮经穿孔边缘向中耳生长致鼓室黏膜上皮化生者可继发胆脂瘤；也可遗留局限性骨炎、骨髓炎、肉芽组织增生等。

急性坏死型中耳炎可发生于急性传染病的早期（出疹期）或晚期（恢复期）。其临床表现与一般急性化脓性中耳炎相同。但因鼓膜早期发生穿孔，并在数日内融合而迅速扩大，形成较大的肾形穿孔（此因松弛部、锤骨柄及紧张部周边血供较好，抵抗力较强，而紧张部其他部位血供相对较差），重症者穿孔可达鼓环。因此，耳部的首发症状多为耳内流脓，脓液腥臭。外耳道有肉芽组织增生时，可遮蔽穿孔的鼓膜和裸露的骨壁，以探针探之，可触及粗糙的骨壁或坏死的听小骨。

治疗同一般急性化脓性中耳炎，特别注意加强支持疗法及原发传染病的治疗，提高机体抵抗力。

（于　洋）

# 第四节　隐性中耳炎

隐性中耳炎又称潜伏性中耳炎、亚临床中耳炎或非典型中耳炎，是指鼓膜完整而中耳隐藏着明显的感染性炎性病变的中耳乳突炎。由于病变隐匿，临床常发生漏诊，甚至，在引起颅内外并发症时或死后才被发现。近年来，本病有增多的趋势，尤以小儿多见，值得关注。

## 一、病因

（1）急性化脓性中耳炎或乳突炎治疗不当，如剂量不足，疗程过短或菌种耐药。

（2）婴幼儿急性中耳炎因主诉少、鼓膜厚，易误诊而未获合理治疗，致病变迁延。

（3）中耳炎症后期，鼓室峡或鼓窦入口因黏膜肿胀、增厚或肉芽、息肉生成而阻塞，此时虽然咽鼓管功能恢复，鼓室逐渐再充气，但乳突病变尚残存，且继续发展。

## 二、症状及体征

（1）本病无典型症状患者可诉耳部不适，轻微的耳痛或耳后疼痛，听力下降，或有低热，头痛等。

（2）部分患者近期（可在数月前）有过急性中耳炎、乳突炎病史。

（3）鼓膜完整，外观似正常。仔细观察时可发现松弛部充血，或鼓膜周边血管纹增多，或外耳道后上壁红肿、塌陷。

（4）乳突区皮肤无红肿，但可有轻压痛。

## 三、检查

1. 听力学检查

（1）纯音听力测试：传导性或混合性听力损失。

（2）鼓室导抗图：C 型或 B 型鼓室导抗图。

2. 影像学检查

颞骨 CT 扫描对诊断有重要价值。可见乳突内有软组织影，可有房隔破坏，有时可见液气面，鼓室内也可有软组织影。

## 四、诊断

（1）婴幼儿不明原因发热时，宜仔细检查耳部，必要时做颞骨高分辨率 CT 扫描。

（2）成年人耳部不适，或轻微耳痛，或不明原因的传导性听力损失，鼓膜外观虽无特殊改变，也应警惕本病而做相关检查。

## 五、治疗

由于本病可引起感音神经性聋、迷路炎、脑膜炎等严重的颅内外并发症，即使在药物控制下，病变仍可向周围发展，故一旦确诊，即应行乳突开放术，彻底根除病灶。

（田海芳）

# 第五节　慢性化脓性中耳炎

慢性化脓性中耳炎是中耳黏膜、骨膜或深达骨质的化脓性炎症，重者炎症深达乳突骨质。本病很常见。临床上以耳内长期间歇或持续流脓、鼓膜穿孔及听力下降为特点。

## 一、病因

慢性化脓性中耳炎的主要病因可概括为以下 6 点。

（1）急性化脓性中耳炎未获恰当而彻底的治疗，或治疗受到延误，以致迁延为慢性。此为较常见的原因。

（2）急性坏死型中耳炎病变深达骨膜及骨质，组织破坏严重者，可延续为慢性。

（3）全身或局部抵抗力下降，如猩红热、麻疹、肺结核等传染病，营养不良，全身慢性疾病等。特别是婴幼儿，中耳免疫力差，急性中耳炎易演变为慢性。

（4）鼻部和咽部的慢性病变如腺样体肥大、慢性扁桃体炎、慢性鼻窦炎等，也为引起中耳炎长期不愈的原因之一。

（5）鼓室置管是否可并发本病尚无定论。据统计，经鼓室置管的小儿中有 15% ~74% 并发慢性化脓性中耳炎，并认为造成继发感染的原因可能是中耳内原有的病原体繁殖，或由通气管污染所致。鼓膜置管后遗留鼓膜穿孔长期不愈，也可经外耳道反复感染而引起本病。

（6）乳突气化不良与本病可能有一定关系，因为在慢性化脓性中耳炎患儿中，乳突气化不良者居多。不过其确切关系尚不清楚。

## 二、病理

本病的病理变化轻重不一。轻者，病变主要位于中鼓室的黏膜层，称单纯型，曾有咽鼓管鼓室型之称。此型于炎症急性发作时，鼓室黏膜充血、水肿，有炎症细胞浸润，并有以中性粒细胞为主的渗出物。如果感染得到控制，炎症吸收，病变可进入静止期，此时鼓室黏膜干燥，鼓膜穿孔仍存，少数小的穿孔也可自行愈合。病变重者，除了中鼓室、上鼓室、甚至下鼓室黏膜充血、水肿，有炎症细胞浸润外，黏膜尚可出现增生、肥厚，若黏骨膜破坏，病变深达骨质，听小骨、鼓窦周围、乳突甚至岩尖骨质都可以发生骨疡，形成慢性骨炎，则局部可生长肉芽或息肉，病变迁延不愈，曾称骨疡型。中耳黏膜破坏后，病变长期不愈合者，有些局部可发生鳞状上皮化生或同时有纤维组织增生，形成粘连或产生硬化病变等。

## 三、症状

1. 耳溢液

耳内流脓可为间歇性或持续性，脓量多少不等。上呼吸道感染或经外耳道再感染时，流脓发作或脓液增多，可伴有耳痛，病变由静止期或相对稳定期进入急性发作期。脓液为黏液性、黏液脓性或为纯脓。如脓液长期不予清洗，可有臭气。炎症急性发作期或肉芽、息肉受到外伤时分泌物内可带血，甚至貌似全血。

2. 听力下降

患耳可有不同程度的传导性或混合性听力损失。听力下降的程度与鼓膜穿孔的大小、位置，听骨链是否受损，以及迷路正常与否等有关。就鼓膜穿孔而言，紧张部前下方的小穿孔一般不会引起明显的听力下降；后上方的大穿孔则可导致较重的听力损失。有些患者在耳内滴药后或耳内有少许分泌物时，听力反可暂时提高，是因为少量的液体遮盖了蜗窗膜，使相位相同的声波不致同时到达两窗，前庭阶内外淋巴液的振动不会受到干扰。

3. 耳鸣

部分患者有耳鸣，多与内耳受损有关。由鼓膜穿孔引起的耳鸣，在将穿孔贴补后耳鸣可消失。

## 四、检查

1. 鼓膜穿孔

鼓膜穿孔可分为中央性和边缘性两种。若穿孔的四周均有残余鼓膜环绕，不论穿孔位于鼓膜的中央或周边，皆称为中央性穿孔。所谓边缘性穿孔，是穿孔的边缘有部分或全部已达鼓沟，该处无残余鼓膜。慢性化脓性中耳炎的鼓膜穿孔一般位于紧张部，个别大的穿孔也可延及松弛部。穿孔可大可小，呈圆形或肾形，大多为中央性。穿孔较大时，部分锤骨柄，甚至部分砧骨长突或砧镫关节可暴露于外。通过穿孔可见鼓室内壁或充血、水肿，而黏膜光滑；或黏膜增厚、高低不平、有时可见硬化病灶；病变严重时，紧张部鼓膜可以完全毁损，鼓室内壁出现鳞状上皮化生。鼓室内或穿孔附近可见肉芽或息肉，具有长蒂的息肉可越过穿孔坠落于外耳道内，掩盖穿孔，妨碍引流；肉芽周围可有脓液。有些肉芽或息肉的根部可能位于前庭窗附近，盲目的撕拉可致镫骨足板脱位而并发迷路炎。

2. 听力学检查

呈轻到中度的传导性听力损失，或听力损失为混合性，或感音神经性。

3. 颞骨 CT 检查

病变主要限于中鼓室者听小骨完整，乳突表现正常；乳突多为气化型，充气良好。中耳出现骨疡者，中鼓室、上鼓室及乳突内有软组织影，房室隔不清晰，小听骨可有破坏或正常。但鼓窦入口若因炎性瘢痕而闭锁以致鼓窦及乳突气房充气不良，或乳突内黏膜增厚等，乳突腔内也可呈现均匀一致的密度增高影，应善加鉴别。

## 五、诊断

诊断应根据病史、鼓膜穿孔及鼓室情况、结合颞骨 CT 检查综合分析，判断病变性质及范围，不可仅凭鼓膜穿孔的位置是中央性或边缘性、穿孔的大小以及流脓是间断性或持续性等匆忙作出结论。

## 六、鉴别诊断

1. 慢性鼓膜炎

耳内流脓、鼓膜上有颗粒状肉芽，但无穿孔，颞骨 CT 示鼓室及乳突正常。

2. 中耳癌

好发于中年以上的成年人。大多有患耳长期流脓史，近期有耳内出血，伴耳痛，可有张口困难。鼓室内新生物可向外耳道浸润，接触后易出血。病变早期即出现面瘫，晚期有Ⅵ、Ⅸ、Ⅹ、Ⅺ对脑神经受损。颞骨 CT 示骨质破坏。新生物活检可确诊。

3. 结核性中耳炎

起病隐匿，耳内脓液稀薄，听力损失明显，早期发生面瘫。鼓膜大穿孔，肉芽苍白。颞骨 CT 示鼓室及乳突有骨质破坏区及死骨。肺部或其他部位可有结核病灶。肉芽病检可确诊。

## 七、治疗

治疗原则为控制感染，通畅引流，清除病灶，恢复听力，消除病因。

1. 病因治疗

积极治疗上呼吸道的病灶性疾病，如慢性鼻窦炎、慢性扁桃体炎等。

2. 局部治疗

包括药物治疗和手术治疗。

（1）药物治疗：①引流通畅者，应首先局部用药；炎症急性发作时，要全身应用抗生素；②有条件者，用药前先取脓液做细菌培养及药物敏感试验，以指导用药。

1）局部用药种类：①抗生素溶液或抗生素与糖皮质激素混合液，如0.3%氧氟沙星滴耳液，利福平滴耳液（注意：利福平滴耳液瓶口开启3天后药液即失效），2%氯霉素甘油滴耳液等，用于鼓室黏膜充血、水肿，分泌物较多时；②酒精或甘油制剂，如3%~4%硼酸甘油，3%~4%硼酸酒精等，适用于脓液少，鼓室潮湿时；③粉剂，如硼酸粉，磺胺噻唑与氯霉素粉（等量混合）等，仅用于穿孔大，分泌物很少，或乳突术后换药。

2）局部用药注意事项：①用药前，应彻底清洗外耳道及鼓室内的脓液；可用3%过氧化氢溶液或硼酸水清洗，然后用棉签拭净或以吸引器吸尽脓液，方可滴药；②含氨基糖苷类抗生素的滴耳剂或各种溶液（如复方新霉素滴耳剂、庆大霉素等）用于中耳局部可引起内耳中毒，忌用；③水溶液易经小穿孔进入中耳为其优点，但也易流出；甘油制剂比较黏稠，接触时间较长，但不易通过小穿孔；④粉剂宜少用，用粉剂时应择颗粒细、易溶解者，一次用量不宜过多，鼓室内撒入薄薄一层即可；穿孔小、脓液多者忌用粉剂，因可堵塞穿孔，妨碍引流，甚至引起危及生命的并发症；⑤避免用有色药液，以免妨碍对局部的观察；⑥需用抗生素滴耳剂时，宜参照中耳脓液的细菌培养及药物敏感试验结果，选择适当、无耳毒性的药物；⑦忌用腐蚀剂（如酚甘油）。

滴耳法：患者取坐位或卧位，患耳朝上；将耳郭向后上方轻轻牵拉，向外耳道内滴入药液3~5滴；然后用手指轻轻按捺耳屏数次，促使药液通过鼓膜穿孔处流入中耳；5~10分钟后方可变换体位。注意：滴耳药应尽可能与体温接近，以免引起眩晕。

（2）手术治疗。

1）中耳有肉芽或息肉，或电耳镜下虽未见明显肉芽或息肉，但经正规药物治疗无效，CT示乳突、上鼓室等有病变者，应做乳突径路鼓室成形术或改良乳突根治术，乳突根治术。

2）中耳炎症已完全吸收，遗留鼓膜紧张部中央性穿孔者，可行单纯鼓室成形术。

（田海芳）

# 第八章

# 耳聋

## 第一节　中毒性聋

无论临床观察或实验研究均证明，许多药物或化学试剂具有耳毒性，可引起耳蜗和（或）前庭中毒性病损，造成耳聋和（或）前庭功能障碍。具有耳毒性的物质至少有 90 余种，其中比较常见的有以下 9 种。

（1）氨基糖苷类抗生素。

（2）某些抗肿瘤药，如顺铂、卡铂、氮芥、博来霉素等。

（3）袢利尿剂。

（4）水杨酸制剂。

（5）奎宁。

（6）局部麻醉药，如丁卡因、利多卡因、可卡因、普鲁卡因等。

（7）重金属，如铅、镉、汞、砷等。

（8）吸入性有害气体，如一氧化碳、硫化氢、苯胺（靛青）、氨基苯、硝基苯、三氯乙烷、四氯化碳、甲醇等。

（9）中成药。如用以治疗小儿发热、惊风效果良好的中成药牛黄清心丸，其中含有雄黄（砷），可能会影响听力，值得注意。

### 一、氨基糖苷类抗生素

氨基糖苷类抗生素是一类化学结构中均含有氨基糖分子的抗生素，主要用于治疗由革兰阴性细菌引起的感染性疾病，它们具有以下特点。

（1）化学结构中均具有多个氨基或胍基性基团，在体内有类似的代谢过程，如：这些药物都不被或很少被胃肠道吸收；在体内主要分布于细胞外液内；不易通过血脑屏障；主要由肾脏排出体外等。

（2）具有相同的抗菌原理——影响细菌的蛋白质合成。

（3）具有类似的抗菌谱，主要抑制需氧性革兰阴性细菌的生长，对部分革兰阳性球菌也有较好的抑菌效果。

（4）具有相同的不良反应如耳毒性、肾毒性等。

## （一）分类

氨基糖苷类抗生素可分为 3 类。

（1）链霉素、卡那霉素、妥布霉素、新霉素。

（2）庆大霉素、西索米星、小诺霉素。

（3）阿卡米星、奈替米星、巴龙霉素。

氨基糖苷类抗生素的耳毒作用最早是从由链霉素引起的耳聋患者中发现的。数年来，无论是临床观察或动物实验均证实，链霉素可引起耳聋和眩晕，并对内耳中毒的病理组织学改变有了认识。目前，氨基糖苷类抗生素的耳毒作用已广为人知，由其引起的严重耳聋的临床报道屡见不鲜，并已构成我国聋症的重要病因之一。据中华耳鼻咽喉科学会常委会 1981 年公布的资料，在聋哑学校中，50 年代因药物中毒致聋者不足 3%，70 年代这一比例增至 28%～35%。据门诊分析，50 年代中毒性聋占全部感音神经性聋的 5% 左右，60 年代约占 15%。福建庄金梅等调查 240 例聋哑学生，其中 102 例（42.5%）的致聋原因与应用氨基糖苷类抗生素有关。延边医学院与内蒙古医学院统计分析显示，由链霉素中毒引起的耳聋分别占后天性聋的 29%、53.9%。随着各种新型抗生素的开发和应用，临床医师对抗生素的选择范围已明显拓宽，加之对氨基糖苷类抗生素耳毒作用的认识有了提高，滥用诸如庆大霉素、卡那霉素、链霉素的情况虽然已日渐减少，但是，在广大农村，特别是偏远山区，对这种药物中毒性聋的危害性仍不能低估，防治工作不可有丝毫的松懈。

氨基糖苷类抗生素的耳毒作用机制至今不明，有关学说甚多，主要的有变态反应说；受体学说；抑制毛细胞蛋白质合成说；前列腺素介导说；自由基损伤说（氨基糖苷类抗生素和铁离子螯合后，形成一种具有氧化活性的复合物，能催化自由基的产生，导致毛细胞损伤）；干扰毛细胞的糖代谢说（药物与毛细胞胞膜上的二磷酸磷脂酰肌醇结合，形成药物脂复合物，破坏了细胞膜结构的完整性及其功能）等。

药物代谢动力学的研究表明，氨基糖苷类药物进入血液后，可通过血迷路屏障进入内淋巴液、外淋巴液，并在其中停留，损伤内耳结构。肌内注射后，药物在血清中的浓度一般于 30～90 分钟到达峰值。其半衰期比较短，为 1.5～3 小时。在小儿半衰期延长，可达 6 小时，早产婴可长达 18 小时。因此，早产婴和婴幼儿容易发生中毒而致聋。药物在皮下注射后 2～5 小时，外淋巴液中药物的浓度达到峰值；给药后 5 小时，内淋巴液、外淋巴液中的药物浓度几乎相等。但药物从外淋巴液中排出的速度却非常缓慢，其在外淋巴液中的半衰期为 3.5～30 小时，其中卡那霉素和新霉素的半衰期比庆大霉素长，而且在肾功能不良时，半衰期还会延长。因此，药物在内耳中的浓度高，蓄积时间长。与血清中相比，内耳内的药物浓度可高达数倍，蓄积时间也延长数小时（图 8-1）。

特别值得注意的是，由母系遗传的线粒体 DNA（mtDNA）12SrRNA 基因中 A1555G 突变与氨基糖苷类抗生素易感性有关，这类患者即使应用少量或微量药物也可引起耳中毒。mtDNA12SrRNA 的 A 点是该类药物的主要作用位点之一，我国中西部、西北地区 217 例药物中毒性聋中，该基因突变率为 21.66%，Fishel-Ghodsian 等报道为 17%，说明该基因突变并非药物中毒性聋唯一的分子基础，有关研究尚有待于深入。

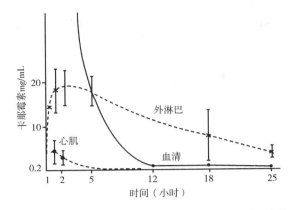

**图 8-1　卡那霉素（250 mg/kg）一次性注射后，在外淋巴液、血清和心肌中的浓度（仿 stupp）**

## （二）病理

氨基糖苷类抗生素对内耳的主要损害部位可以在耳蜗（如卡那霉素、新霉素、双氢链霉素、阿米卡星），或在前庭（如庆大霉素、硫酸链霉素）。耳蜗病损最早出现在外毛细胞，从底周开始，逐渐向顶周发展。在三排外毛细胞中，第 1 排受损最重，第 2 排、第 3 排依次减轻。随着药物剂量的增加，内毛细胞也出现病变，但多从顶周开始，逐渐向底周扩展。病变严重者，耳蜗的其他结构，如支持细胞、血管纹、传出神经纤维、螺旋神经节细胞等亦受损。多数研究资料表明，听觉的中枢传导径路一般不受累。毛细胞的病理变化包括静纤毛倒伏、散乱、融合，表皮板软化、变形、塌陷，核上区腺粒体肿胀、空泡变性，粗面内质网扩张、囊性变，次级溶酶体增多，胞浆水肿，核固缩、下沉，细胞膜破裂，乃至细胞崩溃等。

与形态学相呼应，动物做静脉注射或向内淋巴、外淋巴隙灌流氨基糖苷类抗生素后，CM、CAP 急剧下降，首先是高频区，以后波及低频区；EP 亦受抑制，但较 CM 及 CAP 轻。前庭的主要病损位于壶腹嵴和椭圆囊斑，球囊病损一般较轻。前庭感觉毛细胞出现纤毛融合、脱落，细胞水肿。其中 I 型毛细胞的损害比 II 型毛细胞重。

## （三）发生中毒的有关因素

### 1. 用药剂量

氨基糖苷类抗生素的耳毒作用一般与用药剂量有密切关系，其中包括用药总量和日剂量。日剂量愈大，用药时间愈长，中毒的机会愈多。值得注意的是，全日剂量一次性投入较分次投入更容易发生中毒。

### 2. 给药途径、用药部位

给药途径、局部用药部位是否健康，对药物的毒性作用也有影响。肌内注射时，血液中药物浓度较低，中毒的危险性相对较小；静脉注射可使血液中的药物浓度迅速升高，引起中毒的机会增多，特别是耳毒作用很强的卡那霉素等。正常情况下，氨基糖苷类抗生素不易被胃肠道吸收，而当肠道黏膜发生炎性病变时，药物的吸收量会增加。向大面积烧伤创面、腹腔、胸腔、支气管等局部投药并不安全，药物可从局部组织吸收而发生中毒。椎管内注射更能增加药物的耳毒作用，可能与脑脊液和外淋巴液之间的密切关系有关。

### 3. 鼓室给药

无论是用含这类抗生素的滴耳液滴耳，或以溶液或粉剂行乳突换药，药物均可透过蜗窗膜及经中耳血管进入内耳，发生中毒性耳聋或（和）前庭功能障碍。而且，中耳存在炎症时更能增加药物的耳毒性。置入或滴入鼓室内药物的浓度与中毒的严重程度相关，浓度越高，中毒越重。其他抗生素如氯霉素、红霉素、多黏菌素 B 等鼓室内给药时，也可引起内耳的毒性损害，但一般不重。此外，动物实验中发现，某些抗真菌药，如克霉唑、癣退、甲基-3-甲苯基硫代甲氨酸-2-萘脂等滴入鼓室后，也有某些耳毒性。

### 4. 肾功能状况

氨基糖苷类抗生素均经肾小球滤过后排出体外，而且药物对肾脏也有明显的不良反应。如患者原患肾功能不全，或在用药过程中肾功能受到损害，药物排泄发生障碍，血清及内耳淋巴液中药物浓度增高，蓄积时间延长，可增加药物的耳毒作用。

### 5. 个体易感性

某些个体或家族对氨基糖苷类抗生素具有高敏感性，少量的药物即可引起耳中毒。这种高敏感性具有随母系遗传的特点，而且在不同的氨基糖苷类抗生素之间存在交叉易感性。如家族成员中有链霉素耳中毒史，其他成员改用庆大霉素或卡那霉素，也易发生耳中毒。

### 6. 年龄因素

婴幼儿和老年人对氨基糖苷类抗生素具有易感性。氨基糖苷类抗生素可经胎盘进入胎儿血液循环，虽然胎儿血清中的药物浓度仅为母体血清中浓度的 15% ~ 50%，但因为胎儿体内的药物排泄速度甚慢，故可损伤胎儿听器，特别在妊娠的前 2 个月更为明显。

### 7. 其他

噪声、振动、饥饿状态、糖尿病等，可促进或加重耳中毒。

## （四）症状

### 1. 耳聋

耳聋可发生于连续用药期间，也可于停药后出现，而且在停药后 1 年或 1 年以后仍可继续恶化。由于听力损失开始于高频区，故患者往往不易早期察觉耳聋的存在。待病情已逐渐加重，并波及语频区而就医时，常常已发展为中度或中重度耳聋了。耳聋大多为双侧性，两耳对称，少数患者可不对称。临床听力学检查一般显示耳蜗性聋。因有重振和听觉疲劳现象，患者常有"低声听不到，大声受不了"的现象。言语接受阈和识别率较差。个别患者可能以听力骤降的形式出现，以致要与特发性突聋相鉴别。

### 2. 耳鸣

耳聋出现前，患者常先有双侧耳鸣，耳内压迫感。耳鸣多属高音调，早期为间歇性，仅于安静环境中出现，以后逐渐发展为持续性，耳鸣声嘈杂，经久不息。约半数患者伴有头鸣。

### 3. 眩晕、平衡失调

常见于硫酸链霉素和庆大霉素耳中毒。

### 4. 其他

中毒早期可出现食欲减退、口渴、面部及手足麻木感等。

氨基糖苷类抗生素种类不同，临床表现也有差异。

链霉素：链霉素中毒颇为常见，由其引起的耳聋及眩晕早有报道。硫酸链霉素中毒主要表现为眩晕、平衡失调。双氢链霉素中毒症状以耳鸣、耳聋为主。在严重中毒患者，两种链霉素均可引起前庭及耳蜗中毒症状。中毒症状出现后立即停药，听力或可有某些改善，但一般均难以恢复正常；约有 60% 的耳鸣为不可逆性；眩晕可因代偿而逐渐消失。

卡那霉素：卡那霉素主要损害耳蜗系，其毒性作用比链霉素强。在较长的疗程中，约有 55% 的患者出现耳聋。动物实验显示，除耳蜗受损外，卡那霉素同时还影响传入神经末梢，长期使用者，可阻滞对侧耳蜗橄榄束的兴奋性，故临床听力学测试不仅表现为蜗性聋，也可为蜗后性聋。

庆大霉素：据统计，庆大霉素耳中毒的发生率为 2% ~ 2.5%，其中，前庭中毒的发生率约为耳蜗中毒的 2 倍。庆大霉素引起的全聋并不罕见。耳聋一般不可逆。庆大霉素耳中毒的出现与其在血清中的浓度有密切关系，用药时，血清中的浓度不应超过 10 ~ 16 μg/mL。成人剂量为每 12 小时 1.2 mg/kg，小儿为 0.4 ~ 0.8 mg/kg。

新霉素：新霉素具有剧烈的耳毒性，无论肌内注射、口服或局部应用均可引起中毒。新霉素对内耳的毒性损害部位主要在耳蜗，对前庭的损害较轻，或无明显损伤。据报道，新霉素引起耳中毒的总剂量最少为 8 g，最多为 45 g，个别病例总量不足 2 g，即可引起两耳全聋。一旦出现中毒，则耳聋发展迅速，可致全聋。目前该药仅做局部用药。然而新霉素滴耳液用于治疗中耳炎也可引起严重的耳中毒，应当忌用。

### （五）检查

听力学检查：纯音听力图中早期为高频下降型听力曲线，气导、骨导听阈一致提高，两侧大多对称，以后可逐渐发展为中、重度感音神经性听力损失，曲线呈平坦型或缓降型。声导抗图 A 型，重振（＋），病理性衰减（－）；DPOAE 常引不出；ABR 波 I 潜伏期延长。

### （六）预防

（1）严格掌握氨基糖苷类抗生素的用药适应证，非绝对必要时，不应轻易使用这类抗生素，更不宜作为预防性用药。

（2）由于抗感染需要且必须应用氨基糖苷类抗生素时，宜采用最小的有效治疗剂量，并将日剂量分为数次投入，不单次大剂量用药。一旦达到用药目的，应及时停药。

（3）不与其他耳毒性药物合并应用。

（4）已有肾功能不全、糖尿病、感音神经性聋、噪声性声损伤者，宜慎用本药。

（5）家族中有氨基糖苷类抗生素耳中毒者，或 mtDNA12SrRNA 基因中 A1555G 突变者，应用本药时，宜慎之又慎，或禁止使用。

（6）用药前须对患者说明本药的耳毒作用及中毒症状，以便当出现早期中毒症状时能及时报告医师。疑有肾功能不全者，用药前须检查肾功能。用药期间医师应密切观察，注意询问有无早期中毒症状发生，如耳鸣、耳内压迫感、食欲减退、恶心、口渴和手足麻木感等；并尽可能做听力学及前庭功能监测。一旦出现中毒症状或可疑的中毒症状时，应立即停药。

（7）有条件者，用药时可反复测量血清中的药物水平，以控制用药剂量，延长用药的间隔时间，减少中毒的危险。

（8）一种氨基糖苷类抗生素出现耳中毒时，不可用另一种耳毒性抗生素予以替换，也不应轮流交替使用两种以上的耳毒性抗生素。

（9）耳局部用药，特别是当鼓膜穿孔时，忌用氨基糖苷类抗生素制剂，如新霉素滴耳药，庆大霉素等。

（10）动物实验中发现，吲哚美辛、催产素、甲状腺素等可拮抗氨基糖苷类抗生素的耳毒作用。自由基清除剂理论上可预防中毒，但在临床实践中尚无可靠的报道。此外，有报道认为，水杨酸盐是一种铁螯合剂，可阻止或减少铁—庆大霉素复合物的产生，可预防庆大霉素的耳毒作用，但尚待临床实践证明。

### （七）诊断

根据用药史，双侧感音神经性听力损失，重振试验（＋），DPOAE 引不出，可资诊断。但应注意排除其他原因引起的耳蜗性听力损失，如遗传性聋、自身免疫性内耳病以及耳后性聋的听神经病。如条件允许，建议做 mtDNA12SRNA 检查，有利于预防本病。

### （八）治疗

对氨基糖苷类抗生素引起的中毒性耳聋目前尚无有效的治疗方法。在应用这类抗生素期间，如能及早发现中毒症状，除立即停药外，给予以下治疗，可使病情停止发展，或阻止继续恶化。

1. 维生素 $B_1$

100 mg，每天 1 次，30 天为 1 疗程。

2. 内耳血管扩张剂

如尼莫地平，30～60 mg，每天 3 次；或西比林 5 mg，每天 1 次；倍他啶 8 mg，每天 3次；复方丹参 3 片，每天 3 次；也可用针剂 12～15 mL 加入 5% 葡萄糖注射液中，静脉滴注，每天 1 次；或川芎嗪每天 40～80 mg，加入 5% 葡萄糖注射液或生理盐水中静脉滴注。

3. 能量制剂

如三磷腺苷 20 mg，每天 3 次或 10 mg，肌内注射，每天 1 次；辅酶 A 50～100 U 加入5% 葡萄糖注射液中，静脉滴注，每天 1 次。

4. 其他

包括增加神经细胞供氧、保护神经细胞的药物，如阿米三嗪萝巴新片、银杏叶提取物等。

## 二、抗肿瘤药物

### （一）顺铂

顺铂是一种抗癌的化学药物，用于治疗头颈部鳞状细胞癌和卵巢癌、睾丸癌等恶性肿瘤。该药除了具有与剂量有关的肾毒性外，也可发生耳中毒，引起两侧不可逆的对称性、进行性感音神经性聋。和氨基糖苷类抗生素相似，顺铂也可在内耳淋巴液中维持高浓度，首先损伤外毛细胞，在三排外毛细胞中，第 1 排受损最重，而且病变从底周开始，向蜗尖逐渐发展；剂量增大时，内毛细胞、血管纹、耳蜗神经节细胞及蜗神经均可出现损害。在临床上，听力损害从高频开始，逐渐波及中低频区，一般伴有耳鸣，也可出现眩晕和平衡失调。顺铂耳中毒的严重程度与药物进入体内的速度有关，与药物在体内的浓度和累积量也有关，一次大剂量给药 1～2 次后，100% 受试患者的高频听力（9 kHz 或 9 kHz 以上）全部消失。顺铂与庆大霉素联合用药可增加耳毒性。有研究报道称，用药时合并应用磷霉素可减轻中毒。

卡铂是第 2 代抗肿瘤的铂类化合物，可选择性破坏灰鼠的内毛细胞和相关的传入神经元，并对其前庭 I 型毛细胞有毒性作用。但对大鼠、小鼠和沙土鼠却无毒性作用。在常规剂量下，对豚鼠的内耳也无明显的毒性作用，仅在超大剂量时，豚鼠的外毛细胞方出现类似顺铂的破坏模式，其作用机制尚在研究中。目前，卡铂被用来研究听神经病的病理变化，因为卡铂中毒所致之听力学变化的特点与听神经病相似。

## （二）氮芥

氮芥（HN2）是一种烷化剂，用于治疗恶性淋巴瘤、头颈部肿瘤等。大剂量氮芥（0.6 ~ 1.5 mg/kg）可引起耳蜗中毒。在猫的动物实验中发现，氮芥可致耳蜗螺旋器中内毛细胞、外毛细胞缺失。氮芥耳中毒的临床表现为：双耳出现中度至重度感音神经性聋，这种耳聋为永久性。

## 三、袢利尿剂

袢利尿剂是作用于肾脏髓袢升支中髓质和皮质的利尿药物，如呋塞米、依他尼酸、布美他尼等。袢利尿剂的耳毒性可能与耳蜗血管纹中 $Na^+$-$K^+$-ATP 酶、腺苷酸环化酶等的活性受到抑制有关。动物实验中发现，局部或腹腔注射依他尼酸钠时，耳蜗血管纹出现水肿、增厚、囊性变，外毛细胞的超微结构也发生改变，如线粒体肿胀、内质网扩张等。静脉注射依他尼酸钠时，内、外淋巴液间的钠、钾、氯离子浓度的正常梯度消失，CM、EP 受到抑制。这些变化一般于 6 ~ 8 小时消失。重者，螺旋器底周外毛细胞膜发生破裂，细胞缺失；而蜗尖的外毛细胞和内毛细胞在早期均未受到波及。一旦毛细胞的形态发生改变，病变即成为不可逆性。依他尼酸静脉给药时，其毒性作用仅限于耳蜗，前庭一般不受累，而局部用药对两者均有损害。其他袢利尿剂所引起的内耳中毒性改变与依他尼酸类似。

临床上，袢利尿剂可引起两耳对称性暂时性或永久性感音神经性聋，常伴有耳鸣，在给药 30 分钟至 24 小时内，耳聋一般可以恢复。如患者肾功能不良，或给药速度过快，或长期用药、体内蓄积量过多或同时合并应用耳毒性抗生素时，耳聋则可变为永久性。因此，通过减缓静脉给药速度（每分钟 <15 mg）可预防中毒的发生。对肾功能不良者，须减少药物用量，并避免合并应用氨基糖苷类抗生素等耳毒性药物。一旦发现早期中毒症状，立即停药。

## 四、水杨酸制剂

水杨酸制剂的耳毒作用已早为人知。水杨酸类药物中最常用的是以乙酰水杨酸的形式出现的药物，即阿司匹林。它广泛应用于治疗风湿性、类风湿关节炎，并预防冠状动脉血栓及脑血栓形成。动物实验中，水杨酸制剂急性耳中毒可引起一过性听力下降，但内耳的组织学和超微结构（包括毛细胞、耳蜗神经元、血管纹等）并未发生明显变化，内、外淋巴液中的电离子浓度及总蛋白含量也无改变。但内耳液体中的葡萄糖含量下降，生物电位受到抑制。慢性耳中毒者，耳蜗血管纹、外毛细胞及耳蜗神经元中酶的活性降低。

临床上，大剂量的水杨酸制剂（每天 2 ~ 6 g）可引起耳鸣、听力下降，纯音听力曲线呈平坦型，为感音神经性聋，可出现眩晕、眼球震颤、平衡失调，需要和梅尼埃病相鉴别。水杨酸制剂引起的耳中毒症状于停药后一般可迅速消失，耳鸣往往较重，持续时间较长，不易消失。个别病例，耳聋可变为永久性，这种患者常并发无尿，而且儿童比较敏感，应予以注意。

## 五、奎宁

奎宁曾广泛用于治疗疟疾，并对子宫有轻度的兴奋作用。

奎宁可引起新生儿耳聋。动物实验表明，大剂量的奎宁可致螺旋器、耳蜗神经元、血管纹出现退行性病变。在大多数动物，耳蜗的损伤以底周最重，轻者仅为外毛细胞损伤；重者全部螺旋器损毁，相应节段的耳蜗神经元缺失，血管纹萎缩。临床上，奎宁所引起的耳聋、耳鸣多为一过性，及时停药后听力一般可恢复，耳鸣消失。但在易感者则可造成永久性耳聋。此外，奎宁尚可通过胎盘引起胎儿耳中毒。

氯奎的分子结构与奎宁有些类似，用于治疗疟疾和类风湿关节炎、红斑性狼疮、肾病综合征等传染病和自身免疫性疾病。氯奎也可引起耳中毒，并出现视力障碍。长期服用氯奎的孕妇在自身尚未出现中毒症状时，其胎儿可能已发生中毒。

## 六、局部麻醉药

中耳内应用局部麻醉药，如丁卡因、利多卡因等，有时可引起轻度的耳蜗性聋。动物实验中发现，除蜗窗膜上皮受损外，耳蜗血管纹可发生水肿，听毛细胞纤毛紊乱、脱落。静脉注射利多卡因时，内耳不出现明显病损。与氨基糖苷类抗生素的耳中毒不同，局部麻醉剂引起的听力下降波及各个频率，且可恢复。

## 七、重金属

长期接触某些重金属，可使听系及前庭系发生损害，如铅、镉、汞、砷等。

铅除可使机体其他器官中毒外，尚可引起听力下降和平衡障碍。铅中毒主要发生于铅矿开采和冶炼工人，以及印刷、铸字、焊接、电池、电缆、油漆等行业的工人。此外，长期吸入汽车废气，食用含铅容器贮存的食物和饮料等，也可引起中毒。动物实验发现，在铅的长期作用下，耳蜗螺旋神经节，第Ⅷ对脑神经以及平衡中枢均可发生退行性变，而螺旋器却无明显损害。临床观察发现，长期接触铅的工人中，感音神经性聋和有平衡障碍者较多，耳聋多为不可逆的蜗后性聋，其病损程度与其他器官铅中毒的程度无关。

砷中毒多发生于应用含砷药物的患者，如今已不多见。动物实验中发现，砷中毒时，在前庭阶和鼓阶内出现血性浆液纤维素性沉积物，毛细胞和血管纹发生退行性变，内淋巴液中钾离子浓度下降，外淋巴液中钾离子浓度升高，临床出现高频听力损害。

镉和汞也可引起听力下降，其病损部位可能在中枢。

## 八、吸入性有害化学气体

除了铅、镉、汞等重金属外，某些有害的化学气体也有可能损害内耳或中枢听觉系统，如氨基苯、硝基苯、甲醇、二硫化碳、二氧化硫、三氧化硫、四氯化碳、一氧化碳等。其中，硫化物可损害周围听器，而一氧化碳的毒性作用主要在中枢听觉传导径路。这些有毒的化学气体所引起的耳部临床症状相似，如听力减退早期可恢复，慢性中毒者耳聋为永久性。此外，通常还伴有耳鸣和平衡功能障碍。

（尹敏静）

# 第二节　感染性聋

许多致病微生物的感染，如病毒、细菌、真菌、螺旋体，衣原体、支原体等，可直接或间接地引起内耳病损，导致双耳或单耳的、程度不同的感音神经性聋和（或）前庭功能障碍，称为感染性聋。其中以病毒和细菌感染较常见。据统计，在先天性聋中，至少有 10%是由先天性病毒感染引起的。在特发性突聋的病因学研究中，关于病毒性迷路炎的学说也受到了重视。而继发于细菌性脑膜炎的感染性聋，至今仍为感音神经性聋的重要原因之一。在我国，由各种急性感染性疾病，尤其是流行性脑脊髓膜炎、流行性乙型脑炎等，曾经是引起儿童后天性聋的重要原因之一，也是听语障碍的主要病因之一。根据 1966 年调查 432 例聋哑学生的资料分析，由急性感染性疾病而致聋者约占 62%。随着社会的进步，经济、卫生条件的改善，特别是有组织的卫生防疫工作的普遍开展，许多急性感染性疾病已被消灭，或基本得到控制，由此而引起的感染性聋已大为减少，而药物中毒性聋、遗传性聋等非感染性聋在耳聋中所占的比率相对增加。但是，目前感染性聋在我国仍占有较大比例，仍需将其作为防聋治聋中的一项重要课题加以对待。

许多病毒都是先天性或后天性感染性聋的病原体。通过血清转化技术的研究，以及对尿液和鼻咽部分泌物中病毒的分离，目前已证实，风疹病毒、腮腺炎病毒、麻疹病毒、流感病毒、副流感病毒、水痘病毒、带状疱疹病毒、脊髓灰质炎病毒、传染性肝炎病毒，以及 EB病毒、柯萨奇病毒、腺病毒、疱疹病毒、腮腺炎病毒等均可引起病毒性迷路炎。病毒侵入内耳的途径除循血流播散以外，还可在引起病毒性脑炎、脑膜炎或脑膜脑炎的基础上，通过内耳道、沿听神经、蜗轴到达外淋巴间隙，或经蜗水管入鼓阶。此外，当中耳遭到病毒感染而出现中耳炎时，病原体也可经两窗侵入迷路。动物实验还发现，内耳组织对不同的病毒具有选择性的亲和力。如在新生仓鼠，腮腺炎病毒主要损害内淋巴系统的组织结构，流感病毒主要破坏外淋巴系统的间质细胞，而单纯疱疹病毒则以感觉细胞受损为主。此外，由病毒感染引起的感音神经性聋，虽然主要是由上述病毒性迷路炎所致，但病毒性位听神经炎，乃至听觉中枢的病损，有时也是其病因之一。

由细菌、真菌感染引起的感染性聋主要是通过细菌性脑膜炎或化脓性中耳炎、颞骨骨髓炎等引起的化脓性迷路炎所致；而感染所致的听神经炎，细菌或真菌毒素引起的浆液性迷路炎，以及在疾病的治疗中可能发生的抗生素耳中毒等也是周围神经系统或前庭系统遭到损伤的重要原因。

## 一、腮腺炎

腮腺炎是引起儿童单侧感音神经性聋的重要原因之一，极少数发生于双耳。

腮腺炎是由腮腺炎病毒通过飞沫传播而引起的传染性疾病。典型的症状为高热和腮腺肿大，并可发生神经系统、生殖系统、胰腺等处的炎症。但腮腺炎的临床症状比较复杂，特别是存在着无明显临床症状的"亚临床型"，此型患者也可发生耳聋，值得注意。

致聋患者的颞骨组织学检查发现，耳蜗螺旋器和血管纹严重萎缩、前庭膜塌陷、盖膜萎缩；底周和中周的盖膜与螺旋缘脱离，变为一个团块，底周的螺旋神经节细胞缺失；如并发病毒性脑炎或脑膜炎，病毒可沿脑膜侵入内耳道，损伤听神经。

腮腺炎病毒侵入内耳可经血液循环、脑脊液或鼓室 3 条途经。引起的耳聋常突然发生，既可与腮腺炎的其他症状同时出现，也可发生于腮腺炎全身症状出现之前或症状减轻、腮腺肿胀消退以后 1 周左右的时间内。在无明显症状的"亚临床型"，仅表现为貌似健康的人突然出现的感音神经性聋。本病耳聋以单侧居多，少数累及双耳，听力损失的程度多为重度、极重度，高频区听力下降明显，也可为全聋。耳聋大多为不可逆性。前庭受损可伴有眩晕，也可无明显症状。本病可发生于任何年龄，但以儿童多见，是儿童后天性单耳感音神经性聋的常见原因。

如症状典型，本病的临床诊断并不困难。由"亚临床型"腮腺炎引起的耳聋仅能在急性期通过血清学检查和病毒分离进行确诊。如为小儿患者，由于耳聋多在一侧，起病时常不被察觉，而在以后的偶然机会中发现。在这种病例，仅能依靠对过去病史的仔细追询而怀疑本病。

本病重在疫苗接种，预防流行性腮腺炎的发生和传播。

## 二、麻疹

麻疹可引起严重的感音神经性聋。虽然麻疹并发急性化脓性中耳炎者较多，但中耳炎并不是引起感音神经性聋的主要原因。据国外统计，在广泛开展麻疹疫苗接种前，继发于麻疹的耳聋约占小儿后天性耳聋的 3%～10%，目前，其发病率已低于 1‰。

麻疹引起的迷路炎局限在膜迷路、螺旋器，耳蜗螺旋神经节和前庭也可出现炎性退行性变。螺旋器可发生如听毛细胞缺损、盖膜分离、血管纹萎缩，螺旋器仅被一层扁平细胞覆盖，耳蜗螺旋神经节细胞严重缺失。壶腹嵴和囊斑的感觉上皮也可出现萎缩。

麻疹引起的耳聋常为双侧性，亦可单耳受累。耳聋可在出疹期突然发生，程度轻重不等，可并发耳鸣。本病的典型听力曲线为双侧不对称性感音神经性聋，以高频听力下降为主，属永久性。少数患者伴有眩晕等前庭症状，冷热试验示单耳或双耳前庭功能减退或完全丧失。

据报道，处于妊娠期的母亲患麻疹时，其胎儿出生后可发生先天性聋，机制可能与免疫反应有关。

## 三、带状疱疹

耳带状疱疹由水痘—带状疱疹病毒引起。本病可并发同侧不同程度的耳聋，伴耳鸣，也可出现眩晕、恶心、呕吐等前庭症状。耳聋可为神经性聋或为感音性聋，但大多为感音性聋和神经性聋并存。听力一般可恢复正常，病情严重者仅有部分恢复。零星的颞骨病理检查发现，在听神经、蜗轴和乳突尖内，神经和血管周围有明显的圆形细胞浸润。

## 四、水痘

水痘和带状疱疹由同一 DNA 病毒引起。水痘可合并神经系统的并发症，如小脑性共济失调、无菌性脑膜炎、面神经麻痹、偏瘫、失语等。个别可并发不可逆的感音神经性聋。

## 五、传染性单核细胞增多症

传染性单核细胞增多症可侵犯神经系统，如多发性神经炎、脑脊膜炎等。个别病例出现耳聋、耳鸣及眩晕、不稳感等前庭症状。有报道，耳聋可为突发性，听力可逐渐恢复，但也有永久性重度耳聋者。

## 六、细菌性脑膜炎

细菌性脑膜炎的致病菌多为脑膜炎球菌、流感嗜血杆菌和肺炎链球菌。据国外统计，它们占小儿细菌性脑膜炎病原菌的85%左右，其中以流感嗜血杆菌最常见。我国过去以脑膜炎球菌引起者为多。自抗生素问世以来，细菌性脑膜炎的死亡率已明显下降，但其后遗症并未减少。脑膜炎后遗症包括感音神经性聋、前庭功能障碍、智力下降、脑积水、癫痫发作、言语障碍、视力下降及学习能力低下等。对小儿中枢神经系统的CT结果发现，脑膜炎伴严重后遗症者，多存在脑梗死，动脉闭塞，脑、脊髓坏死等病变。

细菌性脑膜炎可通过以下机制引起感音神经性聋：①感染和毒素沿蜗水管或内耳道向迷路蔓延，导致化脓性迷路炎，听神经束膜炎或听神经炎；②浆液性或中毒性迷路炎等迷路的无菌性反应；③脓毒性血栓性静脉炎或迷路内的小血管栓塞；④听神经或中枢听觉通路的缺氧损害。后遗感音神经性聋病例死后的颞骨病理检查发现，螺旋器及螺旋神经节变性、萎缩；重者，迷路骨壁增厚，蜗管、半规管完全闭塞，失去其原有的组织学结构。听神经也遭破坏或被瘢痕组织所包绕、压迫而失去功能。

关于本病继发感音神经性聋的发生率各家报道不一，大多为10%～20%。国内报道，流行性脑膜炎后遗感音神经性聋的发病率为0.7%～2%。病原菌不同，并发耳聋的百分率也不同，据统计，肺炎链球菌为31%，脑膜炎球菌为10.5%，流感嗜血杆菌则较低，为6%。

脑膜炎引起的耳聋多在疾病的早期开始，晚发者不多。多为双耳受累，单侧者少见。耳聋程度一般较重，甚至全聋，轻度、中度的不多，可波及所有的频率，常伴耳鸣。不少病例可出现眩晕、平衡失调等前庭症状。耳聋发生后，某些患者的听力尚可出现波动，好转或恶化，在脑膜炎后1年左右听力方能稳定。听力出现恢复者，大多原为轻中度的耳聋，可能与同时存在的中耳积液被吸收，或与浆液性迷路炎的过程有关。结核性脑膜炎引起的感音神经性聋较多，多与第Ⅷ对脑神经受到严重的炎性浸润，以及脑血管闭塞性病变有关。前庭症状可逐渐减轻、消失，而耳聋则难以恢复，且可在一段时期内继续发展。

## 七、伤寒

伤寒可引起感音神经性聋，女性较多见。耳聋常发生于疾病的第2周或第3周，缓起或突发，有些为可逆性。如并发前庭功能减退，则多侵及一侧。伤寒可能侵犯耳蜗，或并发神经炎、局限性脑膜炎等，成为耳聋的可能原因。须注意本病尚有并发中耳积液者。

## 八、疟疾

疟疾可引起感音神经性聋，但数量不多。颞骨的病理检查发现，内耳中的毛细血管可因疟原虫堵塞而发生耳蜗和前庭的退行性变，迷路动脉及其分支也可能有血栓形成。对本病的诊断应注意排除因使用奎宁或氯奎所引起的药物中毒性耳聋。

## 九、梅毒

先天性早期和晚期梅毒以及后天性第 2 期和第 3 期梅毒均可引起感音神经性聋。据国外文献报道，后天性和先天性梅毒的病例有迅速增加的趋势。特别是感染了人类免疫缺陷病毒的患者，并发后天性梅毒有可能促进神经梅毒的发展，并使青霉素的疗效受到影响。

先天性早期梅毒是 4 个月以上的胎儿在子宫内通过胎盘而感染致病微生物——梅毒螺旋体，此类患者中有 3% ~ 38% 出现耳聋。在某些病例，耳聋可以是先天性梅毒的惟一症状。先天性梅毒可于出生时或于出生后至 50 岁左右显现症状，故可将其分为先天性早期梅毒或先天性晚期梅毒两种类型。先天性早期梅毒可侵犯内耳及听神经，听力损害严重，出生后常有听力及言语障碍。先天性晚期梅毒所致的耳聋可发生于任何年龄，以青少年多见。耳部症状的严重程度和发病年龄的迟早有关。发病早者，常表现为两侧突发性听力下降，通常伴有眩晕等前庭症状，听力损失程度一般均很严重。较晚发病者，耳聋可突发，或呈波动性，或进行性加重，不少病例尚有发作性耳鸣和眩晕、恶心、呕吐等症状，早期听力损失主要在低频区，晚期呈平坦型听力曲线，言语识别力下降，冷热试验示前庭功能下降或丧失。此类患者应和梅尼埃病鉴别。于 50 岁左右发病者，耳聋一般较轻。先天性梅毒的颞骨病理变化包括闭塞性动脉内膜炎、单核细胞浸润、迷路骨髓炎，以及不同程度的组织坏死。早期病变主要为脑膜性迷路炎，晚期膜迷路受累，可出现膜迷路积水，螺旋器、血管纹、螺旋神经节和听神经萎缩。

后天性梅毒第 2 期和第 3 期多见于中年人。第 2 期梅毒可发生急性迷路炎、脑膜炎和神经梅毒，引起耳聋，一般仅侵犯一侧耳。第 3 期梅毒病变可侵犯耳郭、中耳、乳突和岩骨，引起传导性和感音神经性聋（混合性耳聋），程度轻重不等。

梅毒的诊断主要依靠明确的梅毒病史和家族史。典型的先天性梅毒包括耳聋、间质性角膜炎、槽口切牙（Hutchinson 牙）、鼻中隔穿孔等。先天性晚期梅毒的瘘管试验（Hennebert 征）常为阳性，Tullio 征阳性。在梅毒的血清学检测方面，过去常用的有华氏补体结合试验和康氏沉淀反应。目前所用的血清学检查包括非特异性抗体反应和特异性抗体反应，后者有荧光密螺旋体抗体吸收试验（FTA-ABS）、梅毒螺旋体抗体微量血凝试验（MHA-TP）以及梅毒螺旋体 IgM 测定等。

## 十、支原体和衣原体

呼吸道疾病的病原体之一肺炎支原体也可侵犯神经系统。有学者通过流行病学调查认为，支原体可引起听力下降、耳鸣和眩晕，耳聋属感音神经性聋或混合性聋。有人认为大疱性鼓膜炎并发的感音神经性聋与支原体感染有关。衣原体包括沙眼衣原体和鹦鹉热衣原体。有研究认为，后者也可引起眼部感染，并发心血管疾病和感音神经性聋，平衡失调等。

（尹敏静）

## 第三节 突发性聋

突然发生的听力损失称为突发性聋（突聋），这种耳聋大多为感音神经性聋。许多疾病都可以引起突聋。特发性突聋则是指突然发生、原因不明的感音神经性听力损失，患者的听力一般在数分钟或数小时内下降至最低点，少数患者可在3天以内降至最低；可同时或先后伴有耳鸣及眩晕；除第Ⅷ对脑神经外，无其他脑神经症状。目前，临床上多将这种特发性突聋称为"突发性聋"。由迷路（内耳）窗膜破裂引起的突聋已作为一个单独的疾病，不再包括在"突发性聋"之内。

# 一、病因

突发性聋病因未明，主要的学说有如下2种。

1. 病毒感染学说

据临床观察，不少患者在发病前曾有感冒史；有关病毒的血清学检查报告和病毒分离结果也支持这一学说。有研究认为，许多病毒都可能与本病有关，如腮腺炎病毒、巨细胞病毒、疱疹病毒、水痘—带状疱疹病毒、流感病毒、副流感病毒、鼻病毒、腺病毒Ⅲ型、EB病毒、柯萨奇病毒等。Cummis等报道了对西非突聋患者血清学的调查结果，认为病毒感染是突聋的病因。从患者外淋巴液中分离出腮腺炎病毒，从脑脊液中发现疱疹病毒，以及不少患者血清中巨细胞病毒抗体滴度升高，疱疹病毒并发其他病毒的抗体滴度升高等，都提示病毒感染与本病的关系。支持这一学说的另一资料是颞骨的病理组织学研究结果：Schuknecht等研究了12例突聋患者的死后颞骨组织病理，发现其病理变化与过去所见的病毒性迷路炎相似。Yoon等观察了8例11耳死后的颞骨病理变化，发现内耳最普遍的病变为螺旋器萎缩和耳蜗神经元缺失，提示突聋的病因可能为病毒所引起的急性耳蜗炎或急性耳蜗前庭迷路炎。

2. 内耳供血障碍学说

内耳的血液供应来自迷路动脉。迷路动脉从椎基底动脉的分支——小脑下后动脉或小脑下前动脉或直接从基底动脉分出。迷路动脉虽然可以通过鼓岬和骨半规管上的裂隙与颈内、颈外动脉的分支相交通，但是这些吻合支均甚纤细，所以迷路动脉基本上是供应内耳血液的惟一动脉。加之椎基底动脉—迷路动脉系统常常出现解剖变异，这就更增加了内耳供血系统的脆弱性。内耳微循环的调控机制目前尚未完全阐明，现已知，它除受自主神经系统及局部调控机制的影响外，也受血压、血流动力学的影响。不少学者证实，来自颈神经节和胸神经节的交感神经节后纤维沿血管（颈内动脉，颈外动脉和椎基底动脉）周围神经丛，并沿鼓丛神经、第Ⅶ、第Ⅷ、第Ⅹ对脑神经耳支的周围行走，进入耳蜗后，循螺旋蜗轴动脉及其分支抵放射状动脉的起始段。而螺旋韧带、血管纹、螺旋缘及基底膜处的小血管则无肾上腺素能神经支配。内耳供血障碍学说认为，突聋可因血栓或栓塞形成、出血、血管痉挛等引起。

不少学者认为，中老年人，特别是并发动脉硬化、高血压者，可因迷路动脉的某一终末支出现血栓或栓塞形成而导致突聋。年轻人于头颅外伤后，也可因脂肪栓塞而引起突聋。文献中曾报道1例29岁男性病例，于头颅外伤后尿中出现脂肪滴及眼底病变，3天后发生突聋。此外尚有关于潜水工人因内耳空气栓塞而引起突聋的报道。动物实验也证明，心内注射微球后，在蜗轴、血管纹和螺旋韧带等处可见栓塞形成。Sheehy于1960年曾提出血管痉挛学说，认为由于各种原因（如受寒、受热、焦虑等）引起自主神经功能紊乱，以致血管痉挛，组织缺氧、水肿，血管内膜肿胀，进一步导致局部血流减慢、淤滞，内耳因缺血、缺氧而遭到损害。还有报道突聋患者血液中血小板的黏滞性及凝集性增高者。由于内耳小动脉有迂曲盘绕行走的特点，在正常情况下，此处的血流速度比较缓慢，若血液的黏滞度增高，则在此发生血小板沉积、黏附、聚集，甚至血栓形成的可能性就会增大。动物实验发现，内耳缺血持续 6 秒钟，耳蜗电位即消失，而缺血达 30 分钟，即使血供恢复，电位已发生不可逆的变化。

临床上不少患者用血管扩张剂或抗凝剂或溶栓剂治疗后，病情得到缓解，也可作为这一学说的旁证。再者，病毒感染也可通过影响局部的微循环而损害内耳。如病毒与红细胞接触引起血细胞黏集；内耳的血管内膜因感染而发生水肿，造成管腔狭窄或闭塞；病毒感染使血液处于高凝状态，容易形成血栓等。此外，血压过低也是导致内耳供血不足的原因之一，Plath 发现，不少突聋患者的血压较低。动物实验也证明，主动脉的血压和耳蜗的氧分压之间有密切关系。

## 二、症状

突发性聋多见于中年人，男女两性的发病率无明显差异。病前大多无明显的全身不适，但多数患者有过度劳累、精神抑郁、焦虑状态、情绪激动、受凉或感冒史。患者一般均能回忆发病的准确时间（某月某日某时），地点，及当时从事的活动，约 1/3 患者在清晨起床后发病。

1. 听力下降

可为首发症状。听力一般在数分钟或数小时内下降至最低点，少数患者听力下降较为缓慢，在 3 天以内方达到最低点。听力损失为感音神经性。轻者在相邻的 3 个频率内听力下降达 30 dB 以上；而多数则为中度或重度耳聋。如眩晕为首发症状，患者由于严重的眩晕和耳鸣，耳聋可被忽视，待眩晕减轻后，发现患耳已聋。

2. 耳鸣

可为首发症状。患者突然发生一侧耳鸣，音调很高，同时或相继出现听力迅速下降。经治疗后，多数患者听力虽可提高，但耳鸣可长期不消失。

3. 眩晕

约半数患者在听力下降前或听力下降发生后出现眩晕。这种眩晕多为旋转性眩晕，少数为颠簸、不稳感，大多伴有恶心、呕吐、出冷汗、卧床不起。以眩晕为首发症状者，常于夜间睡眠之中突然发生。与梅尼埃病不同，本病无眩晕反复发作史。

4. 其他

部分患者有患耳耳内堵塞、压迫感，以及耳周麻木或沉重感。多数患者单耳发病，极少数可同时或相继侵犯两耳。

## 三、检查

1. 一般检查

外耳道、鼓膜无明显病变。

2. 听力测试

纯音听阈测试：纯音听力曲线示感音神经性聋，大多为中度或重度聋。可为以高频下降为主的下降型（陡降型或缓降型），或以低频下降为主的上升型，也可呈平坦型曲线。听力损失严重者可出现岛状曲线。

重振试验阳性，自描听力曲线多为 II 型或 III 型。

声导抗测试：鼓室导抗图正常；镫骨肌反射阈降低，无病理性衰减。

耳蜗电图及听性脑干诱发电位示耳蜗损害。

3. 前庭功能试验

本检查一般在眩晕缓解后进行，前庭功能正常或明显降低。

4. 瘘管试验（Hennebert 征，Tullio 试验）

阴性。

5. 实验室检查

包括血常规、尿常规、血液流变学等。

6. 影像学检查

包括内耳道脑池造影、CT、MRI（必要时增强）等，显示内耳道及颅脑无病变。

## 四、诊断及鉴别诊断

只有在排除了由其他疾病引起的突聋后，本病的诊断方可成立，如听神经瘤、梅尼埃病、窗膜破裂、耳毒性药物中毒、脑血管意外、化脓性迷路炎、大前庭水管综合征、梅毒、多发性硬化、血液或血管疾病、自身免疫性内耳病等。

听神经瘤可能由于肿瘤出血、周围组织水肿等而压迫耳蜗神经，引起神经传导阻滞；或因肿瘤压迫动脉，导致耳蜗急性缺血，故可引起突发性感音神经性聋。据文献报道，其发生率为 10%～26% 不等。应注意鉴别。

艾滋病患者发生突聋者已有报道，突聋也可为艾滋病的首发症状，两者之间的关系尚不明确。由于艾滋病可以并发中枢神经系统感染、肿瘤以及血管病变等，如这些病变发生于听系、脑干等处，则可发生突聋。此外，艾滋病患者在治疗中如使用耳毒性药物，也可引起突聋。

少数分泌性中耳炎患者也可主诉突聋，鼓膜像和听力检查结果可资鉴别。反之，临床上也有将突聋误诊为分泌性中耳炎者，这种错误并不罕见。

由于本病容易发生误诊，为慎重起见，建议对突聋患者进行 6～12 个月的随诊观察，以了解听力的变化情况以及病情的转归，进一步排除其他疾病。

## 五、预后

本病有自愈的倾向。国外报道，约有 50%～60% 的病例在发病的 15 天以内，其听力可自行得到程度不等的恢复。据笔者观察，虽然确有一些病例可以自愈，但其百分率远无如此之高，许多患者将成为永久性聋。伴有眩晕者，特别是初诊时出现自发性眼震者，其听力恢复的百分率较不伴眩晕者低。耳鸣的有无与听力是否恢复无明显关系。听力损失严重者，预后较差；听力曲线呈陡降型者较上升型者预后差。治疗开始的时间对预后也有一定的影响。一般在 7～10 天以内开始治疗者，效果较好。老年人的治疗效果较青年、中年人差。

据报道，有个别病例于突聋后数年出现发作性眩晕，其中有些病例在突聋发生时甚至无任何前庭症状（迟发性膜迷路积水）。目前尚不了解两者间的关系。这些病例最终大多需要做前庭神经切除术。

## 六、治疗

本病虽有自愈倾向，但切不可因此等待观望或放弃治疗。前已述及，治疗开始的早晚和预后有一定的关系，因此，应当尽一切可能争取早期治疗。治疗一般可在初步筛查后（一般在 24 小时内完成）立即开始。然后在治疗过程中再同时进行其他的（如影像学）检查。

1. 10% 低分子右旋糖酐

500 mL，静脉滴注，3~5 天。可增加血容量，降低血液黏稠度，改善内耳的微循环。并发心功能衰竭及出血性疾病者禁用。

2. 血管扩张药

血管扩张剂种类较多，可选择以下 1 种，至多不超过 2 种。

（1）钙通道阻滞剂：如尼莫地平 30~60 mg，每天 2~3 次；或盐酸氟桂利嗪 5 mg，每天 1 次。钙通道阻滞剂具有扩张血管、降低血黏度、抗血小板聚集、改善内耳微循环的作用。注意仅能选其中 1 种应用。

（2）组胺衍生物：盐酸倍他司汀 4~8 mg，每天 3 次；或甲黄酸倍他司汀 6~12 mg，每天 3 次。

（3）活血化瘀中药：如复方丹参 8~16 mL，加入 10% 葡萄糖注射液中静脉滴注，每天 1 次，或 3 片，每天 3 次；或川芎嗪 200 mL，以 5% 葡萄糖注射液或生理盐水稀释后静脉滴注，每天 1 次。

也可用银杏叶制剂（舒血宁注射液）20 mL 溶于 5% 葡萄糖注射液 250 mL 中静脉滴注，每天 1 次。

3. 糖皮质激素

可用地塞米松 10 mg，静脉滴注，每天 1 次，3 天，以后逐渐减量。Hughes 推荐的治疗方案为：每天 1 mg/kg，5 天后逐渐减量，疗程至少 10 天。对包括糖皮质激素在内的全身药物治疗无效者，或全身应用糖皮质激素禁忌者，有报道采用经鼓室蜗窗给予地塞米松治疗而在部分病例取得较好疗效。因为蜗窗投药可避开位于血管纹和螺旋韧带处的血迷路屏障，使内淋巴液、外淋巴液中的药物有较高的浓度，药物的靶定位性好，而且不存在全身用药的不良反应。糖皮质激素应用于本病是由于它的免疫抑制作用，大剂量可扩张血管，改善微循环，并可抗炎、抗病毒感染。在疾病早期用药效果较好。

4. 溶栓、抗凝药

当血液流变学检查表明血液黏滞度增高时，可选用以下 1 种。

（1）巴曲酶 5 U 溶于 200 mL 生理盐水中，静脉滴注，隔日 1 次，共 5~9 次，首剂巴曲酶用量加倍。

（2）蝮蛇抗栓酶 0.5~1 U，静脉滴注，每天 1 次。

（3）尿激酶 0.5 万~2 万 U，静脉滴注，每天 1 次。

用药期间应密切观察有无出血情况，如有出血倾向，应立即停药。如有任何出血性疾病或容易引起出血的疾病，严重高血压和肝、肾功能不全，妇女经期，手术后患者等忌用。

5. 维生素

可用维生素 $B_1$ 100 mg，肌内注射，每天 1 次，或口服 20 mg，每天 3 次。维生素 E 50 mg，每天 3 次。维生素 $B_6$ 10 mg，每天 3 次。或施尔康 1 片，每天 1 次。

6. 改善内耳代谢的药物

如阿米三嗪萝巴新 1 片，每天 2 次。吡拉西坦 0.8 ~ 1.6 g，每天 3 次。三磷酸腺苷二钠 20 mg，每天 3 次。辅酶 A 50 ~ 100 U，加入液体中静脉滴注。或腺苷辅酶 $B_{12}$ 口服。

7. 气罩吸入 5% $CO_2$ 及 95% 氧

每次 30 分钟，每天 8 次。或进行高压氧治疗。

8. 星状神经节封闭

方法：患者仰卧，肩下垫枕，头后伸。首先对第 7 颈椎横突进行定位：第 7 颈椎横突的位置相当于颈前体表面中线外两横指和胸骨上切迹上方两横指之交界处。在此交界处之上方，即为进针点，从此可触及第 6 颈椎横突。注射时用左手中指和示指从同侧胸锁乳突肌前缘将胸锁乳突肌和颈动脉向外牵移，即将注射针头刺入进针点之皮肤（图 8-2），向皮内注射少许 2% 利多卡因后，再进针约 0.3 cm，回抽若无空气，则可继续进针，直达颈椎横突，然后略向后退少许，注入 2% 利多卡因 2 mL，观察 15 ~ 30 秒，若无特殊不适，则可将剩余之 4 ~ 6 mL 利多卡因注入。如注射部位准确，则患侧迅速出现霍纳征（瞳孔缩小，上睑下垂，结膜充血）。除治疗突聋外，本方法也有用于治疗梅尼埃病。由于本手术可引起气胸、迷走神经或喉返神经麻痹、食管损伤、脑部空气栓塞等并发症，故应谨慎行之。以上治疗无效者，可选佩戴助听器。

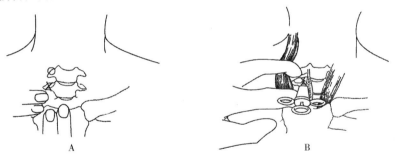

图 8-2　星状神经节封闭
A. 定位；B. 进针

（周立辉）

# 第四节　老年性聋

老年性聋是指因听觉系统老化而引起的耳聋，或者是指在老年人中出现而非由其他原因引起的耳聋。

人体随着年龄的老化而会出现神经细胞减少，神经递质和神经活性物质异常，神经纤维传导速度减慢，自由基代谢障碍，酶的活性下降，结缔组织变性等，临床上表现为记忆力衰退、毛发变白、牙齿脱落以及肌肉萎缩、血管硬化等衰老现象。因听觉系统衰老而引起的功能障碍即为老年性聋。但是，临床上所见老年性聋的发病机制不仅包括听觉系统衰老的生理和病理过程，还与每一个体在其过去的生命历程中所经受的各种环境和社会因素的综合影响有关。在实践中不可能将其与听系的纯衰老过程决然分开，故又将在老年人中出现的、并可排除其他致聋原因的耳聋称为老年性聋。随着人类寿命的延长，老龄人口的增多，老年性聋的发病率也在逐渐增加。

# 一、病因

1. 听觉系统的衰老

和机体的衰老一样，老年性聋是组织、细胞衰老的结果。细胞的衰老可能与细胞中沉积的代谢废物（如脂褐素等）影响细胞的正常活动有关，也可能与蛋白质合成过程中的差错积累有关。

2. 遗传因素

遗传在听觉器官的衰老过程中具有重要作用，据估计，40%～50%的老年性聋与遗传有关。老年性聋的发病年龄及其发展速度，在很大的程度上与遗传因素有关。有人认为，身体的衰老是由于存在衰老基因的缘故，它在生命的早期并未表达，直至生命后期开始活化。近年来的研究发现，人类 mtDNA4977 缺失，鼠 mtDNA4834 缺失与部分老年性聋有关。在鼠的研究中还发现 ahl、ahl2、ahl3 等数个核基因与老年性聋相关。

3. 外在环境因素的影响

除上述组织、细胞的自然衰老过程外，老年性聋还与个体在过去所遭受的各种外在环境因素的综合影响有关，但它们并未构成某种或某些耳聋性疾病。

（1）微弱噪声的损伤：所谓微弱噪声的损伤是人体在其生命过程中，间断受到的交通噪声，打击音乐、摇滚音乐、火器发射等各种噪声损伤长期积累的结果，这种损伤对老年性聋的发生具有不同程度的影响。

（2）血管病变：动脉硬化等血管病变也是人体衰老的表现之一。由于全身包括听觉系统在内的血管病变，以及其伴随的氧交换减少及代谢障碍等，也为老年性聋的致病因素之一。

（3）感染：如儿童或成年时期的急性中耳炎等感染性疾病，也可能对老年性聋具有一定的影响。虽然有些老年人已遗忘了过去的有关病史，鼓膜亦未遗留任何病变的痕迹。

（4）由耳毒性药物或化学试剂、酒精等引起的轻微损害。

Rosen 等检测了苏丹东南部一个孤立的生活区——Mabaans 居民的听力，发现该地区老龄人的高频平均听力较西方工业化国家同年龄组居民的听力好。多数学者认为，这是由于 Mabaans 居民所接触的噪声少，动脉硬化的发病率较低的缘故。但 Drettner 对 1 000 名瑞典居民的调查结果却显示，无论是患有高血压、高脂血症的老年患者还是正常老年人，其高频听力并无任何区别。

此外，某些神经递质和神经活性物质的改变，如谷氨酸盐、γ-氨基丁酸等，也与听觉器官的老化有关。

# 二、病理

老年性聋的病理变化发生于包括外耳、中耳、内耳、蜗神经及其中枢传导径路和皮层的整个听觉系统中。

外耳：耳郭和外耳道皮肤、软骨等均可出现老年性改变，如皮肤粗糙、脱屑，软骨弹性降低等，但这对听力并无明显影响。

中耳：由于结缔组织的退行性变，如弹性纤维减少、透明变性、钙质沉着，以及肌肉萎缩等，可使鼓膜、鼓室内的韧带和听骨链中的关节等物理特性发生改变，镫骨周围环状韧带的弹性减退，可影响足板的活动，甚至发生固定，而出现传导性听力障碍。

内耳：基底膜可出现增厚、钙化、透明变性；螺旋韧带萎缩；内毛细胞、外毛细胞萎缩，伴支持细胞减少；血管纹萎缩；螺旋神经节细胞退行性变，耳蜗神经纤维变性，数量减少。内耳血管也随年龄的逐渐增高而出现退化、萎缩，如耳蜗内的放射状细动脉、毛细血管等。迷路动脉的硬化，管腔狭窄也与内耳的退行性变有关。

听觉中枢神经系统：在老年性聋中，其听觉传导通路和皮层中的神经核团也可发生神经节细胞萎缩凋亡、数量减少、核固缩等改变，如蜗腹侧核、上橄榄核、外侧丘系、下丘及内侧膝状体等。

综上所述，可见老年性聋的病理变化比较复杂，范围广泛，但每一个体的主要病变部位，一般仅限于 1～2 处，且个体差异较大。在此基础上，Schuknecht 将老年性聋的病理变化分为 4 种不同的类型。

1. 感音性老年性聋

此型以内毛细胞、外毛细胞和与其相联系的神经纤维萎缩、消失为主要特点。病变从底周末端开始，逐渐向顶周缓慢发展。外毛细胞一般首先受损，然后累及内毛细胞。纯音听力图以高频陡降型为特点，早期低频听力正常。Covel 等曾认为毛细胞的这种病变属于耳蜗螺旋神经节细胞萎缩的继发性改变，但随后 Johnsson 等通过大量的病理解剖发现，从儿童时期开始，毛细胞已出现萎缩，随着年龄的增长，萎缩以非常缓慢的速度逐渐发展、加重。亦有学者认为，支持细胞可能是最早发生退行性变的细胞。

2. 神经性老年性聋

耳蜗螺旋神经节和神经纤维的退行性变是本型的主要特征，表现为神经节细胞大小不一、核固缩、偏移，细胞数量减少，伴神经纤维变性，数量减少，但施万细胞正常。病变以底周和顶周较重。Schuknecht 观察到，虽然猫的耳蜗底周螺旋神经节细胞消失多达 80%，但仍可维持正常的听阈；而在人体，如耳蜗某一部位的螺旋神经节细胞有 75% 以上发生退行性变，则其相应频率的听阈可出现变化。临床上表现为在纯音听阈的所有频率均出现提高的基础上，高频听力通常受损较重，言语识别能力明显下降，与纯音听阈变化程度不一致。

3. 血管性老年性聋

在生理状态下血管纹产生能量，以调控内淋巴的电离子浓度，维持正常的蜗内电位，从而保证耳蜗的正常生理功能，故本型又有“代谢性老年性聋”之称。本型以耳蜗血管纹萎缩为病变特点，病损常波及到包括从顶周到底周的全部血管纹，所以患者的听力曲线多呈平坦型，言语识别率可正常。

4. 耳蜗传导性老年性聋

又称机械性老年性聋。在本型，耳蜗及听神经均无明显病变，但基底膜因增厚、透明变性、弹性纤维减少等而变得僵硬，特别是在底周末端基底膜最狭窄处尤为明显。Schuknecht 认为，这是一种以基底膜弹性减退为特征的机械性聋或耳蜗传导性聋。纯音听力图表现为以高频听力下降为主的缓降型听力图。

## 三、症状

1. 听力下降

不明原因的双侧感音神经性聋，起病隐匿，进行性加重，但进展速度通常较缓慢。一般双耳同时受累，也可两耳先后起病，或一侧较重。听力损失大多以高频听力下降为主，言语识别能力明显降低。在部分患者，言语识别能力可较纯音听力下降更为严重，并且往往是引起患者或家属注意的第 1 个症状。开始时该症状仅出现于特殊的环境中，如当许多人同时谈话，或参加大型的会议时，老年人常感听话困难。以高频听力下降为主者，患者常对如鸟鸣、电话铃声、门铃声等高频声响极不敏感。病情逐渐发展后，患者对一般的交谈亦感困难。言语识别能力的降低与纯音听力下降程度不相称的原因可有以下 2 种。

（1）听觉通路中神经元的退变。

（2）高频听力下降明显，而中频、低频听力尚可。

2. 耳鸣

多数患者均有一定程度的耳鸣，开始为间歇性，仅于夜深人静时出现，以后逐渐加重，可持续多日。耳鸣多为高调性如蝉鸣声、哨声、汽笛声等，有些为数种声音的混合；有些患者诉搏动性耳鸣，可能与并发的高血压、动脉硬化有关。

3. 眩晕

不是老年性聋的症状，但老年性聋患者可有眩晕，可能与前庭系老化或椎基底动脉的老年性病变有关。

4. 其他

疾病晚期，由于听力下降，社交能力差，精神状态受到不同程度的影响，甚至出现孤独、压抑、反应迟钝等精神变化。

## 四、检查

1. 鼓膜

无特征性改变。一般老年人鼓膜浑浊较多，有时在靠近鼓环处可见白色半环形条带，其他如钙斑、萎缩性瘢痕、鼓膜内陷等也可见。

2. 纯音听力曲线

有不同类型，如陡降型、缓降型、平坦型、盆型、马鞍型及轻度上升型等，其中以前 3 种类型最为常见。一般男性缓降型较多，女性平坦型较多。

除感音神经性聋以外，由于鼓膜、听骨链随年龄老化而发生僵硬，故老年性聋中也可并发传导性听力下降而呈现混合性聋，但仍以感音神经性聋为主。

3. 阈上功能试验

（1）重振试验：耳蜗病变时重振试验阳性，如耳蜗病变和蜗后病变并存，阳性的机会也较多；或仅有轻度的重振或部分重振现象。

（2）短增量敏感指数（SISI）：正常或轻度增高。

4. 言语试验

言语识别能力降低者多，与纯音听力下降的程度常不一致，有些病例的纯音听力图仅示轻度、中度损害，而其言语识别能力却明显下降；相反，有些言语识别能力轻度降低，纯音听力却明显下降。

噪声干扰下的言语、滤波言语、竞争语句、交错扬扬格词、凑合语句等敏化言语（或称畸变言语）试验可出现识别力降低。

## 五、诊断

60 岁以上老年人出现的双耳渐进性感音神经性聋，在排除其他病因以后，即可诊断为老年性聋。然而，老年性聋的发病年龄并不固定，有 70 岁以上的老年人两耳听力仍相当敏锐，也有少数人仅 40 余岁，即出现听系统老化现象。诊断中可结合全身其他器官衰老情况综合分析，并仔细排除药物中毒性聋、噪声性声损伤、梅尼埃病、耳硬化症、鼓室硬化、中耳粘连、听神经瘤、高脂血症、糖尿病以及自身免疫性感音神经性聋、遗传性进行性感音性聋等，方可作出诊断。

## 六、治疗

由于衰老是一种自然规律。目前尚无方法加以逆转，故性激素，维生素（A、B、E 等）和微量元素以及血管扩张剂等对本病均无确切的治疗效果。

建议早期佩戴适当的助听器。目前认为，老年人的言语识别能力差可能与中枢听系功能障碍以及患者的认知能力下降有关，故早期佩戴助听器可尽早保护患者中枢神经系统的言语识别功能。此外，应告知患者家属，与患者交谈时避免向患者大声喊叫，言语应尽量缓慢而清晰，必要时可借助面部表情或手势，以帮助患者了解语意。

## 七、预防

预防衰老始终是人类的理想，但至今无良方。以下方法或可延缓听系统的衰老过程。

（1）注意饮食卫生，减少脂类食物摄入，戒除烟酒嗜好，降血脂，防治心血管疾病。

（2）避免接触噪声。

（3）避免应用耳毒性药物。

（4）注意劳逸适度，保持心情舒畅。

（5）进行适当的体育活动。

（6）改善脑部及内耳血循环。

（周立辉）

# 第九章

# 鼻腔炎性疾病

## 第一节　急性鼻炎

急性鼻炎是鼻腔黏膜急性病毒感染性炎症，多称为"伤风"或"感冒"，但与流行性感冒有别，故又称为普通感冒。常延及鼻旁窦或咽部，传染性强，多发于秋冬季气候变换之际。

### 一、概述

1. 致病原因

此病多先为病毒所致，后继发细菌感染，也有研究认为少数病例由支原体引起。鼻病毒在秋季和春季最为流行，而冠状病毒常见于冬季。至于继发感染的细菌，常见溶血性或非溶血性链球菌、肺炎双球菌、葡萄球菌、流感嗜血杆菌及莫拉菌。这些细菌常寄生于人体的鼻腔或鼻咽部，病毒感染后，机体局部防御力减弱，同时全身抵抗力减退，使这些细菌易侵入黏膜而引起病变。

2. 常见诱因

（1）身体过劳，烟酒过度以及营养不良或患有全身疾病，常致身体抵抗力减弱而患病。

（2）机体受凉后，皮肤及呼吸道黏膜局部缺血，如时间过久，局部抵抗力减弱，病毒、细菌乘机侵入而发病。

（3）鼻部疾病如鼻中隔偏曲、慢性鼻咽炎、慢性鼻窦炎、鼻息肉等，均为急性鼻炎诱因。

（4）腺样体或扁桃体炎者，易患本病。

另外，鼻部因职业关系常受刺激，如磨粉、制皮、烟厂工人易患此病；受化学药品如碘、溴、氯、氨等刺激；或在战争时遭受过毒气袭击，也可发生类似急性鼻炎的症状。一次感冒之后，有短暂免疫期，一般仅1个月左右，故易得病者，常在1年之中有数次感冒。

### 二、临床表现

本病为一种单纯炎症变化，当病变开始时，因黏膜血管痉挛，局部缺血，腺体分泌减少；继而发生反射性神经兴奋作用，很快使黏膜中血管和淋巴管扩张，腺体及杯状细胞扩大，黏膜水肿，分泌物增多而稀薄似水，黏膜中有单核细胞及多形核白细胞浸润。此后，白细胞浸润加重，大量渗出于黏膜表面，上皮细胞和纤毛坏死脱落，鼻分泌物渐成黏液脓性或脓性。若无并发症，炎症逐渐恢复，水肿消除，血管不再扩张，表皮细胞增殖，在 2 周内即恢复至正常状态。

## 三、症状

1. 潜伏期

一般于感染后 1~3 天有鼻腔内不适感、全身不适及食欲减退等。

2. 初期

开始有鼻内和鼻咽部瘙痒及干燥感，频发喷嚏，并有畏寒、头胀、食欲减退和全身乏力等。鼻腔检查可见黏膜潮红，但较干燥。

3. 中期

出现鼻塞，流出多量水样鼻涕，常伴有咽部疼痛，发热，热度因人而异，体温一般在 37~38 ℃，小儿多有高热，体温达 39 ℃以上。同时头重头痛，头皮部有痛觉过敏及四肢酸软等。此期持续 1~2 天。鼻腔检查可见黏膜高度红肿，鼻腔分泌物较多，为黏脓性。

4. 晚期

鼻塞更重，甚至完全用口呼吸，鼻涕变为黏液脓性或脓性。如鼻旁窦受累，则头痛剧烈，鼻涕量亦多。若侵及咽鼓管，则有耳鸣及听力减退等症状。炎症常易向下蔓延，致咽喉疼痛及咳嗽。鼻腔检查可见下鼻甲红肿如前，但鼻道内有多量脓涕。此期持续 3~5 天，若无并发症，鼻塞减退，鼻涕减少，逐渐恢复正常。但一般易并发鼻窦炎及咽、喉及气管等部位化脓性炎症，使流脓涕、咳嗽及咳痰等拖延日久。

5. 免疫期

一般在炎症消退后可有 1 个月左右的免疫期，之后免疫力迅速消失。

## 四、诊断

根据患者病史及鼻部检查，不难确定诊断，但应注意是否为其他传染病的前驱症状。此病应与急性鼻窦炎、鼻部白喉及变态反应性鼻炎相鉴别。

1. 急性鼻窦炎

多位于一侧，白细胞增多，局部疼痛和压痛，前鼻孔镜检查有典型发现。

2. 变态反应性鼻炎

有变态反应发作史，无发热，鼻黏膜肿胀苍白，分泌物呈清水样，其中嗜酸性粒细胞增多。

3. 鼻白喉

有类似症状，但鼻腔内常流血液，且有假膜形成，不难鉴别。

## 五、治疗

以支持和对症治疗为主，同时注意预防并发症。

### （一）全身治疗

（1）休息、保暖，发热患者需卧床休息，进高热量的饮食，多饮水，使大小便通畅，以排出毒素。

（2）发汗疗法。①生姜、红糖、葱白煎汤热服。②解热镇痛药：复方阿司匹林 1 ~ 2 片，每日 3 次，阿司匹林 0.3 ~ 0.5 g，每日 3 次或克感敏 1 ~ 2 片，每日 3 次等。

（3）中西合成药：板蓝根冲剂、吗啉胍等。

（4）并发细菌感染或有并发症可疑时，应用磺胺类及抗生素。

## （二）局部治疗

（1）对鼻塞者可用 1% 麻黄碱液滴鼻或喷雾，使黏膜消肿，以利引流。儿童用药需使用低浓度（0.5%）。

（2）针刺迎香、上星、神庭、合谷穴。

（3）急性鼻炎中期，应提倡正确的擤鼻法，切忌用力擤鼻，否则可引起中耳炎或鼻窦炎。

# 六、预防

患急性鼻炎后，可以产生短期免疫力，1 个月左右后可以再发病，应特别注意预防。预防原则为增强抵抗力、避免传染和加强治疗等 3 方面。

1. 增强机体抵抗力

经常锻炼身体，注意劳逸结合与调节饮食，节制烟酒。由于致病病毒种类繁多，而且相互间无交叉免疫，故目前尚无理想的疫苗用于接种。在小儿要供以足够的维生素 A、维生素 C 等。在流行期间，可注射丙种球蛋白或胎盘球蛋白或流感疫苗，有增强抵抗力及一定的预防感冒之效。

2. 避免传染

患者要卧床休息，可以减少互相传染。应养成打喷嚏及咳嗽时用手帕盖住口鼻的习惯。患者外出时要戴口罩，尽量不去公共场所。流行期间公共场所要适当消毒等。

3. 加强治疗

积极治疗上呼吸道疾病，如鼻中隔偏曲、慢性鼻窦炎等。

（石　彬）

# 第二节　慢性鼻炎

慢性鼻炎是鼻黏膜和黏膜下层的慢性炎症。临床以黏膜肿胀、分泌物增多、无明确致病微生物感染、病程持续 4 周以上或反复发作为特征，是耳鼻咽喉科的常见病、多发病，也可为全身疾病的局部表现。慢性炎症反应是体液和细胞介导的免疫机制的表达，依其病理和功能紊乱程度，可分为慢性单纯性鼻炎和慢性肥厚性鼻炎，二者病因相同，且后者多由前者发展而来，病理组织学上没有绝对的界限，常有过渡型存在。

# 一、概述

## （一）病因

慢性鼻炎病因不明，常与下列因素有关。

1. 全身因素

（1）慢性鼻炎常为一些全身疾病的局部表现，如贫血，结核，糖尿病，风湿病以及慢性心、肝、肾疾病等，均可引起鼻黏膜长期瘀血或反射性充血。

（2）营养不良：维生素 A、维生素 C 缺乏，烟酒过度等，可使鼻黏膜血管舒缩功能发生障碍或黏膜肥厚，腺体萎缩。

（3）内分泌失调：如甲状腺功能低下可引起鼻黏膜黏液性水肿；月经前期和妊娠期鼻黏膜可发生充血、肿胀，少数可引起鼻黏膜肥厚。同等的条件下，青年女性慢性鼻炎的发病率高于男性，考虑可能与机体内性激素水平尤其是雌激素水平增高有关。

2. 局部因素

（1）急性鼻炎的反复发作或治疗不彻底，演变为慢性鼻炎。

（2）鼻腔或鼻旁窦慢性炎症可使鼻黏膜长期受到脓性分泌物的刺激，促使慢性鼻炎发生。

（3）慢性扁桃体炎及增殖体肥大，邻近感染病灶的影响。

（4）鼻中隔偏曲或棘突时，鼻腔狭窄妨碍鼻腔通气引流，以致易反复发生炎症。

（5）局部应用药物，如长期滴用血管收缩剂，引起黏膜舒缩功能障碍，血管扩张，黏膜肿胀。丁卡因、利多卡因等局部麻醉药，可损害鼻黏膜纤毛的传输功能。

3. 职业及环境因素

由于职业或生活环境中长期接触各种粉尘如煤、岩石、水泥、面粉、石灰等，各种化学物质及刺激性气体如二氧化硫、甲醛及酒精等，均可引起慢性鼻炎。环境温度和湿度的急剧变化也可导致本病。

4. 其他

（1）免疫功能异常：慢性鼻炎患者存在局部免疫功能异常，鼻塞可妨碍局部抗体的产生，从而减弱上呼吸道抗感染的能力。此外，全身免疫功能低下，鼻炎容易反复发作。

（2）不良习惯：烟酒嗜好容易损伤黏膜的纤毛功能。

（3）过敏因素：与儿童慢性鼻炎关系密切，随年龄增长，过敏因素对慢性鼻炎的影响逐渐降低。

## （二）病理

慢性单纯性鼻炎鼻黏膜深层动脉和静脉，特别是下鼻甲的海绵状血窦呈慢性扩张，通透性增加，血管和腺体周围有以淋巴细胞和浆细胞为主的炎症细胞浸润，黏液腺功能活跃，分泌增加。而慢性肥厚性鼻炎，早期表现为黏膜固有层动脉、静脉扩张，静脉和淋巴管周围淋巴细胞和浆细胞浸润；静脉和淋巴管回流障碍，静脉通透性增加，黏膜固有层水肿；晚期发展为黏膜、黏膜下层，甚至骨膜和骨的局限性或弥漫性纤维组织增生、肥厚，下鼻甲最明显，其前端、后端和下缘可呈结节状、桑葚状或分叶状肥厚，或发生息肉样变，中鼻甲前端和鼻中隔黏膜也可发生。

鼻黏膜的肿胀程度和黏液分泌受自主神经的影响，交感神经系统通过调节容量血管的阻力而调节鼻黏膜的血流，副交感神经系统通过调节毛细血管而调节鼻黏膜的血容量。交感神经兴奋时，鼻黏膜血管阻力增加，进入鼻黏膜的血流减少，导致鼻黏膜收缩，鼻腔脉管系统的交感神经兴奋性部分受颈动脉、主动脉化学感受器感受二氧化碳分压的影响。副交感神经兴奋导致毛细血管扩张，鼻黏膜充血、肿胀，翼管神经由源自岩大神经的副交感神经和源自岩深神经的交感神经构成，分布于鼻腔、鼻旁窦的黏膜，支配鼻腔、鼻旁窦黏膜的血液供应，影响鼻黏膜的收缩和舒张。

鼻腔感受鼻腔气流的敏感受体主要位于双侧下鼻甲，这些受体对温度敏感，故临床上有时用薄荷醇治疗鼻塞，这也是下鼻甲切除术后鼻阻力与患者的自觉症状不相符合的原因。此外，下鼻甲前部也是组成鼻瓣区的重要结构，鼻瓣区是鼻腔最狭窄的区域，占鼻阻力的50%，下鼻甲前端的处理对鼻塞的改善具有重要作用。

## 二、临床表现

### 1. 鼻塞

鼻塞是慢性鼻炎的主要症状。单纯性鼻炎引起的鼻塞呈间歇性和交替性，平卧时较重，侧卧时下侧较重。平卧时鼻黏膜肿胀似与颈内静脉压力有关，斜坡位（与水平位成20°时），静脉压几乎等于0，<20°时静脉压相应增加，静脉压增加对健康的鼻黏膜无太大影响，但患有鼻炎者则可引起明显的鼻塞症状。侧卧时下侧鼻腔与同侧邻近的肩臂自主神经系统有反射性联系。安静时鼻塞加重，劳动时减轻，是因为劳动时交感神经兴奋，鼻黏膜收缩所致。此外，慢性鼻炎患者鼻黏膜较正常鼻黏膜敏感，轻微的刺激便可引起明显的反应而出现鼻塞症状。肥厚性鼻炎的主要症状也为鼻塞，但程度较重，呈持续性，轻重不一，单侧阻塞或两侧阻塞均可发生。鼻黏膜肥厚、增生，呈黯红色，表面不平。呈结节状或桑葚样，有时鼻甲骨也肥大、增生，舒缩度较小，故两侧交替性鼻塞并不常见，严重时，患者张口呼吸，严重影响睡眠。

### 2. 嗅觉障碍

慢性鼻炎对嗅觉的影响较小，鼻黏膜肿胀严重阻塞嗅裂或中下鼻甲肿大使鼻腔呼吸气流减少可以引起呼吸性嗅觉减退或缺失；若长期阻塞嗅区，嗅区黏膜挤压致嗅区黏膜上皮退化或并发嗅神经炎时，则成为感觉性嗅觉减退或缺失。

### 3. 鼻涕

单纯性鼻炎鼻涕相对较多，多为黏液性，继发感染时可为黏脓性或脓性。肥厚性鼻炎鼻涕相对较少，为黏液性或黏脓性。

### 4. 头痛

鼻黏膜肿胀堵塞窦口可以引起负压性头痛；鼻黏膜发炎时鼻黏膜的痛阈降低，如挤压鼻黏膜常可引起反射性头痛。此外，若中鼻甲肥大挤压鼻中隔，由于接触处的后方吸气时负压较高，使其黏膜水肿及形成瘀斑，这些局部改变对于敏感的人则可引起血管扩张性头痛。

### 5. 闭塞性鼻音

慢性鼻炎由于鼻黏膜弥漫性肿胀，鼻腔的有效横截面积明显减少，患者发音时呈现闭塞性鼻音。

### 6. 其他

（1）影响鼻旁窦的引流功能，继发鼻窦炎。慢性鼻炎时鼻黏膜弥漫性肿胀，特别是中下鼻甲肥大对鼻旁窦的通气引流功能具有重要影响。中鼻甲是窦口鼻道复合体中重要的组成部分，首先中鼻甲位于鼻腔的正中位、窦口鼻道复合体的前部，像一个天然屏障保护着中鼻道及各个窦口，鼻腔呼吸的气流首先冲击中鼻甲。此外，中鼻甲存在丰富的腺体，是鼻腔分泌型抗体的主要来源，因此中鼻甲病变影响窦口的通气引流，继发鼻窦炎。另外，下鼻甲肥大不仅影响鼻腔的通气，而且可以造成中鼻道的狭窄，影响鼻旁窦的通气引流，继发鼻窦炎。

（2）继发周围炎症。鼻涕流向鼻咽部可继发咽喉炎；若鼻涕从前鼻孔流出，可造成鼻前庭炎；若下鼻甲前端肥大明显可阻塞鼻额管，造成溢泪及泪囊炎；若下鼻甲后端肥大明显，突向鼻咽部影响咽鼓管咽口，可造成中耳炎。

## 三、检查

慢性单纯性鼻炎，双侧下鼻甲肿胀，呈黯红色，表面光滑、湿润，探针触诊下鼻甲黏膜柔软而富有弹性，轻压时有凹陷，探针移去后立即恢复；鼻黏膜对血管收缩剂敏感，滴用后下鼻甲肿胀即消退；鼻底、下鼻道或总鼻道内有黏稠的黏液性鼻涕聚集，总鼻道内常有黏液丝牵挂。而慢性肥厚性鼻炎，鼻黏膜增生、肥厚，呈黯红色和淡紫红色，下鼻甲肿大，阻塞鼻腔，黏膜肥厚，表面不平，呈结节状或桑葚状，触诊有硬实感，不易出现凹陷，或虽有凹陷，但不立即恢复，黏膜对1%麻黄碱棉片收缩反应差。

## 四、诊断与鉴别诊断

依据症状、鼻镜检查及鼻黏膜对麻黄碱等药物的反应，诊断并不困难，但应注意与结构性鼻炎伴慢性鼻炎相鉴别。鼻内镜检查及鼻旁窦CT平扫能全面了解鼻腔鼻旁窦的结构及有无解剖变异和鼻窦炎。全面衡量结构、功能与症状的关系，正确判断病因及病变的部位，治疗才能取得较好的效果。

慢性单纯性鼻炎和慢性肥厚性鼻炎鉴别要点，见表9-1。

表9-1　慢性单纯性鼻炎和慢性肥厚性鼻炎鉴别要点

| 项目 | 慢性单纯性鼻炎 | 慢性肥厚性鼻炎 |
|---|---|---|
| 鼻塞 | 间歇性（冬季、夜间、静坐时明显，夏季、白天、运动时减轻或消失），两侧交替性 | 持续性 |
| 鼻涕 | 略多，黏液性 | 多，黏液性或黏脓性，不易擤出 |
| 味觉减退 | 不明显 | 可有 |
| 闭塞性鼻音 | 无 | 有 |
| 头痛、头昏 | 可有 | 常有 |
| 咽干、耳闭塞感 | 无 | 可有 |
| 前鼻孔镜所见 | 下鼻甲黏膜肿胀，表面光滑，黯红色 | 下鼻甲黏膜肥厚，黯红色，表面光滑或不光滑，或呈结节状、桑葚状或分叶状，鼻甲骨可肥大 |
| 下鼻甲探针触诊 | 柔软，有弹性，轻压时有凹陷，探针移去后立即恢复 | 有硬实感，轻压时无凹陷，或虽有凹陷，但不立即恢复 |
| 对1%～2%麻黄碱的反应 | 黏膜收缩明显，下鼻甲缩小 | 黏膜不收缩或轻微收缩，下鼻甲大小无明显改变 |
| 治疗 | 非手术治疗 | 一般宜手术治疗 |

## 五、治疗

慢性鼻炎的治疗应以根除病因、改善鼻腔通气功能为原则。首先应该积极消除全身与局部可能致病的因素，改善工作、生活环境，矫正鼻腔畸形，避免长期应用血管收缩剂。其次是加强局部治疗，抗感染，消除鼻黏膜肿胀，使鼻腔和鼻旁窦恢复通气及引流，尽量恢复纤毛和浆液黏液腺的功能。慢性鼻炎并发感染的，可用适合的抗生素溶液滴鼻。为了消除鼻黏膜肿胀，使鼻腔及鼻旁窦恢复通气和引流，可用血管收缩剂如麻黄碱滴鼻液滴鼻，但儿童尽量不用，即使应用不宜超过1周，防止多用、滥用血管收缩剂。采取正确的擤鼻涕方法清除鼻腔过多的分泌物，有助于鼻黏膜生理功能的恢复，避免继发中耳炎。慢性单纯性鼻炎的组织病理改变属可逆性，局部治疗应避免损害鼻黏膜的生理功能。肥厚性鼻炎与单纯性鼻炎的治疗一样首先消除或控制其致病因素，然后才考虑局部治疗，但局部治疗的目的随各阶段的病理改变而异，在鼻黏膜肥厚但无明显增生的阶段，宜力求恢复鼻黏膜的正常生理功能，如已有明显增生，则应以减轻鼻部症状和恢复肺功能为主。局部治疗的方法如下。

## （一）局部保守治疗

适用于慢性单纯性鼻炎及慢性肥厚性鼻炎局部应用血管收缩剂尚能缩小者。

### 1. 慢性单纯性鼻炎

以促进局部黏膜恢复为主，可利用0.25%～0.5%普鲁卡因在迎香穴和鼻通穴做封闭治疗，或双侧下鼻甲前端黏膜下注射，给以温和的刺激，改善局部血液循环，每次1～1.5 mL，隔日1次，5次为1疗程。此外，可以配合三磷酸腺苷、复方丹参、消旋山莨菪碱、转移因子、干扰素、皮质类固醇激素等进一步加强局部的防御能力，以利于黏膜的恢复，但应防止视网膜中央动脉栓塞。注意事项：不提倡以乳剂或油剂做下鼻甲注射。下鼻甲注射前应常规做鼻甲黏膜收缩，乳剂或油剂中可加入1∶1的50%葡萄糖注射液稀释，注射过程中应边注边退。避开下鼻甲近内侧面与上面交界处进针。高新生等在表面麻醉下用冻干脾转移因子粉剂1 mL加生理盐水2 mL溶解后于每侧下鼻甲内注射1 mL，每周1次，4次为1疗程，总有效率97.8%。其机制为转移因子是一种新的免疫调节与促进剂，可增强人体的细胞免疫功能，提高人体的防御能力，从而使鼻黏膜逐渐恢复其正常的生理功能。王立平等利用三磷酸腺苷下鼻甲注射治疗慢性单纯性鼻炎280例也取得了93.2%的良好效果。陈仁物等对下鼻甲注射针头进行了改进和临床应用，具有患者痛苦小、药液分布均匀、见效快、明显缩短疗程、提高疗效等优点。其具体方法：将5号球后针头的尖端四面制成筛孔状的一种专用针头，分为Ⅰ、Ⅱ、Ⅲ 3种型号。①Ⅰ号：2个孔，孔距4 mm，适合下鼻甲肥大局限和青年患者。②Ⅱ号：3个孔，孔距5 mm，适合下鼻甲前端肥大者。③Ⅲ号：4个孔，孔距5 mm，适合弥漫性下鼻甲肥大及下鼻甲手术的麻醉。

### 2. 慢性肥厚性鼻炎

以促进黏膜瘢痕化，从而改善鼻塞症状为主，可行下鼻甲硬化剂注射。常用的硬化剂有80%甘油、5%苯酚甘油、5%鱼肝油酸钠、50%葡萄糖注射液、消痔灵、磺胺嘧啶钠等。周全明等报道消痔灵治疗慢性鼻炎300例，治愈291例，有效9例；其方法：消痔灵注射液1 mL加1%利多卡因1 mL混合后行下鼻甲注射，每侧0.5～1 mL，7～10日1次，3次为1疗程，间隔2周后可行下一疗程。刘来生等利用磺胺嘧啶钠下鼻甲注射治疗慢性肥厚性鼻炎也取得了良好的效果，其机制为局部产生化学性反应，引起下鼻甲肥厚的黏膜组织萎缩从而改善鼻塞症状。

近年来，随着激光、微波、电离子治疗仪的普及，用于治疗慢性肥厚性鼻炎的报道愈来愈多，已形成相当成熟的经验。Nd：YAG激光是利用瞬间高热效应使肥厚的黏膜凝固或气化，造成下鼻甲回缩而改善鼻腔通气，不仅可以直接凝固、气化肥厚的黏膜，而且可以插入黏膜下进行照射，效果可靠。但是由于 Nd：YAG 激光水吸收性较低，破坏深度不易控制，而且该激光辐射能 30% ~40% 被反向散射，术中可造成周围正常黏膜较大面积的损伤，此外导光纤维前端易被污染，容易折断在黏膜下，术后反应重。微波不仅可以表面凝固黏膜，而且可以将探头直接插入黏膜下，利用微波的生物热效应而凝固黏膜下组织，具有可保持黏膜的完整性、不影响鼻黏膜的生理功能、恢复快、无痂皮形成等优点，另外无探头折断在黏膜下的风险，是治疗慢性肥厚性鼻炎较为理想的方法。电离子治疗仪利用其良好的切割性可以对重度慢性肥厚性鼻炎的肥厚黏膜进行切割而达到改善鼻腔通气的效果，而且术中不易出血，术后反应也轻；术中利用短火火焰凝固、气化、切割组织，长火火焰凝固止血，但术中应充分收敛鼻黏膜，以防止伤及正常的鼻中隔黏膜。射频利用发射频率 100 ~ 300 kHz、波长 0.3 km 的低频电磁波作用于病变的组织细胞，致组织细胞内外离子和细胞中的极性分子强烈运动而产生特殊的内生热效应，温度可达 65 ~ 80 ℃，使组织蛋白变形、凝固，病变区出现无菌性炎症反应，血管内皮细胞肿胀，血栓形成而阻塞血管，组织血供减少，黏膜逐渐纤维化而萎缩，从而达到治疗增生性病变的目的，并且具有无散射热效应、无火花、不损伤正常组织、深浅容易控制的优点。辛朝风等利用射频治疗慢性肥厚性鼻炎 56 例取得了良好的治疗效果，认为慢性鼻炎的病理基础是鼻甲黏膜下组织增生伴血管扩张，是射频治疗的最好适应证。国外学者认为射频是在黏膜下形成热损伤而不破坏表面黏膜，可以避免术后出血、结痂，出现恶臭味、疼痛、嗅觉减退和鼻腔粘连的缺点，是治疗鼻甲肥大的一种安全而有效的方法。

## （二）手术治疗

鼻腔结构复杂，鼻腔每一结构对鼻腔正常生理功能的维持都具有一定作用。鼻部症状的产生原因是多方面的，或某一结构的形态或结构异常，或几种结构均明显异常，或几种结构轻度异常的协同作用。其中对于多结构的轻度异常和某一结构的形态异常（如下鼻甲过度内展，其本身并不肥大）等情况难以诊断，这种情况常笼统地称为"结构性鼻炎"。临床上也时常遇到有些人鼻腔某些结构明显异常，但却没有自觉症状；相反，无明显结构异常者，有时也会有明显的自觉症状。因此，在慢性鼻炎的手术治疗中，应仔细检查，全面衡量，解除引起症状的病因，方可获得满意的治疗效果。

1. 中鼻甲手术

中鼻甲手术包括传统的常规手术（中鼻甲部分切除术及中鼻甲全切除术）和中鼻甲成形术。传统的中鼻甲切除术虽然能解除鼻塞症状，但中鼻甲功能受损，并失去再次手术的解剖标志，同时常规中鼻甲手术后中鼻甲周围的正常黏膜可以出现代偿性增生，导致症状复发，同时也说明中鼻甲在保持鼻腔的生理功能方面具有重要的作用。目前常用的中鼻甲成形术则在解除症状的同时又避免了传统常规中鼻甲手术所造成的缺陷。

2. 下鼻甲手术

下鼻甲手术包括传统的下鼻甲部分切除术、下鼻甲黏骨膜下切除术、下鼻甲骨折外移术和下鼻甲成形术。最近许多学者对传统的下鼻甲手术进行了改进，并且利用先进的手术器械，对慢性鼻炎的治疗取得了良好的临床效果。下鼻甲黏膜血供丰富，术中极易出血。采用翼腭管注射法可以减少出血，又提高麻醉效果。下鼻甲的大小与鼻腔的阻力关系密切，尤其是下鼻甲的前端，故行下鼻甲手术时应正确估计切除的范围，以获得满意的临床效果。

近年来，国外有学者报道仅做下鼻甲黏骨膜下分离，破坏黏膜下的血管网，肥厚的下鼻甲黏膜呈瘢痕化收缩，而达到改善鼻塞的效果。此方法仅适用于病变程度较轻者。由于引起鼻塞的因素很多，单一手段治疗效果较差，采用阶梯疗法综合治疗方可取得满意的效果，但也不能作为固定模式，可根据具体情况灵活掌握，优先采用操作简便、患者痛苦小、费用低、疗效好的方法。只有这样才能正确地选择合适的术式，从而达到满意的效果，避免多次手术。总之，慢性鼻炎的手术应以解除患者的症状、创伤小、能保持鼻甲的生理功能为目的。此外，由于慢性鼻炎的病因解除后，肥大的下鼻甲可以转归，故尽量减少下鼻甲手术，特别是防止下鼻甲切除过多造成空鼻综合征。

（郭　淼）

# 第三节　萎缩性鼻炎

萎缩性鼻炎是一种发展缓慢的鼻腔慢性炎性疾病，又称臭鼻症、慢性臭性鼻炎、硬化性鼻炎。其主要表现是鼻腔黏膜、骨膜、鼻甲骨（以下鼻甲骨为主）萎缩。鼻腔异常宽大，鼻腔内有大量的黄绿色脓性分泌物积存，形成脓性痂皮，常有臭味，发生恶臭者，称为臭鼻症。患者有明显的嗅觉障碍，鼻腔的萎缩性病变可以发展到鼻咽、口咽、喉腔等处，提示本病可能是全身性疾病的局部表现。

## 一、概述

### （一）病因

萎缩性鼻炎分为原发性萎缩性鼻炎和继发性萎缩性鼻炎2大类。

1. 原发性萎缩性鼻炎

可以发生于幼年，多因全身因素如营养不良、维生素缺乏、内分泌功能紊乱、遗传因素、免疫功能紊乱、细菌感染、神经功能障碍等所致。

2. 继发性萎缩性鼻炎

多由于外界高浓度工业粉尘、有害气体的长期刺激，鼻腔、鼻旁窦慢性脓性分泌物的刺激，或慢性过度增生性炎症的继发病变，鼻部特殊性的感染，鼻中隔的过度偏曲，鼻腔手术时过多损坏鼻腔组织等所致。

本病是一种常见的耳鼻咽喉科疾病，占专科门诊的0.7%～3.99%。我国贵州、云南地区多见，其原因不详，有报道可能与一氧化硫的刺激有关，还有报道可能与从事某些工种的职业有关。有学者曾报道灰尘较多的机械厂的调查发现，鼻炎118人中萎缩性鼻炎35人，占患者总数的30%。国外报道本病女性多于男性，多发病于青年期，健康状况和生活条件差者易患此病。据报道我国两性的发病率无明显差别，以20～30岁为多。在西方，本病发病率已明显降低，但是在许多经济不够发达的国家和地区，发病率仍较高。

### （二）病理

疾病发生的早期，鼻腔黏膜仅呈慢性炎症改变，逐渐发展为萎缩性改变，假复层柱状纤毛上皮转化为无纤毛的复层鳞状上皮，腺体萎缩，分泌减少。由于上皮细胞的纤毛丧失，分泌物停滞于鼻腔，结成脓痂。病变继续发展，黏膜以及骨部的血管因为发生闭塞性动脉内膜炎与海绵状静脉丛炎，血管的平滑肌萎缩，血管壁纤维组织增生肥厚，管腔缩窄或闭塞。血液循环不良，导致腺体和神经发生纤维性改变，黏膜下组织变为结缔组织，最后发生萎缩以及退化现象。骨和骨膜也发生纤维组织增生和骨质吸收，鼻甲缩小，鼻腔极度扩大，但是鼻窦常因为骨壁增殖硬化性改变，反而使窦腔缩小。

## 二、临床表现

1. 鼻及鼻咽干燥感

在吸入冷空气时，症状更加明显，而且还有寒冷感。

2. 鼻塞

与鼻内脓痂堆滞堵塞有关。没有脓痂，则与神经感觉迟钝有关，有空气通过而不能感觉到。

3. 头痛

部位常在前额、颞侧或枕部，或头昏，多因为大量冷空气的刺激反射造成，或者伴发鼻窦炎之故。

4. 鼻内痛或鼻出血

多因鼻黏膜干燥破裂所致。

5. 嗅觉减退或者丧失

因为含气味的气味分子不能到达嗅区或者嗅区黏膜萎缩所致。

6. 呼气恶臭

因为臭鼻克雷伯菌在鼻腔脓痂下繁殖生长，脓痂内的蛋白质腐败分解，而产生恶臭气味。也有学者认为是因为炎症细胞以及腺细胞脂肪发生变性，脂肪转变为脂酸，易于干燥，产生臭味。妇女月经期臭味加重，绝经期则开始好转，但鼻腔黏膜没有好转。

7. 其他

鼻腔黏膜萎缩涉及鼻咽部，可能影响咽鼓管咽口，发生耳鸣和耳聋。涉及咽喉部则发生咽喉部干燥、刺激性咳嗽、声音嘶哑等症状。

## 三、诊断与鉴别诊断

根据患者的症状、体征，结合临床检查所见，主要根据鼻黏膜萎缩、脓痂形成情况以及可能具有的特殊气味等特点，诊断不难。但是应该与鼻部特殊的传染病，例如鼻结核、鼻硬结病，或者与鼻石、晚期梅毒、麻风等病症相鉴别。

少部分萎缩性鼻炎患者具有特殊的鼻部外形，如鼻梁宽而平，鼻尖上方轻度凹陷，鼻前孔扁圆，鼻翼掀起，如果儿童时期发病，可以影响鼻部的发育而成鞍鼻畸形。鼻腔内的检查，可以见到鼻腔宽敞，从鼻前孔可以直接看到鼻咽部。鼻甲缩小，有时下鼻甲几乎看不到或者不能辨认，如果因为慢性化脓性鼻窦炎而引起，则虽然下鼻甲看不到或不能辨认，但是中鼻甲却常常肿胀或肥大，甚至息肉样变。鼻腔黏膜常覆盖一层灰绿色脓痂，可以闻及特殊恶臭。除去脓痂后下面常有少许脓液，黏膜色红或苍白，干燥，或者糜烂，可有渗血。鼻咽部、咽部黏膜或有以上黏膜的改变，或有脓痂附着，严重者喉部也可以有此改变。轻症的萎缩性鼻炎，多只是在下鼻甲和中鼻甲的前端或嗅裂处可以见到少许痂皮，黏膜少许萎缩。

鼻腔的分泌物或者脓痂取出做细菌培养，可以检测到臭鼻克雷伯菌、臭鼻球杆菌、类白喉杆菌或者白喉杆菌。

# 四、治疗

## （一）药物治疗

药物治疗萎缩性鼻炎至今仍无明显进展，有学者对微量元素代谢紊乱是否为萎缩性鼻炎的病因进行了研究。文献报道测定 83 例上颌窦炎的血清铁含量，其中 47 例有萎缩性鼻炎，通过对照治疗，证实缺铁程度与鼻黏膜的萎缩程度成正比，故提出治疗时宜加用含铁制剂。但李忠如等测定患者发样中的铜、锰含量明显低于对照组，而锌、铁含量正常。因此，微量元素是否与萎缩性鼻炎的发病有关尚待探讨。有报道应用羧甲基纤维钠盐软膏治疗萎缩性鼻炎 17 例，获得了一定的效果。因羧甲基纤维钠盐具有生理惰性，对组织无刺激性，亲水，可与多种药物结合并能溶于鼻分泌物中或炎症渗液中，易为鼻黏膜吸收而迅速产生药效。黄维国等报道应用滋鼻丸（生地黄、玄参、麦冬、百合各等份为丸）每次 15 g，每日 2 次口服，同时加用鼻部蒸汽熏蒸，治疗数十例，效果满意。纪宏开等应用鱼腥草制剂滴鼻取得了一定的效果。肖涤余等用活血化瘀片（丹参、川芎、赤芍、红花、鸡血藤、郁金、山楂、黄芪，党参）治疗萎缩性鼻炎也取得了一定的效果。

Sinha 采用胎盘组织液行中鼻甲、下鼻甲注射 60 例，经两年的观察，临床治愈 76.6%，改善 11.6%，无效 11.4%；经组织病理学证实，萎缩的黏膜上皮恢复正常，黏液腺及血管增加，细胞浸润及纤维化减少 43.3%，形态改善 45%，无变化 11.7%。郝雨等报道采用复方丹参注射液 4 mL 行下鼻甲注射，隔日 1 次，10 次为 1 疗程，或用复方丹参注射液迎香穴封闭治疗，疗法同上，同时合并应用小檗碱软膏涂鼻腔，73 例中治愈 40 例，好转 17 例，无效 6 例，总有效率 97%。钟衍深等报道，应用 AIP 下鼻甲封闭治疗萎缩性鼻炎 122 例，常用量 10~20 mg，3 日 1 次，10~20 次为 1 疗程，88.5% 的患者症状改善，经 6~18 个月随访无复发。

## （二）氦氖激光照射治疗

有学者采用氦氖激光鼻腔内照射治疗 87 例萎缩性鼻炎，激光照度 10 mW/cm$^2$，每次照射 3 分钟，8~10 次为 1 疗程，7~8 次后，60% 的患者嗅觉改善，5~6 次后鼻血流图波幅增大，波峰陡峭，流变指数增大，脑血流图检查血流量也明显改善。经治疗后全身情况改善，痂皮消失，鼻黏膜变湿润，59 例嗅觉恢复。其作用机制是小剂量、低能量激光照射具有刺激整个机体及组织再生、抗炎和扩张血管的作用，改善了组织代谢的过程。

## （三）手术治疗

### 1. 鼻腔黏软骨膜下填塞术

Fanous 和 Shehata 应用硅橡胶行鼻腔黏骨膜下填塞术，在上唇龈沟做切口，分别分离鼻底和鼻中隔的黏软骨膜，然后填入硅橡胶模条至鼻底或鼻中隔隆起，使鼻腔缩小，分别治疗 10 例和 30 例萎缩性鼻炎患者，前者 70% 症状明显改善，后者 90% 有效。硅橡胶作为缩窄鼻腔的植入物，优点是性能稳定，具有排水性，光滑软硬适度，容易造型，耐高压，无抗原性，不被组织吸收，不致癌，手术操作简单，疗效较好，根据病情可分别植入鼻中隔、鼻底、下鼻甲等处。部分病例有排斥现象，与填塞太多、张力过大、黏膜破裂有关。

Sinha 应用丙烯酸酯在鼻中隔和鼻底黏骨膜下植入 60 例，切口同 Fanous 和 Shehata 的操作，36例近期愈合，14例好转。经两年的观察，由于植入物的脱出和鼻中隔穿孔，约80%的患者症状复原，20%脱出者症状长期缓解，可能与植入物的稳定性有关，经临床比较效果逊于硅橡胶。

徐鹤荣、韩乃刚、虞竟等分别报道应用同种异体骨或同种异体鼻中隔软骨行鼻腔黏骨膜下填塞治疗萎缩性鼻炎，效果良好，未发现有软骨或骨组织吸收、术腔重新扩大的情况。认为同种异体骨或软骨是比较好的植入材料，但术后必须防止感染，虞竟报道有4例因感染、切口裂开而失败。

Sinha报道应用自体股前皮下脂肪植入鼻腔黏骨膜下4例，2例有效，2例无效，可能与脂肪较易吸收有关。还有报道应用自体髂骨、自体肋软骨、自体鼻中隔软骨等行鼻腔黏骨膜下填塞，效果优于自体脂肪组织填塞，但均需另做切口，增加了损伤及患者的痛苦。

刘永义等采用碳纤维行下鼻甲、鼻中隔面黏骨膜下充填成形术，部分病例同时补以鼻旁软组织瓣或鼻中隔含血管的黏软骨膜瓣，总有效率达90%，鼻黏膜由灰白色变为黯红色，干痂减少或消失，黏膜由干燥变为湿润。此手术方案可使下鼻甲、鼻中隔隆起，缩小鼻腔，并能改善局部血液循环，增加组织营养，促进腺体分泌，可从根本上达到治疗目的。

喻继康报道应用羟基磷灰石微粒人工骨种植治疗萎缩性鼻炎10例，效果满意。羟基磷灰石是骨组织的重要成分，为致密不吸收的圆柱形微粒，其生物相容性良好，无排斥反应，可诱导新骨生成，与骨组织直接形成骨性结合，细胞毒性为0级，溶血指数为1.38%，是一种发展前景较好的填充物。

2. 鼻腔外侧壁内移术

这种手术有一定的疗效，能起到缩窄鼻腔的作用，但组织损伤多，患者反应大，有时内移的外侧壁又有复位。黄选兆为了解决这个问题，采用白合金有机玻璃片为固定物，克服了固定上的缺点，疗效满意，术后经5~15年随访，有效率达88.24%。此手术可使鼻腔外侧壁内移5~8 mm，严重者虽可在鼻腔黏膜下加填塞物，但术前鼻腔宽度>9 mm者，效果较差。上颌窦窦腔小、内壁面积小或缺损者不宜行此手术。术前的上颌窦影像学检查可预知手术效果，而且十分必要。

3. 前鼻孔封闭术（Young手术）

Young采用整形手术封闭一侧或两侧鼻孔，获得了优于鼻腔缩窄术的效果。手术方法为在鼻内孔处做环行切口，在鼻前庭做成皮瓣，然后缝合皮瓣封闭鼻孔，阻断鼻腔的气流。封闭1年以上再打开前鼻孔，可发现鼻腔干净、黏膜正常。封闭两侧前鼻孔时，患者需经口呼吸，有些患者不愿接受。林尚泽、罗耀俊等经过临床手术观察，<3 mm的鼻前孔部分封闭，不仅可以保留患者经鼻呼吸的功能，而且长期效果不亚于全部封闭者，但如前鼻孔保留缝隙>3 mm，则成功率下降。

4. 鼻前庭手术

Ghosh采用鼻前庭手术，将呼吸气流导向鼻中隔，减少气流对鼻甲的直接冲击，有效率达到92%。这种手术一期完成，不需再次手术，患者容易接受。

5. 腮腺导管移植手术

腮腺导管移植手术是将腮腺导管移植于鼻腔或上颌窦内，唾液可使窦腔、鼻腔的萎缩黏膜上皮得以湿润，经过一段时间的随访观察，效果良好。手术方法经过改进，最后将腮腺导管开口处做成方形黏膜瓣，以延长导管长度，在上颌窦的前外壁造口后引入上颌窦腔。此手术方法的缺点是进食时鼻腔流液，且易发生腮腺炎。

6. 中鼻甲游离移植手术

聂瑞增报道治疗鼻炎、鼻窦炎、继发萎缩性鼻炎的患者，对有中鼻甲肥大而下鼻甲萎缩者，将中鼻甲切除，游离移植于纵行切开的下鼻甲内，使下鼻甲体积增大重新隆起，治疗10例患者，经0.5～4年的随访观察，患者症状消失或明显减轻，效果满意。

7. 上颌窦黏膜游离移植术

日本学者石井英男报道对萎缩性鼻炎患者先行唇龈沟切口，将上颌窦前壁凿开，剥离上颌窦黏膜并形成游离块，然后将下鼻甲黏膜上皮刮除，将上颌窦游离黏膜块移植于下鼻甲表面。经过对患者的随访观察，大部分患者症状改善。

8. 带蒂上颌窦骨膜—骨瓣移植术

Rasmy 介绍应用上唇龈沟切口，在上颌窦前壁凿开一适宜的上颌窦前壁骨膜—骨瓣，将带骨膜蒂移植于预制好的鼻腔外侧壁黏膜下术腔。使鼻腔外侧壁隆起，以缩小鼻腔，但在分离鼻腔外侧壁黏膜时，应注意防止黏膜破裂。15例手术后随访，13例鼻腔外侧壁隆起无缩小，2例缩小1/4，干燥黏膜也趋于湿润，并渐恢复为假复层柱状纤毛上皮。

9. 带蒂唇龈沟黏膜瓣下鼻甲成形术

张庆泉报道应用上唇龈沟黏膜瓣下鼻甲成形术治疗萎缩性鼻炎。先在上唇龈沟做带眶下动脉血管蒂的唇龈沟黏膜及黏膜下组织瓣，长2～5 cm，宽1 cm，黏膜瓣的大小要根据鼻腔萎缩的程度来定。因为蒂在上方，所以黏膜瓣为2个断端。内侧端稍短，外侧端稍长，蒂长约2 cm，宽约1 cm，蒂的内侧要紧靠梨状孔，在鼻阈处做成隧道，隧道内侧端在下鼻甲前端，然后在下鼻甲表面做约2 cm的纵行切口，稍做分离，使之成"V"形，将预制好的带蒂黏膜瓣穿经鼻阈处隧道，移植于做好的下鼻甲的"V"形创面上，使下鼻甲前端隆起，鼻腔缩小。这种手术方法不仅缩小了鼻腔，还增加了鼻腔的血液循环，使鼻腔血流明显增加，萎缩黏膜营养增加，明显改善临床症状，报道20例33侧，经过4年的随访观察，痊愈18例，好转2例。从症状消失的时间来看，鼻干、头昏和头痛、咽干等症状术后最先减轻或消失。术后鼻塞暂时加重，约15天后渐有缓解。术后鼻臭即有减轻，但完全消失需1～3个月痂皮消失时。黏膜渐变红润、潮湿，分泌物渐有增多。咽喉部萎缩情况恢复早于鼻腔。嗅觉减退者多数恢复较好，嗅觉丧失者多不能恢复。术前、术后鼻血流图显示在术后短期无变化，6～12个月复查鼻血流好转。术前、术后鼻腔黏膜上皮变化显示，术后1～2年鼻腔黏膜均不同程度恢复为假复层柱状纤毛上皮。

10. 交感神经切断术

切断交感神经纤维或切除神经节以改善鼻腔黏膜血液循环。有人主张切断颈动脉外膜的交感神经纤维，切除蝶腭神经节，也有提倡切除星状交感神经节者。这些手术操作复杂，效果较差，故临床很少采用。

（袁　帅）

# 第四节　干燥性鼻炎

干燥性鼻炎以鼻黏膜干燥，分泌物减少，但无鼻黏膜和鼻甲萎缩为特征的慢性鼻病。有学者认为干燥性鼻炎是萎缩性鼻炎的早期表现，但多数学者认为二者虽临床表现相似，但属不同疾病，干燥性鼻炎多不会发展为萎缩性鼻炎。

# 一、病因

病因不明，可能与全身状况、外界气候、环境状况等有关。

（1）气候干燥、高温或寒冷，温差大的地区，易发生干燥性鼻炎，如我国北方，特别是西北地区，气候十分干燥，风沙和扬尘频繁，人群发病率很高。

（2）工作及生活环境污染严重，如环境空气中含有较多粉尘，长期持续高温环境下工作，好发本病。

（3）全身慢性病患者易患此病，如消化不良、贫血、肾炎、便秘等。维生素缺乏，如维生素 A 缺乏，黏膜上皮发生退行性病变、腺体分泌减少。

（4）维生素 $B_2$ 缺乏可导致上皮细胞新陈代谢障碍，黏膜抵抗力减弱，易诱发本病。

# 二、病理

鼻腔前段黏膜干燥变薄，上皮细胞纤毛脱落消失，甚至退化变性由假复层柱状纤毛上皮变成立方或鳞状上皮。基底膜变厚，含有大量胶质，黏膜固有层内纤维组织增生，并有炎症细胞浸润。腺体及杯状细胞退化萎缩。黏膜表层可有溃疡形成，大小、深度可不一。但鼻腔后部的黏膜及鼻甲不萎缩。

# 三、临床表现

中青年多见，无明显性别差异。

1. 鼻干燥感

为本病主要症状。涕少，黏稠不易排出，形成痂块或血痂。少数患者可出现鼻咽部和咽部干燥感。

2. 鼻出血

由于鼻黏膜干燥，黏膜毛细血管脆裂，极小的损伤也可引起鼻出血，如擤鼻、咳嗽、打喷嚏等。

3. 鼻腔刺痒感

患者常喜揉鼻、挖鼻、擤鼻以去除鼻内的干痂。

# 四、检查

鼻黏膜干燥、充血，呈灰白色或黯红色，失去正常光泽。其上常有干燥、黏稠的分泌物、痂皮或血痂。有时黏膜表面糜烂，出现溃疡，黏膜病变以鼻腔前段最为明显。少数溃疡深，累及软骨，可发生鼻中隔穿孔。

# 五、诊断及鉴别诊断

诊断不难，根据症状和鼻腔检查可明确，但需与萎缩性鼻炎、干燥综合征等鉴别。

（1）萎缩性鼻炎以鼻黏膜及鼻甲的萎缩为病变特征，鼻腔宽大，下鼻甲萎缩。晚期鼻内痂块极多，味臭。嗅觉障碍常见。本病仅为鼻黏膜干燥而无鼻黏膜和鼻甲的萎缩，无嗅觉减退。

（2）干燥综合征除鼻干外，其他有黏膜的地方也会出现干燥感，如眼干、咽干、阴道分泌物减少。同时伴有腮腺肿大、关节肿痛等症状。免疫学检查可确诊。

（3）出现鼻中隔穿孔时，应排除鼻梅毒。鉴别要点：①鼻梅毒患者有梅毒病史或其他梅毒症状；②梅毒侵及骨质，穿孔部位常在鼻中隔骨部，本病鼻中隔穿孔多在软骨部；③梅毒螺旋体血清试验：包括荧光密螺旋体抗体吸收试验、梅毒螺旋体抗体微量血凝试验（MHA-TP）等。试验以梅毒螺旋体表面特异性抗原为抗原，直接测定血清中的抗螺旋体抗体。

## 六、治疗

（1）根据病因彻底改善工作、生活环境，加强防护。

（2）适当补充各种维生素，如维生素 A、维生素 B、维生素 C 等。

（3）鼻腔滴用复方薄荷滴鼻剂、液体石蜡、植物油等。

（4）鼻腔涂抹金霉素或红霉素软膏。

（5）每天用生理盐水进行鼻腔冲洗。

（6）桃金娘油 0.3 g，每天 2 次。稀释黏液，促进分泌刺激黏膜纤毛运动。

**（李　杨）**

# 第五节　职业性鼻炎

职业性鼻炎是指由于接触出现在工作环境中的气传颗粒而导致的鼻炎，可为变态反应或理化刺激引起高敏反应。在特定的工作环境下出现的间断或者持续的鼻部症状（如鼻塞、打喷嚏、流鼻涕、鼻痒）和（或）鼻部气流受限及鼻分泌物增多，脱离工作环境则不会被激发。根据与工作的关系可分为两种：一种是完全由特定的工作环境引起；另一种是既往就有鼻炎，在工作环境下症状加重。职业性鼻炎患者发展为哮喘的比例尚不明确，但出现职业性哮喘的危险性明显增加。

## 一、病因

病因可包括实验室动物（大鼠、小鼠、豚鼠），木屑（特别是硬木，如桃花心木、西部红松），螨虫，乳胶，谷类，以及化学试剂，如无水物、胶水、溶剂等。

## 二、临床表现

1. 病史

病史包括患者有典型的鼻炎症状（如鼻塞、打喷嚏、流鼻涕、鼻痒），与非职业性鼻炎症状类似，IgE 介导的职业性鼻炎患者结膜炎症状更明显。

2. 鼻腔检查

用前鼻镜或者鼻内镜检查鼻黏膜，排除其他类型鼻炎或者加重鼻塞的疾病（如鼻中隔偏曲、鼻息肉）。

3. 鼻塞的评估

用鼻阻力测量、鼻声反射、峰流速仪等客观方法评估鼻塞程度，缺点是个体差异大，不能完全依赖检测数据，但在鼻激发后测量数据更有意义。

4. 鼻腔炎症的检测

鼻分泌物检测炎症细胞和介质，鼻腔盥洗和活检的方法并不实用。

非特异性鼻反射检测：用组胺、乙酰胆碱或者冷空气等进行激发试验来检测。

5. 免疫学检测

IgE 介导的职业性鼻炎，可用皮肤点刺试验和血清特异性 IgE 检测，但其敏感性和特异性比鼻激发试验差，无症状的暴露个体可出现阳性结果，如变应原选择合适，阴性结果可排除职业性鼻炎。

6. 鼻激发试验

目前该方法被认为是诊断职业性鼻炎的金标准。鼻激发试验可在实验室进行，也可在工作环境进行，该方法被欧洲变态反应和临床免疫协会（EAACI）推荐使用，该方法的主要局限性是阳性标准未统一。

## 三、诊断及鉴别诊断

诊断包括评估患者是否有鼻炎症状，及鼻炎症状同工作的关系，需要通过客观方法来证实，因为误诊可能会导致严重的社会和经济问题。诊断步骤包括询问病史、鼻腔检查、免疫学检查和鼻激发试验，另外关于患者是否累及下呼吸道则需要通过调查问卷、峰流速仪、非特异性的气道反应监测来明确。

## 四、治疗

治疗目的：减少鼻部症状对患者生活质量的影响及防止发展为哮喘。

1. 环境干预

减少接触致病试剂是最有效的办法，这往往意味着更换工作从而产生实际的社会经济问题。

2. 药物治疗

与非职业性变应性鼻炎治疗方法相似。

3. 免疫治疗

有报道用啮齿动物蛋白、面粉和乳胶等进行免疫治疗控制职业性鼻炎，但其效果仍需更多的研究资料证实。

4. 预防

一级预防就是控制工作环境，防止暴露于易致敏的试剂环境，这是防止发展成为职业性鼻炎最有效的方法；二级预防是早期发现职业性鼻炎患者，采取有效措施控制鼻炎的持续时间和严重程度；三级预防仅适用于已确诊患者，因为职业性鼻炎是发展成为职业性哮喘的危险因素，故预防职业性鼻炎也就是预防职业性哮喘。

（李春敏）

# 第十章

# 鼻腔囊肿

## 第一节　鼻前庭囊肿

鼻前庭囊肿为发生在鼻前庭底部皮肤下、梨状孔的前外方及上颌骨牙槽突浅面软组织内的囊性肿块，也有称为鼻牙槽突囊肿、鼻底囊肿等。女性多见，好发年龄为 30～50 岁。无左右侧差异，偶有双侧发生。

### 一、病因

1. 腺体潴留学说

鼻腔底黏膜黏液腺的腺管阻塞，致腺体分泌物潴留形成囊肿。

2. 面裂学说

胚胎发育期面部各突起连接处有残留或迷走的上皮组织发展成囊肿，又称面裂囊肿，最具代表性的是鼻前庭囊肿，其他还有球颌突囊肿、鼻腭囊肿、正中囊肿。

### 二、病理

囊肿多呈圆形，大小不一，邻近骨质被压迫吸收形成凹陷。囊肿外壁由含有弹性纤维和网状血管的结缔组织构成，坚韧而有弹性。囊壁内衬为纤毛柱状上皮、立方上皮或扁平上皮，含有丰富的杯状细胞。囊液棕黄色，可为黏液性或浆液性。如发生感染，囊液为脓性，囊壁有炎症细胞浸润。

### 三、临床表现

囊肿生长缓慢，早期常无症状，随囊肿增大出现鼻翼处及鼻孔内隆起，同侧鼻塞，鼻内及上唇发胀，偶见上颌部及额部反射性疼痛。若并发感染，囊肿迅速增大，局部疼痛加重，严重者伴鼻唇部红肿隆起。

### 四、诊断

1. 局部检查

一侧鼻前庭、鼻翼下方、梨状孔外侧部圆形隆起，如囊肿较大，可在上唇和口腔前庭引起隆起，质软，有波动感，一般无触痛。穿刺抽出液体可明确诊断。穿刺抽吸后囊肿缩小，但不久又复隆起。

2. 影像学检查

X线检查或CT平扫显示梨状孔底部低密度圆形、椭圆形阴影，边缘清楚光滑，无上列牙病变。

## 五、鉴别诊断

与牙源性囊肿的鉴别，如表10-1所示。

表10-1　鼻前庭囊肿与牙源性囊肿的鉴别

| 鉴别要点 | 鼻前庭囊肿 | 牙源性囊肿 |
| --- | --- | --- |
| 上列牙病变 | 无 | 缺牙、龋齿或牙根感染 |
| 囊液 | 透明、半透明，黏液或浆液性液体 | 姜黄色，黄褐色，酱黑色 |
| 胆固醇结晶 | 不含 | 含有 |
| 放射学检查 | 梨状孔底部低密度圆形或椭圆形影，边缘光滑，无上列牙病 | 上颌骨牙槽突骨质破坏或囊内含牙，牙根尖部小圆形囊影，周围骨质有吸收 |

## 六、治疗

囊肿较大致鼻面畸形，引起鼻塞，或发生感染者应手术切除。

1. 唇龈沟进路

囊肿隆起部唇龈沟或沟上方横切口，剥离囊肿，以彻底切除囊肿壁为原则。术后鼻腔填塞及鼻唇沟周纱球压迫术腔。

2. 鼻前庭囊肿揭盖术

适用于主要向鼻内生长的囊肿。在前鼻镜或鼻内镜下，切除囊肿顶壁使囊肿开口于鼻腔底。要注意防止开窗口闭合导致复发。

（张　宁）

# 第二节　鼻旁窦囊肿

鼻旁窦囊肿是指原发于鼻旁窦内的囊性肿物，有2种类型。①鼻旁窦黏液囊肿：是鼻旁窦囊肿中最为常见者。多发于筛窦，其次为额窦和蝶窦，上颌窦较少见。本病多见于青年和中年人，多为单侧，囊肿增大时可累及周围结构，包括眼眶和颅底。囊肿继发感染发展成脓囊肿破坏性变大。最常见额窦黏液囊肿扩展到筛窦，或由筛窦扩展到额窦，以致很难判定原发部位。该病发展缓慢，当患者出现眼部症状时方来就诊。②鼻旁窦黏膜囊肿：可发生于任何鼻旁窦，但多发生在上颌窦，以上颌窦底和内壁多见。本病可发生于单侧或双侧，生长极缓慢，长大到一定程度可自然破裂，囊液经窦口自行流出。常无症状，多在鼻旁窦X线或CT检查时发现。

## 一、病因

鼻旁窦黏液囊肿发生为多因素综合所致。各种原因导致的鼻旁窦自然口阻塞，使鼻腔内分泌物不能排出。同时鼻旁窦黏膜的炎性病变，也可因变应性因素所致的黏膜水肿，产生大量的渗出液逐渐充满窦腔进而压迫鼻旁窦骨壁变薄吸收，囊肿向周围扩展产生畸形。目前认为骨壁内破骨细胞被前列腺素等物质激活，同时淋巴细胞产生破骨细胞激活因子（OAF），前列腺素 F 和前列腺素 E 对骨质吸收起很大作用，这也是囊肿破坏周围骨壁的原因。

鼻旁窦黏膜囊肿的病因有 2 种。①黏膜内黏液腺阻塞：腺体内分泌物潴留在黏膜下形成囊肿，又称黏液潴留囊肿，囊壁为黏液腺管上皮，囊液为黏液。②黏膜炎症或变态反应：毛细血管渗出的浆液潴留于黏膜下层结缔组织内逐渐膨大形成囊肿，又称鼻旁窦浆液性囊肿，囊壁为有炎症改变的鼻旁窦黏膜，囊液为半透明的草黄色或姜黄色易凝固液体。

## 二、病理

鼻旁窦黏膜多呈水肿和囊肿性变化，黏膜上皮化生，黏膜下炎症细胞浸润，囊内液体为黏液，呈淡黄色、黄绿色或棕褐色，多含有胆固醇结晶，如有感染为脓性分泌物。

## 三、临床表现

鼻旁窦囊肿生长缓慢，局限在窦内时可无任何不适或仅有头痛。若囊肿增大压迫和破坏鼻旁窦骨壁侵入眶内或颅内则出现相应症状。鼻旁窦骨壁一经破坏后囊肿即发展迅速，若继发感染演变成脓囊肿则症状加重。

1. 眼部症状

囊肿侵犯眶内可致眼球移位，筛窦囊肿眼球向外移位，额窦囊肿眼球向外下方移位，蝶窦囊肿眼球突出，还可出现流泪、复视、头痛、眼痛等。囊肿压迫视神经及眶上裂，可造成第Ⅱ、第Ⅲ、第Ⅳ、第Ⅴ、第Ⅵ脑神经功能障碍，出现视力减退甚至全盲，眼肌麻痹、眼部感觉障碍和疼痛等症状即眶尖综合征。

2. 面部症状

囊肿增大可出现前额眶顶（额窦囊肿）、内眦（筛窦囊肿）或面颊（上颌窦囊肿）等处隆起。表面皮肤正常，可触及乒乓球感或蛋壳感，若骨质吸收消失可触及波动感。

3. 鼻部症状

自发性间歇性鼻溢液，为囊肿自行破溃囊液经鼻旁窦口流出所致。较大的囊肿可出现鼻塞，嗅觉减退。鼻内镜检查：筛窦囊肿使筛泡或中鼻道向下膨隆，额窦囊肿鼻顶下塌，蝶窦囊肿嗅沟饱满，上颌窦囊肿鼻腔外侧壁向内移位，面部膨隆，硬腭下塌，表面黏膜正常。

## 四、诊断

根据病史及临床表现，影像学检查等较容易诊断，在局部膨隆处穿刺有棕色或灰色黏液即可确诊。CT 检查对囊肿的诊断和定位起重要作用，为鼻内镜手术治疗提供参考。影像学检查显示肿物呈圆形，密度均匀，边缘光滑，邻近骨质有压迫吸收现象，有菲薄的骨壳，可显示侵入眶内及颅内情况。应与肿瘤、脑膜脑膨出、垂体瘤、脑膜瘤等鉴别（图 10-1、图 10-2）。

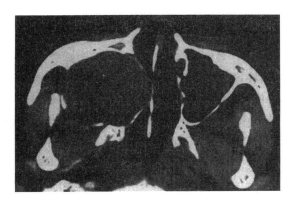

图 10-1　上颌窦囊肿

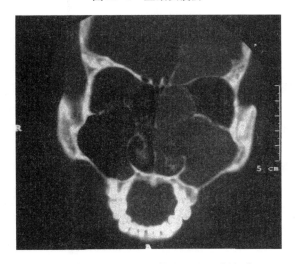

图 10-2　左侧额窦、筛窦、上颌窦囊肿

# 五、治疗

诊断明确后，手术是唯一的治疗方法。无症状的小囊肿可以观察，暂不处理。治疗原则是建立囊肿与鼻腔永久性通路，以利引流，防止复发。手术方法：对较大的额筛囊肿侵入颅内或眶内有分隔者以往采用鼻外进路手术。目前首选鼻内镜鼻内进路手术，保留部分黏液囊肿的囊壁，以免损伤邻近的重要结构，出现严重的并发症。尽可能扩大造瘘口，建立永久通道即可。

大多数并发症如鼻、眼、面和脑部症状，在囊肿手术后便可以逐渐治愈或改善，部分需要配合药物治疗。对脑脊液鼻漏、眶尖综合征需进一步手术治疗。

（游会增）

## 第三节　上颌窦牙源性囊肿

由于上列牙发育障碍或病变形成并突入到上颌窦内的囊肿，称为上颌窦牙源性囊肿。包括含牙囊肿和牙源性角化囊肿（始基囊肿），后者包括根尖周囊肿和残余囊肿 2 种。

## 一、病因

牙源性囊肿包括含牙囊肿与根尖周囊肿。

1. 含牙囊肿

又称滤泡囊肿，与牙齿发育缺陷有关。常发现有未长出的恒齿或额外齿。发生于牙冠或牙根形成之后，环绕未萌出的牙冠且附着于牙颈部的囊肿，可来自一个牙胚（含一个牙），也可来自多个牙胚（含多个牙）。

2. 根尖周囊肿

起因于牙根感染、牙髓坏死而形成的根尖肉芽肿或囊肿，慢性炎症的刺激引起牙周腔上皮增生长入其内形成囊肿。

## 二、病理

1. 含牙囊肿

停留在牙槽骨中的未萌出的牙可刺激造釉细胞增生和分泌，在缩余釉上皮与牙冠面之间出现液体渗出而形成含牙囊肿。囊壁为纤维组织，上皮为扁平或矮立方上皮，囊液为棕黄色液体，含胆固醇结晶及脱落上皮，囊肿缓慢生长，增大的囊肿可压迫骨质吸收变薄。

2. 根尖周囊肿

病牙根尖突入囊肿腔内，囊壁为鳞状上皮，有时为柱状上皮。囊液为黄色浆液性、黏液性液体，含有胆固醇结晶。

## 三、临床表现

牙源性囊肿多发生于青壮年，生长缓慢。初期无自觉症状，当囊肿长大时，骨质逐渐向周围膨胀，则形成面颊部隆起畸形、鼻腔堵塞，上颌窦内巨大的囊肿可使眼球向上移位及视力障碍等。含牙囊肿多发生在下颌骨第 3 磨牙，若发生在上颌骨者多见于单尖牙、前磨牙或切牙。根尖周囊肿较含牙囊肿小，多发生于上颌切牙、尖牙和前磨牙根的唇面，较大的囊肿出现面颊膨隆、麻木、酸胀，囊肿如有感染则出现胀痛发热、全身不适等。

## 四、诊断

可根据病史及临床表现，包括面颊隆起及鼻腔外壁向内推移，囊肿前骨壁较薄，扪诊可有乒乓球感或蛋壳感，口腔检查常发现有缺牙（上列牙数不足）或龋齿、残根或死髓牙。穿刺是一种比较可靠的诊断方法，穿刺液呈黄色，显微镜下可见胆固醇结晶体。含牙囊肿CT 检查表现为单房卵圆形，囊壁薄，周围骨硬化缘光整。囊腔呈均一低密度。囊内有时可包含不同发育阶段的牙，囊腔通常连于牙冠与牙根交界处。根尖周囊肿示病牙根尖部圆形囊影，周围骨质有吸收现象。残余囊肿为致病牙去除后，该部位发生的囊肿，在拔牙后牙槽窝下方颌骨内出现囊状影，边缘有硬化带。

应与鼻肿瘤及鼻旁窦肿瘤、成釉细胞瘤相鉴别。鼻及鼻旁窦 CT 或 MRI 检查可明确肿瘤的病变部位。囊肿穿刺有助于诊断。成釉细胞瘤 CT 表现为囊实混合性或纯囊性病变，囊性部分可为多房或单房膨胀性改变。多房型占 60%，表现为皂泡状或蜂窝状，分房大小不一，其间可见不完整骨性间隔，反映成釉细胞瘤出芽式生长的特性。MRI 表现为囊实性，实性部分呈等 $T_1$、等 $T_2$ 信号，增强扫描可强化。囊内容物呈长 $T_1$、长 $T_2$ 信号。高分辨率螺旋 CT 配合二曲面牙科软件技术可显示病变的形态、周围骨质破坏、牙根吸收及邻近重要结构改变。MRI 对于软组织成分的显示优于 CT，两者联合应用对于提高成釉细胞瘤术前诊断的正确率有重要价值。

## 五、治疗

采用外科手术摘除，如伴有感染先用抗菌药物控制炎症后再行手术治疗。小的囊肿采用唇龈沟进路切除。突入上颌窦较大的囊肿，传统的手术方法采取柯陆式进路，将囊肿全部切除。近年来多采用鼻内镜手术，经下鼻道或中鼻道开窗，将囊肿及病牙切除，同时尽可能保留上颌窦正常黏膜。对于根尖周囊肿，清除囊壁后若病牙尚稳固，有保留的可能，在术后行根尖切除或根管治疗可避免囊肿复发。

（徐　丹）

# 第十一章

# 咽部疾病

## 第一节　咽炎

### 一、急性咽炎

急性咽炎是咽黏膜、黏膜下组织及其淋巴组织的急性炎症，是最常见的上呼吸道感染性疾病，可单发，也可继发于急性鼻炎等呼吸道感染。季节交替，秋冬、冬春及寒冷季节多发。

#### （一）病因

1. 病毒感染

以柯萨奇病毒、腺病毒、副流感病毒为主，鼻病毒及流感病毒次之。病毒可通过飞沫以及密切接触传播。

2. 细菌感染

以链球菌、葡萄球菌及肺炎双球菌为主，其中 A 组乙型溶血性链球菌引发的感染症状较重。

3. 物理化学因素

高温、粉尘、刺激性气体等均可诱发急性咽炎。

各种因素间可相互协同，共同作用诱发疾病。另外，烟、酒过度，着凉，疲劳等因素也是发病的重要诱因。此外某些经呼吸道传播的传染性疾病，如麻疹、猩红热、流感、严重急性呼吸道综合征（SARS）等的前驱症状也可表现为急性咽炎的症状。

#### （二）病理

为咽部黏膜的急性炎症改变，表现为咽黏膜充血，黏膜及黏膜下水肿，血管扩张，各种炎症细胞浸润，腺体分泌亢进，黏膜下淋巴组织、淋巴滤泡的肿大；若为急性化脓性炎症，其病理除以上描述外，还可见大量的白细胞浸润，黏膜表现可有渗出物形成等。

#### （三）临床表现

多为急性发病，发病初期咽干、咽痒，继而咽痛，多为烧灼感，疼痛的程度可有较大的差别，吞咽时疼痛加重，影响进食，疼痛还可向耳部放散，常因炎症波及喉部而引起急性喉炎，出现声嘶。全身症状一般较轻，多表现为低热、乏力、头痛、食欲差等，少数重症多见于幼儿或老年患者，可出现较重的全身症状，如寒战、高热、恶心、呕吐、全身不适等。

局部查体多可见咽部黏膜的急性弥漫性充血、肿胀，咽侧索受累时可见肿胀。咽后壁淋巴滤泡可见充血、肿胀，严重时可出现黄白色点状渗出物。悬雍垂及软腭可见水肿，内镜下检查鼻咽部及喉咽部也可呈充血、水肿等表现，部分病例可出现颌下淋巴结肿大。

### （四）并发症

急性咽炎随着炎症波散可引发邻近器官的炎症，如急性鼻炎、鼻旁窦炎、急性中耳炎、急性喉炎、气管炎。尤其是老人及婴幼儿，甚至可引起下呼吸道的急性炎症性疾病，如急性气管、支气管炎、肺炎等。

### （五）诊断

急性咽炎属常见病，根据病史、症状及体征，包括实验室检查，如血细胞分析、咽部分泌物细菌培养等，可以做出诊断。需注意某些急性传染病，尤其是经呼吸道传播的疾病，如麻疹、猩红热、流感等，其前期症状可以是急性咽炎的表现，随病情的进展逐渐出现其他症状与体征。疑似该类疾病，需观察病情的发展，完善各项相应的辅助检查，以免误诊或漏诊。诊断过程中，还需注意有无出现相关并发症，予以及时、全面诊断。

### （六）治疗

急性咽炎患者病情可轻重不一，大多数患者经基层医疗机构的治疗均可治愈，个别重证患者，需转诊到上一级医院诊治。

1. 无全身症状或症状较轻

以局部治疗为主，包括咽部清洁、漱口，漱口时可使用医用漱口液或多饮水，配合各种含片（儿童慎用）。口腔清洁对治疗也很重要，有助于治疗。针对病因全身可使用抗病毒药物及（或）抗生素药物。

2. 全身症状较重

尤其是婴幼儿或老年患者，如伴有高热等其他全身症状，需根据病情调整治疗方案，避免严重并发症的发生。

3. 发病期

注意休息，多饮水，清淡饮食，可辅助中医中药治疗。

4. 全身并发症

需及时与其他相关科室协同治疗。

## 二、慢性咽炎

慢性咽炎是咽部黏膜、黏膜下及淋巴组织的慢性炎症，是上呼吸道慢性炎症的一部分，发病率极高，病程长，个别病例症状顽固，临床表现多种多样，缓解症状是治疗的主要目的。

### （一）病因

病因包括局部因素及全身因素，在发病中均有重要的作用。根据病理可分为慢性单纯性咽炎、慢性肥厚性咽炎及萎缩性咽炎。

1. 局部因素

（1）急性咽炎的反复发作，逐渐转变为慢性炎症。

（2）邻近器官急性、慢性炎症的刺激，如急性、慢性扁桃体炎，急慢性鼻炎、鼻旁窦炎以及口腔的慢性炎症性疾病，对慢性咽炎的发病都有一定的作用。

（3）长期的开口呼吸，多见于成人及儿童的鼾症患者，咽部黏膜的过度干燥可导致慢性咽炎。

（4）胃食管反流，反流液的反复刺激可形成慢性咽炎。

2. 全身因素

全身多种疾病，如贫血、慢性心功能不全、慢性呼吸道炎症、内分泌紊乱、肝肾功能不全均可引起慢性咽炎。随着过敏性疾病发病率的增高，过敏因素在慢性咽炎的发病中也有一定的作用。

3. 环境与职业因素

长期大量烟、酒刺激，环境污染，长期接触刺激性气体、粉尘等均可引发发病。某些职业用声过度，如教师、演员，过度用声不仅影响喉部疾病的发生，对咽部疾病的形成也有一定的影响。

## （二）病理

1. 慢性单纯性咽炎

病理改变较轻，多表现为咽部黏膜的慢性充血，黏膜下结缔组织及淋巴组织轻度增生，以淋巴细胞为主的炎症细胞浸润，腺体分泌功能亢进等。

2. 慢性肥厚性咽炎

病理改变以局部组织增生为主，表现为黏膜慢性充血，黏膜、黏膜下结缔组织及淋巴组织增生，形成咽后壁淋巴滤泡增生，咽侧索肥厚等。

3. 萎缩性咽炎

主要病理改变是黏膜萎缩变薄，黏膜表面可有干痂附着，黏膜下层组织萎缩变薄，腺体萎缩，分泌功能下降，多继发或伴有萎缩性鼻炎。

## （三）临床表现

1. 症状

为慢性炎症，多无明显的全身症状，而局部表现"丰富多彩"，可表现为咽部的异物感、烧灼感、刺痛、干燥，多痰，刺激性咳嗽等。可形成习惯性排痰动作，但多无分泌物咳出，咽反射较敏感可出现恶心、呕吐等症状，严重病例无法刷牙，更无法配合咽部的临床检查。若伴全身疾患可出现相关疾病的症状。同时症状轻重与患者对本病的关注程度也有很大关系。

2. 体征

慢性单纯性咽炎，咽部黏膜呈慢性充血状态，咽后壁淋巴滤泡可有轻度增生，咽腔的分泌物增多，咽反射较为敏感；慢性肥厚性咽炎病史较长，黏膜除慢性充血状态以外，可表现为局部组织增生，包括咽后壁淋巴滤泡的增生，咽侧索的肥厚，舌根淋巴组织的增生等，咽腔的分泌物也较多；而萎缩性咽炎多可见咽部黏膜的萎缩、黯淡、干燥，表面有黏稠分泌物的附着等改变，鼻腔检查多伴有类似的黏膜改变。

## （四）诊断

慢性咽炎结合病史及体征较易诊断，但首先需排除是否有咽部及全身其他系统的相关疾病，需全面了解病史，完整诊断疾病，避免只考虑局部疾病的片面思维方式。要完善鼻、咽、喉、口腔、气管、颈段食管、甲状腺及颈部多部位的检查，排除相应的器质性病变，尤其是占位性病变，方可诊断慢性咽炎。另外还需要注意患者的情绪及心理状况，是否处于更年期，是否合并有心理疾患等，这对诊断及治疗慢性咽炎有非常重要的意义。反对"先入为主"的诊断思路，减少误诊、漏诊的发生。间接喉镜检查非常重要，纤维或电子鼻咽喉镜为临床查体提供了更清晰、直观的"信息"，在慢性咽炎的诊断中占有重要的地位。

### （五）治疗

1. 病因治疗

积极治疗相关疾病，如鼻炎、鼻旁窦炎、扁桃体炎、气管炎、支气管炎、胃咽反流、阻塞性睡眠呼吸暂停低通气综合征等多种邻近器官疾病。改变不良的生活习惯，如戒烟、戒酒、规律生活、合理有氧运动，注意保持口腔卫生等，同时保持良好的生活空间，如室内空气清新，工作环境的职业防护等，部分患者需进行心理治疗，更年期可行内分泌的相关治疗。

2. 局部治疗

多为局部清洁，对症治疗，如加强口腔及咽腔的清洁，可使用多种含片、漱口液等。对于慢性肥厚性咽炎，如咽后壁淋巴滤泡明显增生，可使用等离子、射频、激光等有创治疗，但治疗过程中需注意咽部黏膜保护，以免影响咽部黏膜正常的生理功能。对于萎缩性咽炎治疗多为对症处理，局部咽后壁可涂抹2%碘甘油，促进腺体分泌，同时口服多种维生素，以促进、改善咽部黏膜的功能，减轻临床症状。

（王丹妮）

# 第二节　扁桃体炎

## 一、急性扁桃体炎

急性扁桃体炎是指腭扁桃体的急性非特异性炎症性疾病。发病率高，属常见病及多发病，儿童与青少年多发，常继发于上呼吸道感染，季节交替、气温变化较大时容易发病，多伴有咽部黏膜及淋巴组织的急性炎症。

### （一）病因

1. 病原体

乙型溶血性链球菌是主要的致病菌，非溶血性链球菌、葡萄球菌、肺炎双球菌、流感嗜血杆菌等也可引起发病。此外病毒，如腺病毒、鼻病毒或麻疹病毒也是常见的病原体，也可以是细菌与病毒的混合感染。急性扁桃体炎病原体可通过飞沫或直接接触传染，多为散发。

2. 解剖因素

腭扁桃体的黏膜上皮向扁桃体实质陷入形成深浅不一的小隐窝。正常情况下，病原体可滞留于扁桃体隐窝，当机体抵抗力下降时，病原体可大量繁殖，并作用于黏膜上皮，甚至波及扁桃体实质而引发疾病。与腭扁桃体相邻的解剖结构如鼻腔、鼻旁窦、鼻咽、喉，也易于形成急性炎症性疾病而引起急性扁桃体炎。

3. 诱因

气温的大幅度变化、有害气体的刺激、劳累、着凉、烟酒过度、机体的抵抗力下降、全身状况不佳等均在发病中起到一定的作用。

## （二）病理

病理学将急性扁桃体炎分为3型，各型的病理学改变分述如下。

1. 急性卡他性扁桃体炎

该型多由病毒感染引起，炎症多局限于黏膜表面，病变轻。扁桃体黏膜表面充血，无明显的渗出物，而扁桃体的实质多无明显的炎症波及。

2. 急性滤泡性扁桃体炎

该型炎症侵及扁桃体实质内的淋巴滤泡，引起扁桃体的充血、肿胀，甚至化脓性炎症。在隐窝口之间的黏膜下，可见有黄白色斑点形成。

3. 急性隐窝性扁桃体炎

病变的中心集中于隐窝，隐窝内有渗出物形成，其中包括脱落上皮、纤维蛋白、脓细胞、细菌等经隐窝口排出，在扁桃体表面形成假膜，假膜可拭去，扁桃体本身因局部的炎症表现为充血、肿大。

后两者为急性化脓性炎症，随着炎症进一步播散，如侵及扁桃体周围间隙，可在此间隙形成扁桃体周围脓肿。

## （三）临床表现

临床多将急性扁桃体炎分为急性卡他性扁桃体炎与急性化脓性扁桃体炎，其中后者包括了病理分型的后两型。急性扁桃体炎的临床表现相似，但病情程度有较明显的差异，前者轻，后者重，与病理改变相一致。

1. 症状

包括局部症状与全身症状。局部症状以咽痛为主，多为剧烈的咽痛，吞咽时加重，影响进食，甚至影响口腔分泌物的吞咽，肿大的扁桃体可影响呼吸，儿童可出现睡眠打鼾或原有鼾声加重等气道不畅的相应症状，可伴有颌下区淋巴结肿大。全身症状轻重不一，急性化脓性扁桃体的全身症状重，急性卡他性扁桃体炎的全身症状轻。儿童及老人的全身症状较成年人的症状重，可表现为畏寒、高热、头痛、食欲缺乏、乏力，小儿患者可因发热引起高热惊厥等症状，老年人局部炎症可诱发气管炎、支气管炎，甚至肺炎，出现咳嗽、咳痰等症状。

2. 体征

多因发热，患者呈急性病容，体温升高，出现相应的体征。咽部检查可见咽部的黏膜呈急性充血状态，和（或）合并黏膜水肿，扁桃体可有不同程度的充血、肿大，化脓性扁桃体炎在其表面可形成脓点、假膜，但假膜不超过扁桃体的表面，可拭去。双侧颈部 I ~ II 区淋巴结，尤其是颌下淋巴结肿大并有触痛，个别病例因炎症波及扁桃体周围间隙，出现张口受限，前腭弓或后腭弓黏膜充血、肿胀等体征，可出现颈部触痛、颈部活动受限等颈深部间隙感染的体征。

3. 辅助检查

血细胞分析多可见白细胞增多、中性粒细胞升高，咽拭子涂片和药敏检查，多为链球菌、葡萄球菌、肺炎双球菌感染，青霉素、头孢类抗生素为敏感药物。

## （四）诊断及鉴别诊断

依据典型的临床表现、体征和基本实验室检查，一般容易诊断，但需与咽白喉、猩红热、樊尚咽峡炎，及某些血液系统疾病引起的咽峡炎等疾病相鉴别。

**1. 咽白喉**

从流行病学角度而言，白喉在临床已罕见，多见于小儿患者，临床表现咽痛较轻，咽白喉时扁桃体表面的假膜常超出扁桃体的范围，达前腭弓、后腭弓，甚至软腭等，假膜不易拭出，强行剥除深层组织易出血。颈部淋巴结明显肿大，全身中毒症状明显。咽部分泌物涂片提示白喉杆菌。

**2. 猩红热**

多为流行性发作，发病急、发热、咽痛及全身弥漫性红疹为其主要的临床特征。咽部检查扁桃体表面有假膜，假膜深层一般无出血，咽部黏膜可见有小的红点，可见杨梅舌或草莓舌。全身症状重，可出现全身淋巴结肿大及相关系统疾病。实验室检查咽拭子检查提示为 A 组 β 型溶血性链球菌感染。

**3. 樊尚咽峡炎**

多为单侧发病，一侧扁桃体表面有假膜形成，可有溃疡形成，可伴有患侧颈部淋巴结的肿大，全身症状轻，咽拭子涂片可见有梭形杆菌及樊尚螺旋菌。

**4. 单核细胞增多性咽峡炎**

为 EB 病毒感染所致，多见于儿童，起病急，全身症状重，可有高热、头痛、皮疹、肝脾肿大，淋巴结肿大，血细胞分析可见异常淋巴细胞，单核细胞增多，EB 病毒血清抗体多呈阳性。

**5. 粒细胞缺乏症**

咽痛的程度轻重不一，局部可见有坏死性溃疡，被覆棕褐色的假膜，颈部及全身淋巴结多无肿大，但全身中毒症状重，咽拭子检查多为正常菌群，但血细胞分析可见白细胞显著减少，粒细胞明显减少或消失。

**6. 白血病性咽峡炎**

局部体征无特异性，全身淋巴结肿大，急性期体温升高，可有全身出血倾向，血细胞分析及骨髓穿刺提示白细胞增多，以原始细胞及幼稚白细胞为主。

## （五）并发症

**1. 局部并发症**

如炎症未得到良好的控制，波及邻近组织，可出现相应的感染性疾病，如扁桃体周围炎，进而形成扁桃体周围脓肿、咽旁脓肿。个别病例如糖尿病患者，长期使用糖皮质激素、免疫抑制剂患者等特殊情况，炎症进一步扩散可形成颈深部间隙感染、颈部多间隙脓肿等重症感染性疾病，是近年临床的新变化。另外可并发急性中耳炎、急性鼻炎、鼻旁窦炎、颈部急性淋巴结炎等。

**2. 全身并发症**

急性扁桃体的反复发作，是链球菌侵入机体的门户，Ⅲ型变态反应可能是链球菌感染引起急性扁桃体炎，进而影响全身多系统发病的机制。

## （六）治疗

### 1. 抗生素治疗

使用抗生素是治疗最重要的环节，对无青霉素过敏史患者，青霉素为首选抗生素，同时进行细菌培养加药敏试验，根据病情的变化及药敏试验调整抗生素。如治疗 3 天后，症状缓解差，应分析原因，调整治疗方案。

### 2. 局部治疗

可使用替硝唑、氯己定等多种漱口液漱口，保持口腔卫生，儿童不能配合的情况下，可采用清水漱口，保持口腔清洁。

### 3. 一般治疗

休息，鼓励进食，保证入量，根据病情严重的程度予以适当补液治疗。

### 4. 严密观察

注意有无并发症出现，有无扁周脓肿形成，如脓肿形成，上述治疗的同时需行脓肿的及时引流。

### 5. 对症治疗

如疼痛剧烈，可使用解热镇痛药来缓解症状。

## （七）预防

可针对病因采取相应的预防措施。

# 二、慢性扁桃体炎

慢性扁桃体炎是急性扁桃体炎反复发作，多次急性炎症逐渐形成的腭扁桃体的慢性炎症改变，或者扁桃体隐窝内聚集的细菌、病毒及炎性渗出物反复刺激形成的扁桃体慢性炎症性疾病。

## （一）病因

发病机制不清楚，但多次反复扁桃体急性炎症在慢性扁桃体炎的发病中具有重要的作用。常见致病菌为链球菌、金黄色葡萄球菌等，以及其他病原体，通过多种机制引起扁桃体的炎症性改变，影响扁桃体隐窝的引流，同时促使扁桃体组织慢性炎症改变的形成。

## （二）病理

### 1. 增生型

多见于儿童，由于反复的炎症刺激，扁桃体组织增生，包括淋巴组织及结缔组织增生，淋巴结生发中心扩大，吞噬功能活跃，扁桃体组织整体肥大，隐窝可有分泌物聚积。

### 2. 纤维型

多见于成人，扁桃体淋巴组织和滤泡变性萎缩，间质内纤维瘢痕组织增生，整个扁桃体小而硬，可与腭舌弓、腭咽弓有粘连。

### 3. 隐窝型

扁桃体隐窝内大量脱落上皮细胞、细菌、渗出物聚集形成"栓子"，阻塞隐窝口，隐窝口引流不畅，明显扩大，成为病原体聚集的部位。

## （三）临床表现

### 1. 症状

反复多次急性扁桃体炎发作病史，是慢性扁桃体炎最主要的临床表现。其次的症状则多表现为咽干、咽痛，多为隐痛，咽痒、异物感、口臭、咽反射敏感性增强等均为慢性咽炎的症状。对于增生型的慢性扁桃体炎患者，因扁桃体肥大可出现打鼾、吞咽及呼吸不畅、言语含糊等症状，也可有全身症状，如乏力、低热等，尤其在出现或合并有风湿性疾病的患者，可有较明显的全身症状。

### 2. 体征

扁桃体的体积大小不一，黏膜呈慢性充血状态，隐窝可有白色干酪样点状物排出，随病情的发展，扁桃体与前后弓可有一定的粘连及瘢痕形成。尤其是有扁桃体周围炎与扁桃体周围脓肿病史的患者，更易形成局部粘连，可伴有上颈部Ⅰ～Ⅱ区淋巴结肿大。

## （四）诊断

反复急性扁桃体炎发作病史是最为重要的诊断依据。另外，局部体征如扁桃体隐窝反复栓子形成，局部粘连，扁桃体黏膜慢性充血，表现为凹凸不平、瘢痕等均提示慢性扁桃体炎，而单纯扁桃体肥大不能作为诊断依据。

## （五）并发症

链球菌是引起急性扁桃体炎最为常见的致病菌，慢性扁桃体炎反复急性发作是链球菌侵入机体的"门户"，通过多种可能途径或机制引起全身其他系统的疾病，如风湿性心脏病、风湿性关节炎、肾脏疾病等。另外，也有学者认为某些疾病如过敏性紫癜、银屑病等也与慢性扁桃体炎存在一定的关联性。但如何由局部病灶引发全身多系统疾病其机制尚不清楚。其依据多来源于病史，慢性扁桃体炎急性发作时往往伴有其他疾病的发作或加重，如慢性扁桃体炎合并慢性肾炎患者，当扁桃体炎急性发作时肾功能的相关检查包括尿液的检查也会出现"波动"，相应随着扁桃体急性炎症得到控制或切除病灶扁桃体后肾脏疾病也趋于缓和。另外临床免疫学更认为两者之间可能是通过Ⅲ型变态反应相互关联，当然还有多种学说如感染学说，原发灶细菌或毒素直接经血液循环、扩散引起全身多系统病变学说等，有待进一步研究。

## （六）治疗

### 1. 非手术治疗

具体包括增强机体的抗病能力，加强体育锻炼，改变不良的生活习惯，控制全身性疾病等。对于儿童期患者不愿或不能手术的病例，采用中医中药治疗，也可获得一定的临床疗效。

加强局部清洁，包括良好的口腔卫生，饭后刷牙或漱口，扁桃体隐窝灌洗均可起到一定的作用。

### 2. 手术治疗

扁桃体切除术是目前治疗慢性扁桃体炎的主要方法，也是耳鼻咽喉头颈外科常见手术之一。

### 三、扁桃体切除术

#### （一）适应证

目前取得共识的扁桃体切除术的适应证如下。

（1）急性扁桃体炎反复发作，经保守治疗无改善，尤其合并扁桃体周围脓肿甚至咽旁间隙感染者，需考虑行扁桃体切除术，也可在扁桃体周围脓肿引流过程中切除脓肿侧扁桃体。

（2）因扁桃体过度肥大影响呼吸，妨碍吞咽及发音，该类患者多为阻塞性睡眠暂停低通气综合征患者，扁桃体切除术是阻塞性睡眠暂停低通气综合征患者手术治疗的一部分。

（3）具有长期慢性扁桃体炎病史，并已合并其他脏器病变，如风湿性关节炎、肾炎、风湿性心脏病等。另外尚有其他学科专业医师认为切除扁桃体有助于控制该学科疾病的情况，如过敏性紫癜、银屑病等，但缺乏大样本资料证实术后全身疾病的临床转归。

（4）慢性扁桃体炎与邻近器官慢性炎症病变有密切关联，如与中耳炎、鼻炎、鼻旁窦炎、颌下淋巴结炎等相关者。

（5）白喉带菌者，经保守治疗无效，但目前流行病学观察白喉发病已非常少见，故白喉带菌者切除扁桃体已非常少见。

（6）扁桃体的良性肿瘤，可在切除扁桃体同时将肿瘤一并切除，而恶性肿瘤需明确诊断，并根据病理性质及病变范围来确定综合治疗方案。

#### （二）禁忌证

（1）扁桃体急性炎症期一般不安排手术，手术应在急性炎症消退后 2～3 周安排。个别情况如炎症频繁发作，可在使用抗生素的前提下缩短间隔的时间。另外，扁桃体周围脓肿形成，脓肿引流过程中可切除脓肿形成侧的扁桃体。

（2）血液系统疾病影响外科手术，如贫血、凝血功能障碍等，一般不宜手术或择期手术，原发病控制良好且需行相应的充分术前准备再行手术。

（3）严重的全身疾病，如高血压未控制，结核性疾病、风湿性疾病的活动期，精神性疾病未控制等，禁忌手术。

（4）经呼吸道传播的传染性疾病的流行季节，尤其是流行地区，以及其他急性传染性疾病的流行期不宜手术。

（5）妇女月经期、妊娠期及哺乳期不宜手术。

（6）患者及家属中免疫球蛋白缺乏或自身免疫性疾病发病率高，白细胞计数特别低者，不宜手术。

#### （三）术前准备

扁桃体切除术可在局部麻醉或全身麻醉下进行，需完善以下术前准备。

1. 详细询问病史，完善查体及各项术前辅助检查

明确原发病灶的相关病史及近期有无呼吸道感染病史，有无出血倾向性疾病，包括血液系统疾病、肝肾疾病、高血压、心脏病等。有无药物过敏史，包括麻醉药物及抗生素等药物，有无传染病病史等，女性适龄患者需询问月经史。详细的全身查体，相应的术前辅助检查应包括血常规、肝功能、梅毒血清试验、艾滋病病毒抗体检测、凝血酶原时间、胸部 X

线、心电图、尿常规等检查，必要时需行心脏超声、肺功能等检查。

2. 禁食

全身麻醉术前禁食 6 小时，局部麻醉术前禁食 4 小时，高血压患者可根据麻醉医师的意见术前口服降压药。局部麻醉患者可术前 30 分钟给予阿托品及地西泮肌内注射，术前使用 1% 丁卡因咽部喷雾黏膜表面麻醉，对于合并有全身脏器病变者，采用相应的治疗，使全身各脏器功能正常或近于正常再行手术。

### （四）手术方法

扁桃体切除有两种手术方法：扁桃体剥离术与扁桃体挤切术，均可在局部麻醉或全身麻醉下进行。局部麻醉下扁桃体手术较简便，避免了全身麻醉的各种风险及并发症。全身麻醉下手术无需患者配合，克服了咽反射对手术的影响，避免了手术对患者心理的影响，尤其对于儿童患者，手术的不适及疼痛对心理有较大的影响，而且全身麻醉下手术无须患儿配合，手术可"从容"进行，避免了局部麻醉下扁桃体挤切术"忙中出错"的风险。目前儿童手术多数情况建议在全身麻醉下完成。

### （五）术后治疗

1. 体位

全身麻醉患者术后未完全清醒前，取平卧位，头偏向一侧，完全清醒后可取半卧位。局部麻醉手术体位无特殊要求，注意观察咽腔的分泌物，唾液中含有少量血性液属正常，但明显的血性液要考虑术腔出血。

2. 术后出血的处理

对于少量不明显出血，可行上颈部冷敷，口含冰块观察变化。对于明显出血，需检查伤口局部，观察有无活动性出血，可在手术室清理血凝块后仔细观察有无活动性出血，同样使用压迫、电凝、射频等方法可靠止血。另外，术后 7～10 天白膜脱落，创面暴露，也是易发生出血的时期，需要提醒患者注意。

3. 饮食

术后 6 小时可进凉流食，术后 3 天最好以流食为主，患儿术后因疼痛影响进食，入量不够时，需适当补液，维持水、电解质平衡，术后 2 周内以半流食为主。

4. 抗生素的使用

结合病情合理使用抗生素。术后第 2 天扁桃体窝出现白膜属正常现象，对创面有保护作用，如白膜污秽需考虑有感染存在，可适当延长抗生素的使用时间。

5. 术后镇痛

扁桃体手术术后疼痛明显，可在术后 48 小时以内使用镇痛治疗。现临床多由麻醉医师使用镇痛泵给予相应的镇痛药物，缓解疼痛，改善术后生活质量。

（张纪勇）

## 第三节 咽外伤及异物

### 一、咽外伤

咽外伤包括闭合性或开放性外伤，另外高温或者化学物质可导致咽部烧伤。因咽部紧邻喉部及气管，咽外伤常累及喉和气管，严重时导致患者窒息死亡，故治疗时首先注意保持呼吸道通畅。

### （一）病因

1. 咽创伤

根据颈部皮肤有无伤口，可分为闭合性咽喉外伤和开放性咽喉外伤。可由交通事故、工伤或者遭受暴力攻击等引起。

2. 咽烧伤

可因火焰、高热气体、食物引起，另外误吞强酸强碱可以引起咽部化学烧伤。

### （二）临床表现

1. 疼痛和吞咽困难

咽外伤引起疼痛或者咽部水肿时可导致吞咽困难。另外，外伤后期如果咽部有瘢痕狭窄，也可导致吞咽困难。

2. 出血

出血较小时可仅表现为痰中带血，开放性损伤伤及颈动脉，可致大出血而死亡。

3. 呼吸困难

咽喉部毗邻气管，外伤累及喉部时可导致呼吸困难。

### （三）检查

闭合性外伤可见咽部黏膜瘀血或者血肿形成。开放性外伤时可见咽部黏膜破溃断裂，由颈部贯穿时可合并有颈部伤口。愈合不良时可以形成瘢痕狭窄和畸形。

### （四）诊断

患者有明确的外伤史或者酸碱等化学物质吞服史，伤后立即出现疼痛、出血、流涎等，伴喉水肿时，有发声障碍、呼吸困难。查体可见咽部黏膜充血、水肿、破损等。

### （五）治疗

1. 局部处理

及时进行止血及局部清创缝合。

2. 中和治疗

强酸或强碱所致的咽烧伤，根据不同原因，采用不同的中和剂，尽量减少日后出现瘢痕狭窄引起吞咽困难等并发症的机会。

3. 抗感染治疗

抗生素控制和预防感染。

4. 激素治疗

及时运用糖皮质激素可预防和缓解水肿，抑制结缔组织增生。

5. 呼吸困难处理

可应用抗生素及激素治疗，严密观察，并做好随时进行气管切开术的准备，呼吸困难危及生命时，立即行气管切开术。

## 二、咽异物

咽异物是异物存留咽部引起，异物多见于口咽部及喉咽部，鼻咽异物少见。可发生于任何年龄。异物种类较多，常见鱼刺，另外有骨头、果壳、义齿等。

### （一）病因

（1）进食不慎，误将鱼刺、肉骨、果核等卡入。

（2）儿童因牙齿萌发不全，咀嚼功能尚不完善，好奇心强，易将玩物放入口中，嬉闹或跌倒时异物易坠入咽喉部。

（3）老年人因牙齿脱落，咀嚼功能减退，或因义齿托板覆盖，口腔黏膜感觉下降，易吞入异物。

（4）昏迷、醉酒、麻醉、痴呆、癫痫及脑外伤后遗症患者可发生误咽。

（5）精神失常及自伤者有意吞咽异物。

### （二）临床表现

因异物大小、形状、性质、滞留部位及滞留时间不同而临床症状各异。

（1）口咽部常有异物感和刺痛感，吞咽疼痛症状明显，部位大多固定并持续。

（2）异物尖锐端若刺破黏膜，可有少量出血，表现为血性唾液。

（3）异物多存留在扁桃体窝内、舌根、会厌谷、梨状窝等处。鼻咽异物较少见。

### （三）诊断

患者多有明确的误咽病史，通过询问病史，口咽视诊或用间接喉镜、纤维喉镜或直接喉镜可发现口咽及喉咽异物。

### （四）治疗

（1）口咽异物，如扁桃体窝内鱼刺，可用镊子取出。

（2）位于舌根、会厌谷、梨状窝等处异物，可用间接喉镜、纤维喉镜或直接喉镜取出。

（3）若异物穿入咽壁而并发咽后或咽旁脓肿时，经口或颈侧切开排脓，取出异物。

（4）已继发感染者，可应用抗生素控制炎症后再取出异物。

## 三、咽狭窄及闭锁

各种原因引起软腭、腭咽弓、舌根与咽后壁粘连、挛缩而使咽部变窄称为咽狭窄，若完全不通，则称为咽闭锁。

### （一）病因

**1. 外伤**

咽部重度灼伤，黏膜广泛坏死和溃疡形成，愈合后形成瘢痕性狭窄甚至闭锁。腺样体切除术、扁桃体切除术及鼻咽部肿瘤切除术等咽部手术中，若损伤黏膜及软组织过多，可继发术后瘢痕狭窄。

**2. 特异性感染**

结核、梅毒、硬结病及麻风等均可引起咽部狭窄。

**3. 先天性异常**

多为先天性鼻咽闭锁，常与后鼻孔闭锁并存。

### （二）临床表现

鼻咽狭窄或闭锁轻者可无症状，重者可表现为鼻阻塞、呼吸困难，张口呼吸、发声时有闭塞性鼻音，睡眠时有鼾声，嗅觉减退，鼻腔分泌物常潴留鼻腔，不易擤出。若咽鼓管阻塞可有听力下降和耳闷等症状。口咽和喉咽狭窄者，常有吞咽和进食困难，呼吸不畅和吐字不清，病程长者有营养不良的表现。

### （三）诊断

经询问病史、临床表现，咽部视诊、鼻咽镜或间接喉镜、纤维鼻咽镜或纤维喉镜检查，结合 X 线摄片及碘油造影可明确闭锁范围及程度。电子喉镜可直视狭窄的部位及程度，而影像学（CT 或 MRI）检查可显示狭窄的部位、程度及其与周围组织的关系。疑为特异性感染者，需行血清学、病原学和病理学检查。

### （四）治疗

特异性感染先治疗原发病，待病情稳定后，根据病情可选用咽部黏膜瓣修复术、舌组织瓣修复术、软腭瓣修复术、胸锁乳突肌皮瓣修复术和颈阔肌皮瓣修复术等手术修复。

（周　婧）

# 第四节　阻塞性睡眠暂停低通气综合征

睡眠呼吸障碍包括阻塞性睡眠呼吸暂停低通气综合征（OSAHS）、中枢性睡眠呼吸暂停综合征、睡眠相关通气不足/血氧不足综合征、内科疾病引起的睡眠相关通气不足/低氧血症及其他睡眠相关呼吸障碍，OSAHS 是本节讨论的内容。

## 一、概念

成人 OSAHS 是指睡眠时上气道塌陷阻塞引起的呼吸暂停和低通气，常伴有打鼾、睡眠结构紊乱，频繁发生血氧饱和度下降，白天嗜睡、注意力不集中等，并可能导致高血压、冠状动脉硬化性心脏病、2 型糖尿病等多器官、多系统损害的一种全身性疾病。

呼吸暂停是指睡眠过程中口鼻气流停止（较基线水平下降≥90%），持续时间≥10 秒。

低通气是指睡眠过程中口鼻气流较基线水平降低≥30%，并伴 $SaO_2$ 下降≥0.04，持续时间≥10 秒；或者是口鼻气流较基线水平降低≥50%，并伴 $SaO_2$ 下降≥0.03 或微觉醒，持续时间≥10 秒。

呼吸努力相关觉醒次数（RERA）是指未达到呼吸暂停或低通气标准，但有超过 10 秒的异常呼吸努力并伴有相关微觉醒。

呼吸暂停低通气指数（AHI）是指平均每小时睡眠中呼吸暂停和低通气的次数（单位：次/小时）。

呼吸紊乱指数（RDI）是指平均每小时睡眠中呼吸暂停、低通气和呼吸努力相关微觉醒的次数（单位：次/小时）。

## 二、病因

OSAHS 的病因尚不完全清楚，有多种高危因素存在，目前公认的主要有以下因素。

1. 上气道解剖结构异常导致不同平面气道的狭窄

（1）鼻腔及鼻咽部的狭窄：多种鼻部疾病如鼻中隔偏曲、下鼻甲肥大、鼻黏膜水肿、鼻息肉及其他鼻腔占位性病变等，影响鼻腔通气。另外，在儿童 OSAHS 中，鼻咽部腺样体肥大是引起气道阻塞的常见病因。

（2）口咽部狭窄：腭扁桃体肥大、软腭肥厚及松弛、咽侧壁肥厚、舌根肥大、舌根后缩、小颌畸形均可引起口咽部狭窄，肥胖患者软组织的堆积也加重了气道的狭窄，口咽部狭窄是 OSAHS 患者的常见狭窄部位。

（3）喉咽及喉腔的狭窄：如大的会厌囊肿、双声带的巨大息肉、喉及下咽的占位性病变、双侧声带麻痹、喉狭窄等，都可引起喉部平面的狭窄。

另外，上颌骨、下颌骨的发育异常也是导致气道狭窄的原因之一。

2. 上气道扩张肌张力的异常

主要包括颏舌肌、咽侧壁肌、软腭张力的下降，睡眠中咽壁更容易塌陷形成气道阻塞，但发病机制不十分清楚。

3. 呼吸中枢调节功能的异常

睡眠时中枢对呼吸肌的调控减弱，呼吸肌的收缩减弱，另外睡眠时中枢对血液中 $CO_2$ 浓度变化反应性下降，通气不能相应增加，加重睡眠中氧分压的下降。

4. 肥胖

肥胖是成人 OSAHS 发病的独立危险因素，肥胖可增加咽腔及颈部软组织的"堆积"，导致上气道狭窄。同时也影响咽壁组织的顺应性，睡眠时更易塌陷。从全身的角度肥胖可影响呼吸泵的功能，导致典型的肥胖低通气综合征。

5. 某些全身疾病

如妊娠、甲状腺功能减退症、糖尿病等多种全身疾病在 OSAHS 发病中有重要的作用。

随病程的发展，OSAHS 的发病常是多因素共同作用的结果，也是临床治疗需多环节综合治疗的原因所在。

## 三、病理生理

OSAHS 患者由于睡眠时反复发生上气道塌陷阻塞而引起呼吸暂停和（或）低通气，从而引发一系列的病理生理改变。

1. 低氧及二氧化碳潴留

呼吸暂停发生后，$PO_2$ 逐渐下降，$PCO_2$ 逐渐上升，严重时出现呼吸性的酸中毒。低氧可导致儿茶酚胺分泌增高，导致高血压、心律失常，是睡眠中诱发猝死的原因之一。低氧还可以使促红细胞生成素升高，红细胞增加，血小板活性升高，纤溶活性下降，从而诱发冠心病和脑血栓等。低氧还可以导致肾小球滤过率增加，使夜尿增加，并且能使排尿反射弧受到影响，在儿童患者表现为遗尿。

2. 睡眠结构紊乱

由于睡眠过程中反复发生呼吸暂停和（或）低通气，反复出现微觉醒，造成睡眠结构紊乱，Ⅲ、Ⅳ期睡眠和快速眼动（REM）期睡眠明显减少，使患者的睡眠质量下降，从而导致白天嗜睡、乏力、注意力不集中、记忆力减退等。

3. 胸腔压力的变化

发生睡眠呼吸暂停时，吸气时胸腔内负压明显增加，由于心脏及许多大血管均在胸腔内，胸腔内压的剧烈波动会对心血管系统产生巨大影响，如心脏扩大和血管摆动等。同时由于咽腔、胸腔高负压的抽吸作用，使胃内容物反流至食管和（或）咽喉部，引起反流性食管炎、咽喉炎、气管支气管炎等。在儿童患者，长期的胸腔高负压还可引起胸廓发育的畸形。

另外，OSAHS患者往往有很高的血清瘦素水平，而高瘦素水平可影响到呼吸中枢功能，直接引起呼吸暂停。OSAHS患者长期缺氧和睡眠结构紊乱还可造成机体免疫功能下降。

总之，OSAHS患者长期睡眠缺氧可影响到全身各系统，导致多种疾病的发生。

## 四、临床表现

1. 症状

（1）睡眠打鼾、呼吸暂停。随着年龄和体重的增加，鼾声可逐渐增加，同时鼾声呈间歇性，出现反复的呼吸节律紊乱和呼吸暂停现象，严重者可有夜间憋醒现象。多数患者在仰卧位时症状加重。

（2）白天嗜睡。因睡眠质量差，患者白天精神差，嗜睡。轻者表现为轻度困倦、乏力，对工作、生活无明显影响。重者严重妨碍社交和职业活动。

（3）记忆力减退，注意力不集中，反应迟钝。

（4）晨起口干、咽干、咽喉异物感。

（5）部分重症患者可出现性功能障碍，夜尿次数增加，甚至遗尿。

（6）烦躁、易怒或抑郁等性格改变，一般见于病程较长的患者。

（7）儿童患者还可出现颌面发育畸形、生长发育迟缓、胸廓发育畸形、学习成绩下降等。

（8）全身各系统疾病的相应症状。

2. 体征

（1）一般体征：成年患者多数比较肥胖或明显肥胖，颈部短粗，部分患者有明显的上颌骨、下颌骨发育不良。儿童患者可出现"腺样体面容"，发育迟缓等。

（2）上气道征象：咽腔尤其是口咽腔狭窄，可见扁桃体肥大、软腭肥厚松弛、悬雍垂肥厚过长、舌根或和舌体肥厚、舌根淋巴组织增生，咽侧索肥厚等。小儿患者多见腺样体及扁桃体肥大；鼻部可见鼻阈狭窄、鼻中隔偏曲、下鼻甲肥大、鼻息肉、鼻腔及鼻旁窦的占位性病变等；下咽及喉部包括会厌囊肿、双侧声带巨大息肉、声门狭窄、下咽及喉腔的恶性占位性病变影响声带活动，影响声门裂宽畅度等。

## 五、辅助检查

1. 多导睡眠监测

是目前诊断OSAHS的最主要依据，通过监测患者睡眠中的睡眠结构及各项生命体征的变化进行分析，确定睡眠障碍的性质及程度等。

2. Muller检查法

应用纤维或电子鼻咽喉镜观察上气道各部位的截面积及引起狭窄的情况。嘱患者捏鼻闭口，用力吸气来模拟上气道阻塞状态，尤其是咽、喉腔塌陷的情况。Muller检查法是目前评估上气道阻塞部位常用的方法之一。

3. 上气道持续压力测定

应用含有微型压力传感器的导管自鼻腔置入上气道内并达食管，该导管表面含多个压力传感器，分别位于鼻咽、舌根上口咽、舌根下口咽、喉咽、食管等部位，正常吸气时全部传感器均显示一致的负压变化，如气道某一部位发生阻塞，阻塞平面以上的传感器则无压力变化，据此可判定气道阻塞的部位，是目前认为最准确的定位诊断方法。

4. X 线检查

可以对颌面部骨性组织结构形态进行评估。

5. CT 及 MRI 检查

可拍摄上气道各平面的三维结构，并可计算截面积和容积。

6. 儿童 OSAHS

多可采用鼻咽 X 线侧位片或小儿鼻咽镜观察狭窄的部位。

## 六、诊断

1. OSAHS 诊断依据

患者睡眠打鼾，伴呼吸暂停、白天嗜睡、注意力不集中、情绪障碍等症状，或合并高血压、缺血性心脏病或脑卒中、2 型糖尿病等，同时多导睡眠监测 AHI≥5 次/小时，呼吸暂停和低通气以阻塞性为主，可诊断 OSAHS，如有条件以 RDI 为标准。

2. 定位诊断及病因分析

可应用以下手段评估 OSAHS 患者上气道阻塞部位和分析可能的病因。

（1）纤维或电子鼻咽喉镜辅以 Muller 检查法：可观察上气道各部位截面积，确定引起气道狭窄的结构性原因。

（2）上气道持续压力测定：确定阻塞平面。

（3）头颅 X 线检查：拍摄定位头颅侧位片，主要用于评估骨性气道狭窄。

（4）头颅 CT、MRI 检查：可拍摄上气道各平面的三维结构，并可计算截面积。

3. OSAHS 病情程度和低氧血症严重程度判断依据

OSAHS 病情程度和低氧血症程度的判断依据，见表 11-1 和表 11-2。

**表 11-1　OSAHS 病情程度判断依据**

| 程度 | AHI（次/小时） |
| --- | --- |
| 轻度 | 5～15 |
| 中度 | >15～30 |
| 重度 | >30 |

**表 11-2　低氧血症程度判断依据**

| 程度 | 最低 $SaO_2$ |
| --- | --- |
| 轻度 | ≥0.85～0.9 |
| 中度 | 0.65～<0.85 |
| 重度 | <0.65 |

**注**　以 AHI 为标准对 OSAHS 病情程度评判，注明低氧血症情况。例如：AHI 为 25 次/小时，最低 $SaO_2$ 为 0.88，则报道为"中度 OSAHS 合并轻度低氧血症"。即使 AHI 判断病情程度较轻，如合并高血压、缺血性心脏病、脑卒中、2 型糖尿病等相关疾病，也应按重度诊断并积极治疗。

4. 嗜睡程度判断依据

嗜睡是 OSAHS 主要的症状之一，其严重程度判定依据如下。

（1）轻度：嗜睡症状仅见于久坐时或不需多少注意力的情况下，而且不一定每天存在，对社交和职业活动仅有轻度妨碍；艾普沃斯嗜睡量表（ESS）评分≤12 分。

（2）中度：嗜睡每天存在，发生于轻微体力活动或中度注意力的情况下（如开会或看电影时等），对社交和职业活动有中度妨碍；ESS 评分 13～17 分。

（3）重度：嗜睡每天存在，发生于重体力活动或需高度注意力的情况下（如开车、谈话、进食或步行时等），严重妨碍社交和职业活动；ESS 评分 18～24 分。

# 七、治疗

根据患者主要病因、病情及全身状况，可选择不同的综合治疗方法，形成个体化综合治疗方案。

1. 一般治疗

减肥、控制体重是治疗的重要环节，戒烟、戒酒及规律睡眠也有非常重要的意义。

2. 无创气道正压通气治疗

包括持续气道正压通气（CPAP）和双水平气道正压通气（BPAP），是综合治疗中非常重要的组成部分。其原理是通过一定压力的机械通气，使患者的上气道保持开放状态，保证睡眠过程中呼吸通畅。

3. 口器治疗

即睡眠时佩戴特定口内装置，将下颌向前拉伸，借以使舌根前移，以扩大舌根后气道。主要适用于以舌根后气道阻塞为主、病情较轻的患者。

4. 外科治疗

外科治疗是 OSAHS 的重要治疗手段之一。若鼻腔及鼻咽平面阻塞，可行鼻腔扩容术、腺样体切除术等；若口咽平面阻塞，可行悬雍垂成形术及改良术式、硬腭截短软腭前移术、Pillar 小柱植入术、舌根牵引术、舌骨悬吊术、上气道低温等离子消融术；针对颌面畸形，可行颌骨前徙术等；气管切开术对于某些严重的 OSAHS 患者也是一种较好的选择。以上手术方法可单独或联合、同期或分期进行。其中，改良的悬雍垂成形术应用最为广泛，已获得较好的临床疗效。各类手术术前均需行充分的评估与术前准备。

5. 其他治疗方式

包括舌下神经电刺激、药物治疗等。

经上述治疗，大多数 OSAHS 患者病情可得到有效控制，生活质量有了很好的改善。治疗更深层次的目的在于降低 OSAHS 相关全身疾病的发病率和死亡率，改善和提高患者生活质量。目前 OSAHS 的临床各环节仍存在一定的问题，需进一步研究探索。

（邰旭辉）

# 第十二章

# 喉部疾病

## 第一节　喉炎性疾病

### 一、急性会厌炎

急性会厌炎是一种特殊的、主要累及喉部声门上区的会厌及其周围组织（包括会厌谷、杓会厌襞等）的急性炎症病变，以会厌高度水肿为主要特征。可分急性感染性会厌炎和急性变态反应性会厌炎两类。

#### （一）急性感染性会厌炎

急性感染性会厌炎为一以会厌为主的声门上区喉黏膜急性非特异性炎症。Woo 利用纤维喉镜观察，炎症不仅累及会厌，同时或多或少地波及声门上区各结构，因此又称急性声门上喉炎。成人、儿童皆可发生，男性多于女性，男女发病比为（2~7）∶1，早春、秋末发病者多见。

1. 病因

（1）细菌或病毒感染：是最常见的原因，以 B 型流感嗜血杆菌最多，血培养阳性率儿童为 80%~90%，成人为 16%~70%。身体抵抗力降低、喉部创伤、年老体弱者均易感染细菌而发病。其他常见的致病菌有金黄色葡萄球菌、链球菌、肺炎双球菌、奈瑟卡他球菌、类白喉杆菌等，也可与病毒混合感染，如呼吸道合胞病毒、鼻病毒及 A 型流感病毒。各种致病微生物可由呼吸道吸入，也可由血行感染，或由邻近器官蔓延。

（2）创伤、异物、刺激性食物、有害气体、放射线损伤：这些都可引起声门上黏膜的炎症病变。

（3）邻近病灶蔓延：如急性扁桃体炎、咽炎、口腔炎、鼻炎等蔓延而侵及声门上黏膜。也可继发于急性传染病后。

2. 病理

声门上区如会厌舌面与侧缘、杓会厌襞、声门下区等黏膜下结缔组织较疏松，炎症常从此处开始，引起会厌高度充血肿胀，有时可增厚至正常的 6~10 倍。炎症逐渐延及杓状软骨或室带，严重者可向杓会厌襞、咽侧邻近组织及颈前软组织蔓延。因声带黏膜附着声带黏膜下层较紧，故黏膜下水肿常以声带为界，声门上区炎症一般不会向声门下扩展。

病理组织学的改变可分 3 型。

（1）急性卡他型：黏膜弥漫性充血、水肿，有单核及多形核细胞浸润，会厌舌面之黏膜较松弛，肿胀更明显，可增厚到正常的 6～10 倍。

（2）急性水肿型：会厌显著肿大如圆球状，间质水肿，炎症细胞浸润增加，局部可形成脓肿。

（3）急性溃疡型：较少见，病情发展迅速而严重，病菌常侵及黏膜下层及腺体组织，可发生化脓、溃疡。血管壁如被侵蚀，可引起糜烂出血。

3. 临床表现

（1）症状。

1）发病情况：起病急骤，常在夜间突然发生，病史很少超过 6～22 小时。多数患者入睡时正常，半夜突感咽喉疼痛或呼吸困难而惊醒。

2）畏寒、发热：成人在发病前可出现畏寒发热，多数患者体温在 37.5～39.5 ℃，少数可达 40 ℃以上。患者烦躁不安，精神萎靡不振，全身乏力。发热程度与致病菌的种类有关，如为混合感染，体温大多较高。幼儿饮水时呛咳、呕吐。

3）咽喉疼痛：为主要症状，疼痛剧烈，吞咽时加重。

4）吞咽困难：吞咽动作或食团直接刺激会厌，导致咽喉疼痛、口涎外流，拒食。疼痛时可放射至下颌、颈、耳或背部。如会厌及杓状软骨处黏膜极度肿胀，可发生吞咽困难。

5）呼吸困难：因会厌黏膜肿胀向后下移位，同时杓状软骨、杓会厌襞、咽后壁等处黏膜也水肿，使喉入口明显缩小，阻塞声门而出现吸气性呼吸困难。如病情继续恶化，可在 4～6 小时内突然因喉部黏痰阻塞而发生窒息。患者虽有呼吸困难，但发音多正常，声音低钝、含糊，很少发生嘶哑。

6）昏厥、休克：患者可在短时间内出现昏厥或休克，表现为呼吸困难、精神萎靡、体弱、四肢发冷、面色苍白、脉快而细、血压下降等。因此要密切观察，做好抢救准备，一旦出现上述情况，应立即抗休克治疗。

7）颈淋巴结肿大：一侧或两侧颈深淋巴结肿大、压痛，有时向耳部放射。

（2）检查。

1）喉外部检查：先观察颈部外形，再进行触诊。急性会厌炎严重者炎症可向邻近组织扩散，出现颈前皮下红肿、甲状舌骨膜处压痛。一侧或两侧颈深上群淋巴结肿大伴压痛。手指触压颈部舌骨和甲状软骨上部时压痛明显。

2）咽部检查：由于幼儿咽短、会厌位置较高，张大口时稍有恶心，约 30% 可见红肿的会厌。压舌根检查时宜轻巧，尽量避免引起恶心，以免加重呼吸困难而发生窒息。切勿用力过猛，以免引起迷走神经反射发生心跳停止。卧位检查偶可引起暂时窒息。

3）间接喉镜检查：可见会厌舌面弥漫性水肿，重者如球形，如有脓肿形成，常于会厌舌面的一侧肿胀，急性充血，表面出现黄色脓点。室带、杓状会厌襞充血肿胀。由于会厌明显肿胀，使声带、声门无法看清。

4）硬质喉内镜或纤维电子/喉镜检查：一般可以看到会厌及杓状软骨，检查时应注意吸痰、吸氧，减少刺激。最好在有立即建立人工气道的条件下进行，以防意外。

5）实验室检查：白细胞总数增加，常在 $(1.0～2.5) \times 10^4/mm^3$，中性粒细胞增多，有核左移现象。

6）影像学检查：必要时可行影像学检查，CT扫描可显示会厌等声门上结构肿胀，喉咽腔阴影缩小，界限清楚，喉前庭如漏斗状缩小，会厌谷闭塞。CT扫描还有助于识别有无脓肿形成。

4. 诊断

对急性咽痛、吞咽时疼痛加重，口咽部检查无特殊病变，或口咽部虽有炎症但不足以解释其症状者，应考虑到急性会厌炎，应行间接喉镜检查。咽痛和吞咽困难是成人急性会厌炎最常见的症状，呼吸困难、喘鸣、声嘶和流涎在重症患者中出现。成人急性会厌炎也有缓慢型和速发型之分。呼吸道梗阻主要见于速发型，在病程早期出现，一般见于起病后8小时内，可危及生命，因而早期诊断十分重要。

5. 鉴别诊断

此病易与其他急性上呼吸道疾病混淆，必须与以下疾病鉴别。

（1）急性喉气管—支气管炎：多见于3岁以内的婴幼儿，常先有轻微咳嗽，随后出现哮吼性干咳、喘鸣、声音嘶哑及吸气性呼吸困难。检查可见鼻腔、咽部和声带黏膜充血，声门下及气管黏膜显著充血、肿胀，会厌及杓状软骨正常。

（2）喉白喉：常见于儿童，约占白喉的20%，起病较缓慢，全身中毒症状较重，常有"空空"声咳嗽，进行性呼吸困难，声嘶或失声。白喉杆菌外毒素可致上皮坏死，白细胞浸润，渗出的大量纤维蛋白和细菌一起在咽喉部形成片状灰白色白膜，不易擦去，强行剥离易出血。颈部淋巴结有时肿大，重者呈"牛颈"状。咽喉部拭子涂片及培养可找到白喉杆菌。

（3）会厌囊肿：发病缓慢，无咽痛，无全身症状。检查会厌无炎症或水肿表现，多见于会厌舌面。会厌囊肿合并感染时，局部有脓囊肿表现。

6. 治疗

成人急性会厌炎较危险，可迅速发生致命性呼吸道梗阻。欧美国家均将急性会厌炎患者安置在监护病房内观察和治疗，必要时行气管切开或气管插管。治疗以抗感染及保持呼吸道通畅为原则。门诊检查应首先注意会厌水肿程度、声门大小和呼吸困难程度等。患者应急诊收入住院治疗，床旁备气管切开包。

（1）控制感染。

1）使用足量强有效的抗生素和糖皮质激素：一旦确诊为急性会厌炎，应首先选择足量的糖皮质激素，可在第一时间予以肌内注射地塞米松5～10 mg，应用黏膜表面激素、布地奈德混悬液2 mg雾化吸入，快速建立静脉输液通路后，持续使用激素静脉滴注。因其致病菌常为B型流感嗜血杆菌、葡萄球菌、链球菌等，故首选头孢类抗生素。

2）局部用药：局部用药的目的是减轻水肿、保持气道湿润、稀化痰液及消炎。用喷雾器喷入咽喉部或超声雾化吸入，每日2次。

3）切开排脓：如会厌舌面脓肿形成，可在吸氧、保持气道通畅的前提下，切开引流。体位多采用仰卧头低位。感染病灶尚未局限时，不可过早切开，以免炎症扩散。不能合作者应用全身麻醉，成人可用表面麻醉。

（2）保持呼吸道通畅：建立人工气道（环甲膜切开、气管切开或气管插管）是保证患者呼吸道通畅的重要方法，应针对不同患者选择不同方法。有下述情况者，应考虑行气管切开术。

1）起病急骤，进展迅速，且有Ⅱ度以上吸气性呼吸困难。

2）病情严重，咽喉部分泌物多，有吞咽功能障碍。

3）会厌或杓状软骨处黏膜高度充血、肿胀，经抗炎、给氧等治疗，病情未见好转。

4）年老体弱、咳嗽功能差。

出现烦躁不安、发绀、三凹征、肺呼吸音消失，发生昏厥、休克等严重并发症者应立即行紧急气管切开术。

实施气管切开术时，注意患者头部不宜过于后仰，否则可加重呼吸困难或发生窒息。因会厌高度肿胀，不易插管。进行气管切开也有一定危险，在有限的时间内也须做好充分准备。环甲膜位置表浅而固定，界限清楚，对于严重呼吸困难、高龄的喉下垂，颈短肥胖，并有较重的全身性疾病患者，选用环甲膜切开具有快速、反应轻等优点。

（3）其他：保持水、电解质及酸碱平衡，注意口腔卫生，防止继发感染，鼓励进流质饮食，补充营养。

## （二）急性变态反应性会厌炎

### 1. 病因

急性变态反应性会厌炎属 I 型变态反应，当抗原进入机体后，产生相应的 IgE 抗体，再次接触相同的抗原时，发生肥大细胞和嗜碱性粒细胞脱颗粒，释放大量血管活性物质，引起血管扩张，通透性增加。抗原多为药物、血清、生物制品或食物。药物以青霉素最多见，阿司匹林、碘或其他药物次之；食物以虾、蟹或其他海鲜多见，个别人对其他食物也有过敏反应。多发生于成年人，常反复发作。

### 2. 病理

会厌、构会厌襞，甚至杓状软骨等处的黏膜及黏膜下组织均高度水肿，有时呈水疱状，黏膜苍白增厚，甚至增厚达正常的 6~7 倍。活体组织检查可见黏膜水肿、增厚，嗜酸性粒细胞浸润，其基底膜破坏，嗜碱性粒细胞和肥大细胞增多。

### 3. 临床表现

（1）症状：发病急，常在用药 0.5 小时或进食 2~3 小时内发病，进展快。主要症状是喉咽部堵塞感和说话含混不清，但声音无改变。无畏寒发热，也无疼痛或压痛，全身检查多正常。间接喉镜、硬质喉内镜和纤维/电子喉镜检查可见会厌明显肿胀。本病虽然症状不很明显，但危险性很大，有时在咳嗽或深吸气后，甚至患者更换体位时，水肿组织阻塞声门裂，突然发生窒息，抢救不及时可致死亡。

（2）体征：检查可见会厌水肿明显，有的呈圆球状，颜色苍白，组织疏松。杓会厌襞以及杓状软骨处多明显肿胀。声带及声门下组织可无改变。

### 4. 辅助检查

末梢血或会厌分泌物涂片检查嗜酸性粒细胞增多至 3%~7%，其他血细胞均正常。变应原皮内试验多呈阳性。

### 5. 诊断

询问有无变态反应性疾病的既往史和家族史。诊断不难，但症状不典型时易漏诊或误诊（表 12-1）。

表 12-1　急性感染性会厌炎与急性变态反应性会厌炎的鉴别诊断

| 鉴别点 | 急性感染性会厌炎 | 急性变态反应性会厌炎 |
|---|---|---|
| 病因 | 细菌或病毒感染 | 过敏反应 |
| 症状 | 喉部疼痛 | 喉部堵塞感 |
| 压痛 | 舌骨及甲状软骨处有压痛 | 无压痛 |
| 体温 | 升高 | 正常 |
| 实验室检查 | 白细胞总数增多<br>中性粒细胞增多 | 白细胞总数正常或略低<br>嗜酸性粒细胞增多 |
| 局部检查 | 会厌红肿 | 会厌水肿 |
| 治疗 | 抗生素为主 | 糖皮质激素为主 |
| 预后 | 积极抗感染治疗，预后较好 | 可突然窒息，抢救不及时可致死亡 |

6. 治疗

首先进行抗过敏治疗，成人皮下注射 0.1% 肾上腺素 0.1~0.2 mL，同时肌内注射或静脉滴注氢化可的松 100 mg 或地塞米松 10 mg，或氟美松 5 mg。会厌及杓会厌襞水肿非常严重者，应立即在水肿明显处切开 1~3 cm，减轻水肿程度。治疗中及治疗后应密切观察。1 小时后，若堵塞症状不减轻或水肿仍很明显，可考虑做预防性气管切开术。因声门被四周水肿组织堵塞而较难找到，可用喉插管或硬质支气管镜使气道通畅，也可选择紧急气管切开术或环甲膜切开术，如窒息应同时进行人工呼吸。

7. 预防及预后

结合菌苗接种可有效预防婴幼儿急性会厌炎及其他流感嗜血杆菌感染性疾病（脑膜炎、肺炎等）。

预后与患者的抵抗力、感染细菌的种类及治疗方法密切相关。如能及时诊断、治疗，一般预后良好。

## 二、喉炎

### （一）小儿急性喉炎

小儿急性喉炎是小儿以声门区为主的喉黏膜的急性炎症，常累及声门下区黏膜和黏膜下组织，多在冬春季发病，1~2 月为高峰期，婴幼儿多见。易发生呼吸困难，因为：①小儿喉腔较小，喉内黏膜松弛，肿胀时易致声门阻塞；②喉软骨柔软，黏膜与黏膜下层附着疏松，罹患炎症时肿胀较重；③喉黏膜下淋巴组织及腺体组织丰富，炎症易发生黏膜下肿胀而使喉腔变窄；④小儿咳嗽反射较差，气管及喉部分泌物不易排出；⑤小儿抵抗力及免疫力不如成人，故炎症反应较重；⑥小儿神经系统较不稳定，容易受激惹而发生喉痉挛，加重喉梗阻。

1. 病因及发病机制

常继发于急性鼻炎、咽炎。大多数由病毒引起，最易分离的是副流感病毒，占 2/3。此外还有腺病毒、流感病毒、麻疹病毒等。病毒入侵之后，为继发细菌感染提供了条件。感染的细菌多为金黄色葡萄球菌、乙型链球菌、肺炎双球菌等。小儿营养不良、抵抗力低下、变应性体质，以及上呼吸道慢性病，如慢性扁桃体炎、腺样体肥大、慢性鼻炎、慢性鼻旁窦炎，易诱发喉炎。

小儿急性喉炎也可为流行性感冒、肺炎、麻疹、水痘、百日咳、猩红热等急性传染病的前驱症状。

2. 病理

病变主要发生于声门下区，炎症向下发展可累及气管。声门下区黏膜水肿，重者黏膜下可发生蜂窝织炎，化脓性或坏死性变。

3. 临床表现

发病较急，多有发热、声嘶、咳嗽等。早期以喉痉挛为主，声嘶多不严重，表现为阵发性犬吠样咳嗽或呼吸困难，继之有黏稠痰液咳出，屡次发作后可能出现持续性喉梗阻症状，如哮吼性咳嗽、吸气性喘鸣。也可突然发病，小儿夜间骤然重度声嘶、频繁咳嗽，咳声较钝。严重者，吸气时有锁骨上窝、肋间隙、胸骨上窝及上腹部显著凹陷，面色发绀或烦躁不安，呼吸变慢，10~15次/分，晚期则呼吸浅快。如不及时治疗，进一步发展，可出现发绀、出汗、面色苍白、呼吸无力，甚至呼吸循环衰竭、昏迷、抽搐、死亡。

4. 诊断

根据其病史、发病季节及特有症状，如声嘶、喉喘鸣、犬吠样咳嗽声、吸气性呼吸困难，肺部无明显体征，可初步诊断。对较大能配合的小儿可行间接喉镜检查，如有条件可行电子喉镜检查。血氧饱和度监测对诊断有帮助。

5. 鉴别诊断

（1）气管、支气管异物：起病急，多有异物吸入史。在异物吸入后，可出现剧烈呛咳，不同程度吸气性呼吸困难和发绀等症状。

（2）小儿喉痉挛：常见于较小婴儿。吸气期喉喘鸣，声调尖而细，发作时间较短，症状可骤然消失，无声嘶。

（3）先天性喉部疾病：如先天性喉软化症等。各种喉镜检查和血常规、咽喉拭子涂片或分泌物培养等检查均有助于鉴别。

此外，还应注意与喉白喉、麻疹、水痘、百日咳、猩红热、腮腺炎的喉部表现相鉴别。

6. 治疗

（1）治疗的关键是解除喉梗阻，及早使用有效、足量的抗生素控制感染。同时给予糖皮质激素，常用泼尼松口服，每天 1~2 mg/kg；地塞米松肌内注射或静脉滴注每天 0.2~0.4 mg/kg。

（2）可用超声雾化吸入或经鼻给氧。若声门下有干痂或假膜及黏稠分泌物，经上述治疗呼吸困难不能缓解，可在直接喉镜下吸出或钳出。

（3）对危重患儿应加强监护及支持疗法，注意全身营养与水、电解质平衡，保护心肺功能，避免发生急性心功能不全。

（4）安静休息，减少哭闹，降低耗氧量。

（5）重度喉梗阻或经药物治疗后喉梗阻症状未缓解者，应及时做气管切开术。

## （二）成人急性喉炎

成人急性喉炎，指以声门区为主的喉黏膜的急性弥漫性卡他性炎症，也称急性卡他性喉炎，是成人呼吸道常见的急性感染性疾病之一，占耳鼻咽喉头颈外科疾病的 1%~2%。急性喉炎可单独发生，也可继发于急性鼻炎和急性咽炎，是上呼吸道感染的一部分，或继发于急性传染病。男性发病率较高，多发于冬季、春季。

1. 病因

（1）感染：为其主要病因，多发生于感冒后，在病毒感染的基础上继发细菌感染。常见感染的细菌有金黄色葡萄球菌、溶血性链球菌、肺炎双球菌、卡他莫拉菌、流感嗜血杆菌等。

（2）有害气体：吸入有害气体（如氯气、氨、硫酸、硝酸、二氧化硫、一氧化氮等）及过多的生产性粉尘，可引起喉部黏膜的急性炎症。有学者报道空气中灰尘、二氧化硫、一氧化氮浓度高的地区急性喉炎发病率明显升高。

（3）职业因素：如使用嗓音较多的教师、演员、售货员等，发声不当或用嗓过度时，发病率常较高。

（4）喉创伤：如异物或器械损伤喉部黏膜。

（5）烟酒过多、受凉、疲劳：这些因素导致机体抵抗力降低，易诱发急性喉炎。空气湿度突然变化，室内干热也为诱因。

2. 病理

初起为喉黏膜急性弥漫性充血，有多形核白细胞及淋巴细胞浸润，组织内渗出液积聚形成水肿。炎症继续发展，渗出液可变成脓性分泌物或成假膜附着。上皮若有损伤和脱落，也可形成溃疡。炎症若未得到及时控制，则有圆形细胞浸润，逐渐形成纤维变性。有时病变范围深入，甚至可达喉内肌层，也可向气管蔓延。

3. 临床表现

（1）症状。

1）声嘶：是急性喉炎的主要症状，多突然发病，轻者发声时音质失去圆润和清亮，音调变低、变粗。重者发声嘶哑，甚至仅能耳语或完全失声。

2）喉痛：患者喉部及气管前有轻微疼痛，发声时喉痛加重，感喉部不适、干燥、异物感。

3）喉分泌物增多：常有咳嗽，起初干咳无痰，呈痉挛性，咳嗽时喉痛，咳嗽常在夜间加剧。稍晚则有黏脓性分泌物，因较稠厚，常不易咳出，黏附于声带表面而加重声嘶。

4）全身症状：一般成人全身症状较轻，重者可有畏寒、发热、疲倦、食欲缺乏等症状。

5）鼻部、咽部的炎性症状：因急性喉炎多为急性鼻炎或急性咽炎的下行性感染，故常有鼻部、咽部的相应症状。

（2）体征：喉镜检查可见喉黏膜的表现随炎症发展的不同时期而异，其特点为双侧对称，呈弥漫性改变。黏膜红肿常首先出现在会厌及声带，逐渐发展至室带及声门下腔，但以声带及杓会厌襞显著。早期声带表面呈淡红色，有充血的毛细血管，逐渐变成黯红色，边缘钝成梭形，声门下黏膜明显红肿时，托衬于声带之下，可呈双重声带样。发声时声门闭合不全，偶见喉黏膜有散在浅表性小溃疡，黏膜下瘀斑。喉黏膜早期干燥，稍晚有黏液或黏液脓性分泌物附着于声带表面时声嘶较重，分泌物咳出后声嘶减轻。鼻部、咽部也常有急性炎症的相应表现。

4. 诊断及鉴别诊断

根据症状及检查，可初步诊断，但应与喉结核鉴别。喉结核多继发于较严重的活动性肺结核或其他器官结核，病变多发生于覆有复层鳞状上皮处的喉黏膜，如喉的后部（杓间区、杓状软骨处），以及声带、室带、会厌等处。喉结核早期，喉部有刺激、灼热、干燥感等。声嘶是其主要症状，初起时轻，逐渐加重，晚期可完全失声。常有喉痛，吞咽时加重，当喉软骨膜受累时喉痛尤为剧烈。

5. 治疗

（1）使用抗生素和激素：及早使用足量广谱抗生素，充血、肿胀显著者加用糖皮质激素。雾化吸入可使用布地奈德混悬液超声雾化每次 1~2mg，每天 2 次。

（2）护理和全身支持疗法：嗓音休息，随时调节室内温度和湿度，保持室内空气流通，多饮热水，注意大便通畅，禁烟酒等。

6. 预后

急性单纯性喉炎的预后一般良好，很少引起喉软骨膜炎、软骨坏死和喉脓肿。成人急性喉炎一般不会发生喉梗阻。

## （三）慢性喉炎

慢性喉炎是指喉部黏膜的非特异性病菌感染引起的慢性炎症。本病是最常见的喉科疾病之一，主要表现为双侧声带黏膜炎性病变，发病率有增加趋势。根据病变程度、特性的不同，一般分为慢性单纯性喉炎、慢性萎缩性喉炎和慢性增生性喉炎。

1. 慢性单纯性喉炎

慢性单纯性喉炎，是主要发生在喉黏膜的慢性非特异性炎性病变，可累及黏膜下组织，临床常见，多见于成人。

（1）病因。

1）鼻炎、鼻旁窦炎、慢性扁桃体炎、慢性咽炎等邻近部位炎症直接向喉部蔓延或炎性分泌物的刺激，下呼吸道分泌物的刺激也是常见的病因，在慢性喉炎的发病中起重要作用。

2）鼻腔阻塞，张口呼吸，使咽喉黏膜易干燥、充血。

3）有害气体（如氯气、氨、硫酸、硝酸、二氧化硫、一氧化氮等）及烟、酒、灰尘等长期刺激。

4）胃食管反流及幽门螺杆菌感染。

5）用声过多或发音不当。

6）全身性疾病如糖尿病、肝硬化、心脏病、肾炎、风湿病、内分泌紊乱等使全身抵抗力下降。

（2）病理：喉黏膜血管扩张，炎症细胞浸润，上皮及固有层水肿及以单核细胞为主的炎性渗出。继而黏膜肥厚，腺样体肥大。多数患者喉内肌也呈慢性炎症。黏液腺受刺激后，分泌物增加，有较稠厚的黏痰。

（3）临床表现。

1）症状：不同程度的声音嘶哑为其主要症状，初为间歇性，逐渐加重成为持续性，如累及环杓关节，则在晨起或声带休息较久后声嘶反而显著，但失声者甚少。喉部微痛及紧缩感、异物感等，常有干咳以缓解喉部不适。

2）体征：间接喉镜检查可见喉黏膜弥漫性充血，两侧对称。声带失去原有的珠白色而呈浅红色，声带表面常见扩张的小血管，与声带游离缘平行。黏膜表面可见有稠厚黏液，常在声门间形成黏液丝。杓间区黏膜充血增厚，在发音时声带软弱，振动不协调，两侧声带闭合不好。

根据病变的轻重不同，电声门图和动态喉镜检查可出现相应的改变：电声门图在声带病变较轻时可保持基本波形，声带慢性充血时可见闭相延长、开相缩短；动态喉镜又称喉闪光镜或频闪喉观察仪，在声带水肿时振幅、黏膜波、振动关闭相可增强，对称性和周期性不定。

（4）诊断及鉴别诊断：根据上述症状及体征可作出诊断，但应考虑鼻、咽、肺部及全身情况，查出病因。对声嘶持续时间较长者，应与喉结核、早期喉癌等鉴别，必要时行纤维/电子喉镜检查或活检。

（5）治疗。

1）积极治疗鼻炎、鼻旁窦炎、咽炎、肺部及全身疾病，对发音不当者，可进行发音训练。

2）局部使用抗炎药物。

3）改变不良的生活习惯，去除刺激因素，包括戒除烟酒。

4）氧气或超声雾化吸入，黏膜表面激素雾化，必要时加用抗生素。

5）直流电药物离子（碘离子）导入或音频电疗，超短波、直流电或特定电磁波等治疗。

6）发声矫治包括有声练习和发声练习等，不少国家由专业语言矫治师、言语疾病学家进行矫治。

7）有胃食管反流者，成人给予：①西咪替丁，每天 0.8 g 静脉滴注；②奥美拉唑 20 mg 睡前服用；③西沙必利 5～10 mg，每天 3 次。剂量可酌情增减。

（6）预防。

1）锻炼身体，增强体质，提高对外界气候的适应能力。

2）积极治疗全身疾病。

3）注意休息，尤其是嗓音休息。

2. 慢性萎缩性喉炎

慢性萎缩性喉炎又称干性喉炎或臭喉症，因喉黏膜及黏液腺萎缩，分泌减少所致。中老年女性多见，经常暴露于多粉尘空气中者更为严重。

（1）病因：分为原发性和继发性两种。

1）原发性：目前病因仍不十分清楚，多数学者认为是全身疾病的局部表现，可能与内分泌紊乱、自主神经功能失调、维生素及微量元素缺乏或不平衡有关；或因各种原因导致黏膜及黏膜下组织营养障碍，分泌减少。

2）继发性：多为萎缩性鼻炎、萎缩性咽炎、咽喉部放疗及长期喉部炎症引起，也可为干燥综合征的一部分。

（2）病理：喉黏膜及黏膜下层纤维变性，黏膜上皮化生，柱状纤毛上皮渐变为复层鳞状上皮，腺体萎缩，分泌减少，加之喉黏膜已无纤毛活动，故分泌液停滞于喉部，经呼吸空气蒸发，可变为脓痂。除去痂皮后可见深红色黏膜，失去固有光泽，可有浅表的糜烂或溃疡。病变向深层发展可引起喉内肌萎缩。炎症向下发展可延及气管。

（3）临床表现。

1）症状：喉部有干燥不适，异物感，胀痛；声嘶，因夜间有脓痂存留，常于晨起时较重；阵发性咳嗽为其主要症状。分泌物黏稠、结痂是引起阵发性咳嗽的原因，常在咳出痂皮或稠痰后停止咳嗽，咳出的痂皮可带血丝，有臭气。咳出脓痂后声嘶稍有改善，但常使喉痛加剧。

2）检查：间接喉镜检查可见喉黏膜慢性充血、发干，喉腔增宽，黄绿色脓痂常覆于声带后端、杓间区及喉室带等处，去除后可见喉黏膜呈深红色，干燥发亮如涂蜡状。喉内肌萎缩，声带变薄、松弛无力，发音时两侧闭合不全，声音沙哑，说话费力。少数患者气管上端也有相同病变。继发于萎缩性鼻炎、咽炎者可见鼻腔、咽腔增宽，黏膜干燥。也可进一步用纤维喉镜、电子喉镜或频闪喉镜观察。

（4）诊断：根据以上特点，常易诊断，但应积极寻找病因。

（5）治疗：一般治疗可予碘化钾 30 mg，每天 3 次，或氯化钾口服，刺激喉黏液分泌，减轻喉部干燥。蒸气雾化或用含有芳香油的药物，口服维生素 A、维生素 E、维生素 $B_2$ 等。有痂皮贴附时可在喉镜下湿化后取出。

3. 慢性增生性喉炎

慢性增生性喉炎，为喉黏膜一种慢性炎性增生性疾病。

（1）病因：病因与慢性单纯性喉炎相同，多由慢性单纯性喉炎演变发展而来。有学者认为慢性喉炎，尤其是增生性喉炎可能与 EB 病毒、单纯疱疹病毒和肺炎支原体的感染有关。

（2）病理：黏膜上皮不同程度增生或鳞状化生、角化，黏膜下淋巴细胞和浆细胞浸润，喉黏膜明显增厚，纤维组织增生、玻璃样变性导致以细胞增生为主的非炎性病变。增生性改变可为弥漫性或局限性。

（3）临床表现。

1）症状：同慢性喉炎，但声嘶较重而咳嗽较轻，急性或亚急性发作时喉痛明显。

2）体征：除慢性喉炎的表现外，喉黏膜广泛增厚，杓状软骨处黏膜及杓会厌襞常增厚，以杓间区显著，其中央部隆起或呈皱褶样，常有稠厚的黏液聚集。声带充血，边缘圆厚，表面粗糙不平，可呈结节状或息肉样。如病变发展至声门下区，两侧声带后端靠拢受阻而出现裂隙。室带常肥厚，粗糙不平，有时轻压于声带上，掩蔽声带。

（4）辅助检查：电声门图多表现为闭相延长、开相缩短。动态喉镜观察可见对称性和周期性差，严重者振幅和黏膜波消失，声带闭合差。

（5）诊断及鉴别诊断：根据以上症状和体征，一般诊断不难，但应与喉癌、梅毒、结核等鉴别，活检有助于鉴别。

（6）治疗：治疗原则同慢性喉炎。对声带过度增生的组织早期可加用直流电药物离子（碘离子）导入或音频电疗，局部理疗有助于改善血液循环、消炎、软化消散增生组织。重者可在显微镜下手术或行激光烧灼、冷冻治疗，切除肥厚部分的黏膜组织，但注意勿损伤声带肌。

4. 胃食管反流性咽喉炎

胃食管反流性喉炎，以往称为酸性喉炎，是因食管下端括约肌短暂松弛，导致含有胃酸的胃液向食管反流达到喉部所致，可能与胃酸的直接刺激和通过迷走神经反射引起慢性咳嗽有关。

（1）病因。

1）胃酸直接刺激：反流液直接刺激咽喉黏膜引起损伤及不适主诉。正常的喉部上皮中具有保护作用的物质在喉咽反流患者中缺失，黏膜防御机制减弱。同时，咽部黏膜缺乏食管的运动廓清能力及唾液中和作用，故明显对反流刺激更敏感。

2）迷走神经反射：反流的物质可以刺激远端食管，引起迷走神经反射，引发的慢性咳嗽和清嗓可以对声带黏膜造成损伤，同时可以引起食管上括约肌的松弛反射，而使反流物进入到咽喉部引起损伤。

（2）临床表现。

1）症状：咽异物感，多有刺激性干咳；还有清嗓、咽痛、发音困难、口臭、咽部黏性分泌物增多、咽干等症状，其中前两者被认为尤其常见。

2）体征：喉咽反流患者在喉镜下有一些特定表现，杓间水肿、假声带沟、环后区水肿红斑、黏膜肥厚、声带息肉和溃疡、喉室变浅或消失、咽部卵石样改变、弥漫性喉炎、喉肉芽肿等被认为在喉咽反流患者中经常出现。但目前尚缺乏公认的可用于明确诊断的特异性镜下表现。

（3）辅助检查。

1）pH监测和阻抗监测：目前认为，可活动多通道腔内阻抗和pH监测设备是对喉咽反流较好的诊断方法，因为其可以对2个金属电极之间不同的流动物质（气体、液体、团块）的阻抗变化及pH监测结合，能对酸反流、非酸反流、液体、气体等有一个完整的描述和较为客观真实的记录。

2）行为改变及经验治疗有效：有学者认为质子泵抑制剂的经验性治疗对诊断喉咽反流有较高的敏感性，但对抑酸治疗无反应的患者，不能就此认为不存在喉咽反流疾患。

3）无线Bravo胶囊pH监测器：通过鼻腔将胶囊探测器置入环咽肌下方，可以避免导管置入引发的鼻出血、咽喉部不适、吞咽困难等并发症，尤其适用于无法耐受置管的患者。对正常活动影响较小，为诊断提供了新的方式。

4）嗓音学分析：可以提供重要的辅助信息。专业的嗓音功能评估主要包括声带振动特征评价，发音质量的主观、客观评估，气流动力学喉功能评估，喉神经肌肉电功能评估等。嗓音喉咽反流的患者常有声嘶、间断的发音困难或发音易疲劳等，因为炎症和声带水肿增加了声带的质量，使张力减低，僵硬度增加，减弱声带运动，患者声音质量和发音功能受限，测量嗓音学参数可有异常。所以，嗓音学分析可以为喉咽反流的诊断提供有效的辅助信息。

（4）诊断及鉴别诊断：根据患者的症状以及辅助检查可以对喉咽反流患者进行诊断。目前喉咽反流的诊断仍然需要依靠综合上述多种方法。

与胃食管反流的鉴别：喉咽反流虽然常和胃食管反流并存，但目前仍然倾向于认为喉咽反流和胃食管反流不同。喉咽反流常发生于白天，站立或坐位，常以发音困难、声嘶、清嗓、咽异物感、长期咳嗽、喉部分泌物多、吞咽不畅感等为主要症状，纤维喉镜有相应的杓区及声带的特异性表现，和食管上括约肌功能不良有关；而胃食管反流常发生于夜间平卧时，以反酸、烧心、胸痛、吞咽困难等为主要不适，胃镜可见食管炎、胃食管疝、巴雷特食管等相应表现，主要与食管下括约肌功能异常有关。

（5）治疗。

1）抑酸治疗联合生活方式改变：仍然是目前主流的治疗方法。生活方式改变主要包括避免睡前进食，抬高床头，减少晚餐摄入，避免过食，戒烟、酒、浓茶、咖啡及高脂类食物、甜食、酸性水果（橘子，杨梅等），减重等，前二者被认为尤为重要，研究发现单纯生活方式改善即可使咽喉部不适症状获得明显缓解，从而提出把生活方式改善作为主要治疗的观点。

抑酸治疗：①质子泵抑制剂，质子泵驱动细胞内 $H^+$ 与小管内 $K^+$ 交换，质子泵抑制剂阻断了该交换途径，抑酸作用强且时间长、服用方便，因此，在喉咽反流的抑酸治疗中占据主导地位，治疗有效后应逐渐减量；②$H_2$ 受体阻滞剂，用于拮抗组胺引起的胃酸分泌，主要有西咪替丁、雷尼替丁、法莫替丁等，常在睡前应用。

2）复发或疗效不佳病例的治疗：对质子泵抑制剂疗效不佳的病例，需要考虑是否存在非酸反流，可添加受体阻滞剂组胺、促胃动力剂等，并调整生活方式。

3）嗓音治疗：最近的研究发现，对于喉咽反流的患者，加用嗓音治疗，可以增强喉咽反流的治疗效果，声嘶、气短等症状以及部分嗓音学参数可以获得令人满意的改善。

嗓音治疗包括间接嗓音治疗和直接嗓音治疗。前者指以嗓音教育为目的，为患者讲授正常声带解剖和嗓音病理知识以及嗓音卫生相关知识。直接嗓音治疗的目的是提高患者的说话技巧，以达到增加发声效率和改善嗓音质量的目的。包括嗓音休息、共鸣训练、腹式呼吸、增加软起声、减少硬起声、气流训练、咬音训练以及局部喉部按摩等方法。

4）外科治疗：有症状的非酸反流（在职业用声者中常见）、药物及生活方式联合治疗效果不佳、反流严重、食管下括约肌功能不良、不良反应严重、年轻患者避免长期用药或经济原因等均为外科治疗的适应证。胃底折叠术是最常见的术式，现在多采用在腹腔镜下进行操作。将胃底部的黏膜折叠环绕于下端食管，从而加强食管括约肌，来达到控制反流的目的。

# 三、急性喉—气管—支气管炎

急性喉—气管—支气管炎为喉、气管、支气管黏膜的急性弥漫性炎症。多见于 5 岁以下儿童，2 岁左右发病率最高。冬、春季发病较多，疾病发展急骤，病死率较高。按其主要病理变化，分为急性阻塞性喉—气管—支气管炎和急性纤维蛋白性喉—气管—支气管炎，二者之间的过渡形式较为常见。

## （一）急性阻塞性喉—气管—支气管炎

急性阻塞性喉—气管—支气管炎，又名假性哮吼、流感性哮吼、传染性急性喉—气管—支气管炎。

1. 病因

（1）感染：病毒感染是最主要的病因。本病多发生于流感流行期，故许多学者认为与流感病毒有关，与甲型、乙型和亚洲甲型流感病毒以及 V 型腺病毒关系较密切。也有学者认为副流感病毒为主要致病因素。除流感外，本病也可发生于麻疹、猩红热、百日咳及天花流行之时。病变的继续发展，与继发性细菌感染有密切关系。常见细菌为溶血性链球菌、金黄色葡萄球菌、肺炎球菌、流感嗜血杆菌等。

（2）气候变化：本病多发生于干冷季节，尤其是气候发生突变时，故有些学者认为因呼吸道纤毛的运动和肺泡的气体交换均须在一定的湿度和温度下进行，干冷空气不利于保持喉、气管和支气管正常生理功能，易罹患呼吸道感染。

（3）局部抵抗力降低：呼吸道异物取出术，支气管镜检查术，以及呼吸道腐蚀伤后也易发生急性喉—气管—支气管炎。

（4）体质状况：体质较差者，如患有胸肺疾病（如肺门或气管旁淋巴结肿大），即所谓渗出性淋巴性体质的儿童易患本病。

2. 病理

本病炎症常开始于声门下区的疏松组织，由此向下呼吸道发展。自声带起始，喉、气管、支气管黏膜呈急性弥漫性充血、肿胀，重症病例黏膜上皮糜烂，或大面积脱落而形成溃疡。黏膜下层发生蜂窝织炎或坏死性变。初起时分泌物为浆液性，量多，以后转为黏液性、黏脓性甚至脓性，有时为血性，由稀而稠，如糊状或黏胶状，极难咳出或吸出。

基于小儿喉部及下呼吸道的解剖学特点，当喉、气管及支气管同时患病时，症状较成人更为严重。气管的直径在新生儿为 4～5.5 mm（成人为 15～20 mm），幼儿每千克体重的呼吸区面积仅为成人的1/3，当气管、支气管黏膜稍有肿胀，管腔为炎性渗出物或肿胀的黏膜所阻塞时，即可发生严重的呼吸困难。

3. 临床表现

（1）症状：根据症状一般将其分为以下 3 型。

1）轻型：多为喉—气管黏膜的一般炎性水肿性病变。起病较缓，常在夜间熟睡中突然惊醒，出现吸气性呼吸困难及喘鸣，伴有发绀、烦躁不安等喉痉挛症状，经安慰或拍背等一般处理后，症状逐渐消失，每至夜间又再发生。常在夜间发病的原因，可能与常伴有急性或亚急性鼻咽炎，潴留于鼻咽部的黏液夜间向下流入喉，入睡后黏液积聚于声门，引起喉痉挛有关。若及时治疗，易获痊愈。

2）重型：可由轻型发展而来，也可起病即为重型，表现为高热，咳嗽不畅，有时如犬吠声，声音稍嘶哑，持续性渐进的吸气性呼吸困难及喘鸣，可出现发绀。病变向下发展，呼吸困难及喘鸣逐渐呈现为吸气与呼气均困难的混合型呼吸困难及喘鸣。呼吸由慢深渐至浅快。患儿因缺氧烦躁不安。病情发展，可出现明显全身中毒症状及循环系统受损症状，肺部并发症也多见。

3）暴发型：少见，发展极快，除呼吸困难外，早期出现中毒症状，如面色灰白，咳嗽反射消失，失水，虚脱，以及呼吸循环衰竭或中枢神经系统症状，可于数小时或一日内死亡。

（2）检查：局部检查咽部不一定有急性炎症表现。小儿电子喉镜或纤维支气管镜检查，可见自声门以下，黏膜弥漫性充血、肿胀，以声门下腔最明显，正常的气管软骨环显示不清楚。气管—支气管内可见黏稠分泌物。喉内镜检查不仅可使呼吸困难加重，还有反射性引起呼吸心搏骤停的危险，因此，最好在诊断确有困难并做好抢救准备时使用。血氧饱和度检测对诊断很有帮助。胸部听诊呼吸音减低，间有干啰音。肺部透视有时可见因下呼吸道阻塞引起的肺不张或肺气肿，易误诊为支气管肺炎。同时应行分泌物及血液的细菌培养加药敏试验，以便选用敏感的抗生素。

4. 诊断

根据上述症状，尤其当传染病高热之后，患儿出现喉梗阻症状，表明病变已向下发展。

结合检查，常可明确诊断。

5. 鉴别诊断

需与气管及支气管异物、急性细支气管炎、支气管哮喘、百日咳、流行性腮腺炎、猩红热等相鉴别。

（1）气管及支气管异物：起病急，多有异物吸入史。在异物吸入后，立即出现哽噎、剧烈呛咳，吸气性呼吸困难和发绀等症状。气管内活动性异物胸部触诊可有撞击感，听诊可闻及拍击声。对不透X线的异物，X线摄片可显示异物形状和存留部位。支气管部分阻塞可引起肺叶（段）气肿，完全阻塞可使肺叶（段）不张。

（2）急性细支气管炎：多见于婴儿，有发热、咳嗽、多痰、气急及呼吸困难，临床症状酷似急性喉—气管—支气管炎，但一般无声嘶，呼气时相较吸气时相明显增长。可闻及呼气哮鸣音及中小湿啰音，无明显的喉梗阻症状。

（3）支气管哮喘：患儿有反复发作病史，常突然发作，有哮喘及呼气性呼吸困难，无声音嘶哑，可闻及呼气哮鸣音。麻黄碱、氨茶碱等支气管扩张剂能使之缓解。

（4）百日咳：百日咳杆菌侵入呼吸道后，先附着在喉、气管、支气管、细支气管黏膜上皮细胞的纤毛上，在纤毛丛中繁殖并释放内毒素，导致柱状纤毛上皮细胞变性，增殖的细菌及产生的毒素使上皮细胞纤毛麻痹，蛋白合成减少，使黏稠分泌物不易排出。滞留的分泌物又不断刺激呼吸道末梢神经，引起痉挛性咳嗽。临床上以日益加重的阵发性痉挛性咳嗽为特征。咳嗽发作时，连续10余声至数十声短促的咳嗽，继而深长的吸气以满足肺换气的需要，吸气时空气急速通过痉挛狭窄的声门而发出犬鸣样吸气声，紧接着又是一阵痉挛性咳嗽，如此反复发作，可持续数分钟，直到排出大量潴留的黏稠痰液。咳嗽一般以夜间多见，多为自发，也可因受寒、劳累、吸入烟尘、情绪波动、进食、通风不良、检查咽部等诱发。咳嗽发作前可有喉痒、胸闷等不适，痉挛性咳嗽发作时常使患者恐慌。年龄小、体质弱、咳嗽重者常易并发支气管炎及肺炎、百日咳脑病、心血管损害而危及生命。很少并发急性喉炎。由于咳嗽剧烈，可引起喉部不同程度的损伤。治疗首选红霉素和大环内酯类抗生素，镇静剂能减少因恐惧、忧虑、烦躁而诱发的痉挛性咳嗽。

6. 治疗

对轻型患者，治疗同小儿急性喉炎，但需密切观察。对重症病例，治疗重点为保持呼吸道通畅。

（1）吸氧、解痉、化痰，解除呼吸道阻塞。对喉梗阻或下呼吸道阻塞严重者需行气管切开术，并通过气管切开口滴药及吸引，清除下呼吸道黏稠的分泌物。中毒症状明显者，需考虑及早行气管切开术。

（2）使用足量敏感的抗生素及糖皮质激素。开始剂量宜大，呼吸困难改善后逐渐减量，至症状消失后停药。

（3）抗病毒治疗。

（4）室内保持一定湿度和温度（湿度70%以上，温度以18~20℃为宜）。

（5）忌用呼吸中枢抑制剂（如吗啡）和阿托品类药物，以免分泌物更干燥，加重呼吸道阻塞。

## （二）急性纤维蛋白性喉—气管—支气管炎

急性纤维蛋白性喉—气管—支气管炎，也称纤维蛋白样—出血性气管—支气管炎、纤维蛋白性化脓性气管—支气管炎、流感性（或恶性，超急性）纤维蛋白性喉—气管—支气管炎、急性膜性喉—气管—支气管炎、急性假膜性坏死性喉—气管—支气管炎等。多见于幼儿，与急性阻塞性喉—气管炎虽同为喉以下呼吸道的化脓性感染，但病情更为险恶，病死率很高。

1. 病因

（1）阻塞性喉—气管—支气管炎的进一步发展。

（2）流感病毒感染后继发细菌感染。

（3）创伤、异物致局部抵抗力下降，长时间气管内插管，呼吸道烧伤后易诱发。

2. 病理

与急性阻塞性喉—气管—支气管炎相似，但病变更深。主要特点是喉、气管、支气管内有大块或筒状痂皮、黏液脓栓和假膜。呼吸道黏膜有严重炎性病变，但无水肿，黏膜层及黏膜下层大片脱落或深度溃疡，甚至软骨暴露或发生软化。因黏膜损伤严重，自组织中逸出的血浆、纤维蛋白与细胞成分凝聚成干痂及假膜，大多易于剥离。

3. 临床表现

也如急性阻塞性喉—气管—支气管炎，但发病更急，呼吸困难及全身中毒症状更为明显。

（1）突发严重的混合性呼吸困难，可伴有严重的双重性喘鸣。咳嗽有痰声，但痰液无法咳出。如假膜脱落，可出现阵发性呼吸困难加重，气管内有异物拍击声，哭闹时加剧。

（2）高热，烦躁不安，面色发绀或灰白。可迅速出现循环衰竭或中枢神经系统症状，如抽搐、惊厥、呕吐。发生酸中毒及水、电解质紊乱者也多见。

4. 检查及诊断

检查参见急性阻塞性喉—气管—支气管炎，常有混合性呼吸困难，胸骨上窝、肋间隙、上腹部等处有吸气性凹陷，伴以锁骨上窝处呼气性膨出。呼吸音减弱或有笛音，甚至可闻及异物拍击声。气管切开后可咳出大量黏稠的纤维蛋白性脓痰及痂皮，咳出后呼吸困难可明显改善。如行支气管镜检查，可见杓状软骨间切迹、气管及支气管内有硬性痂皮及假膜。

5. 治疗

同急性阻塞性喉—气管—支气管炎，应及早进行血氧饱和度监测和心电监护。病情较严重者，需行气管切开术，术后通过气管套管内滴药消炎稀释，一般的吸痰方法常不能将阻塞于下呼吸道的痂皮及假膜顺利吸出。有时需反复施行支气管镜检查，将痂皮及假膜钳出和吸出，才能缓解呼吸困难。

## 四、声带息肉及声带小结

### （一）声带息肉

喉息肉发生于声带者称声带息肉，喉息肉的绝大多数均为声带息肉。

1. 病因

（1）机械创伤学说：过度、不当发声的机械作用可引起声带血管扩张、通透性增加导致局部水肿，局部水肿在声带振动时又加重创伤而形成息肉，并进一步变性、纤维化。

（2）循环障碍学说：声带振动时黏膜下血流变慢，甚至停止，长时间过度发声可致声带血流量持续下降，局部循环障碍并缺氧，使毛细血管通透性增加，局部水肿及血浆纤维素渗出，严重时血管破裂形成血肿，炎性渗出物最终聚集、沉积在声带边缘形成息肉。若淋巴、静脉回流障碍则息肉基底逐渐增宽，形成广基息肉或息肉样变性。

（3）炎症学说：声带息肉是因局部慢性炎症造成黏膜充血、水肿而成。

2. 病理

声带息肉的病理改变主要在黏膜固有层，弹力纤维和网状纤维破坏，间质充血水肿、出血、血浆渗出、血管扩张、毛细血管增生、血栓形成、纤维蛋白物沉着黏液样变性、玻璃样变性、纤维化等。间质黏液变性（主要为酸性黏多糖类）最多见。可有少量炎症细胞浸润，偶见钙化。黏膜上皮呈继发性改变，大多萎缩、变薄，上皮较平坦。过碘酸希夫染色示上皮内糖原显著减少。

3. 临床表现

（1）症状：主要为声嘶，因声带息肉大小、形态和部位不同，音质的变化、嘶哑的程度也不同。轻者为间歇性声嘶、发音困难、发声易疲劳、音色粗糙，重者声音沙哑甚至失声。巨大的息肉位于两侧声带之间者，可完全失声，甚至可导致呼吸困难和喘鸣。息肉垂于声门下腔者常因刺激引起咳嗽。

（2）体征：喉镜检查常在声带游离缘前中份见有表面光滑、半透明、带蒂如水滴状的新生物。有时在一侧或双侧声带游离缘见基底较宽的梭形息肉样变，也有遍及整个声带呈弥漫性肿胀的息肉样变。息肉多呈灰白色或淡红色，偶有紫红色，大小如绿豆、黄豆不等。声带息肉一般单侧多见，也可两侧同时发生。带蒂的声带息肉可随呼吸气流上下活动，有时隐匿于声门下腔，检查时容易忽略。

4. 治疗

以手术切除为主，辅以糖皮质激素、抗生素、维生素及超声雾化等治疗。

声门暴露良好的带蒂息肉，可在间接喉镜下摘除。若息肉较小或有蒂且不在前联合，可在电子喉镜下行声带息肉切除术。局部麻醉不能配合者，可在全身麻醉气管插管下经支撑喉镜切除息肉，有条件者可行显微切除术或激光显微切除术。

术中避免损伤声带肌，若双侧声带息肉样变，尤其是近前联合病变，视情况宜先做一侧，不要两侧同时手术，以防粘连。切除的组织常规送病理检查，明确诊断，防止肿瘤性病变的误诊。

## （二）声带小结

声带小结发生于成人者称歌唱者小结，发生于儿童者称喊叫小结，是慢性喉炎的一型更微小的纤维结节性病变，常由炎性病变逐渐形成。

1. 病因

与声带息肉相似，多数学者倾向于机械刺激学说。

（1）用声不当与用声过度：声带小结多见于声带游离缘前中 1/3 交界处，主要原因有以下 3 点。①该处是声带发声区膜部的中点，振动时振幅最大而易受损伤，还可产生较强的离心力，发声时此处频繁撞击致使疏松间质血管扩张，通透性增强，渗出增多，在离心力的作用下渗出液随发声时声带震颤聚集至该处形成突起，继之增生、纤维化。②该处存在振动结节，上皮下血流易于滞缓。③该处血管分布与构造特殊，且该处声带肌上下方向交错，发声时可出现捻转运动，使血供发生极其复杂的变化。声带振动时血流变慢，甚至可停止。如振动剧烈可发生血管破裂形成血肿。到一定程度，继发炎症细胞浸润。也有学者认为发假声过度容易发生声带小结。

（2）上呼吸道病变：感冒、急慢性喉炎、鼻炎、鼻旁窦炎等可诱发声带小结。

2. 病理

声带小结外观呈灰白色小隆起。其病理改变主要在上皮质，黏膜上皮局限性棘细胞增生，上皮表层角化过度或不完全角化，继发纤维组织增生、透明样变性，基底细胞生长活跃，上皮脚延长、增宽；固有层水肿不明显。弹性纤维基本完整。

3. 临床表现

（1）症状：早期主要是发声易疲倦和间隙性声嘶，声嘶每当发高音时出现。病情发展时声嘶加重，由沙变哑，由间歇性变为持续性，在发较低调音时也出现。

（2）体征：喉镜检查初起时可见声带游离缘前、中1/3交界处，发声时有分泌物附着，此后该处声带逐渐隆起，成为明显小结。小结一般对称，也有一侧较大，对侧较小或仅发生于单侧者。声带小结可呈局限性小突起，也可呈广基梭形增厚，有些儿童的声带小结，当声带松弛时呈广基隆起，声带紧张时呈小结状突起。

4. 诊断

根据病史及检查，常易作出诊断。但肉眼难于鉴别声带小结和表皮样囊肿，常需手术切除后行病理检查方可确诊。

5. 治疗

注意声带休息，发声训练，手术和药物治疗。

（1）声带休息：早期声带小结，经过适当声带休息，常可变小或消失。较大的小结即使不能消失，声音也可改善。若声带休息2～3周，小结仍未明显变小，应采取其他治疗措施，因声带肌长期不活动反而对发声不利。

（2）发声训练：国外报道声带小结成功的治疗主要通过语言疾病学家指导发声训练完成，经过一段时间（约3个月）的发声训练，常可自行消失。发声训练主要是改变错误的发音习惯。此外，应忌烟酒和辛辣刺激性食物等。

（3）药物治疗：对于早期的声带小结，在声带休息的基础上，可辅以中成药治疗，如金嗓开音丸、金嗓散结丸等。

（4）手术切除：对不可逆、较大、声嘶明显的小结，可考虑手术切除，在手术显微镜下用喉显微钳咬除或剥除。操作时应特别小心，切勿损伤声带肌。术后仍应注意正确的发声方法，否则可复发。除此之外，可适当使用糖皮质激素。儿童声带小结常不需手术切除，至青春期可以自然消失。

（杨　昕）

# 第二节　喉部肿瘤

## 一、喉部良性肿瘤

喉部的良性肿瘤包括喉乳头状瘤、血管瘤、纤维瘤、神经纤维瘤、神经鞘膜瘤、软骨瘤、脂肪瘤、淋巴管瘤等多种。其中，喉乳头状瘤最为常见。

## （一）喉乳头状瘤

喉乳头状瘤是喉部最常见的良性肿瘤，约占喉部良性肿瘤的 80%。根据发病年龄的不同，分为成人型喉乳头状瘤和儿童型喉乳头状瘤 2 种。成人喉乳头状瘤的发病率男女无明显差别，可发生于任何年龄，多为单发，有恶变倾向。儿童型喉乳头状瘤好发于 2~4 岁儿童，常为多发，生长较快，易复发。

1. 病因

目前认为该病与人乳头状瘤病毒（HPV）感染密切相关。现已检出 HPV 病毒的亚型有90 多种，其中 HPV16 和 HPV11 是人类喉乳头状瘤的主要致病病毒。可能的发病机制：HPV病毒通过进入上皮的基底层细胞转录 RNA 并翻译病毒蛋白而致病。在病灶周围外观正常的黏膜中也发现了 HPV 病毒颗粒，可能是术后易复发的病理基础。

2. 病理

为来自上皮组织的良性肿瘤，由复层鳞状上皮及上皮下的结缔组织向表面呈乳头状生长而成，基底膜完整，中心可富含血管。可单发或多发。

3. 临床表现

儿童型喉乳头状瘤多于 2~4 岁发病，75% 的儿童型喉乳头状瘤在 4 岁之前发病，女性多见。其临床表现与成人型相比更易复发，且发病年龄越小，复发、进展性越强。成人型喉乳头状瘤可发生于任何年龄，多见于 20~40 岁，其发病率低于儿童型。部分患者也可表现为复发和进展性，并有恶变倾向。

喉乳头状瘤典型的临床表现为：进行性声嘶，可伴有咳嗽，吸气性喉喘鸣和吸气性呼吸困难。儿童型常因多发，生长较快，易出现喉阻塞。

喉镜下可见肿瘤呈苍白色、淡红色或黯红色，表面不平，呈乳头状增生。

4. 诊断

根据患者症状和喉镜检查可诊断，确诊需依据病理。幼儿患者常多部位发生，基底较广，常发生于声带、室带和声门下区，可扩展至咽或气管、支气管。成人多次手术而复发者，应注意恶变的可能。

5. 治疗

（1）外科治疗：其治疗原则是在尽可能保留喉功能的前提下，切除病变以改善和保留呼吸道的通气功能。

外科手术方法包括显微支撑喉镜手术、$CO_2$ 激光切除术、低温等离子射频消融术、微型吸切器手术，其中 $CO_2$ 激光切除术为目前主流的手术方法。

（2）辅助治疗：对于喉乳头状瘤反复发作或一年以内多次手术的患者，建议加用辅助药物治疗。常用的药物为：干扰素、3 - 吲哚甲醇、阿昔洛韦、异维 A 酸、甲氨蝶呤、利巴韦林等。

6. 预后

儿童喉乳头状瘤可引发喉梗阻，侵及气管、支气管危及患儿生命，成人多次复发病例有一定的恶变率。

## （二）其他良性肿瘤

喉部血管瘤较为少见，病理上分为毛细血管瘤、海绵状血管瘤和蔓状血管瘤 3 种类型，以毛细血管瘤最为多见。其病变由成群的薄壁血管组成，间以少量的结缔组织。若结缔组织较多，则称为纤维血管瘤。毛细血管瘤可发生于喉的任何部位，但以发生于声带者多见，有蒂或无蒂，色红或略紫，大小不一。海绵状血管瘤多见于婴幼儿，有学者认为该病是先天性的，由窦状血管构成，质软如海绵，无蒂，色黯红，表面不光滑，病变广泛者侵及颈部皮下组织而呈青紫色。蔓状血管瘤又称静脉血管瘤，除了具有海绵状血管瘤的临床表现外，因其病理特点是动静脉沟通丰富，往往有较粗的动脉，所以触摸常有搏动感。

喉血管瘤患者症状多不显著，发生于声带者可有声嘶，婴幼儿血管瘤可因体积大而有呼吸困难。如有损伤可有程度不等的出血。

喉血管瘤无症状者可暂时不予治疗，症状明显者可行显微激光手术、硬化剂注射、冷冻手术，也可采用平阳霉素局部注射。对于巨大喉部血管瘤需行颈部入路肿物切除，并做好术前备血和术中的止血措施。

## 二、喉部恶性肿瘤

喉癌是头颈部常见的恶性肿瘤，发病率约占全身恶性肿瘤的 2.1%，占头颈部肿瘤的 12%～14%，且近年有明显增长趋势。喉癌患者以男性居多，男女发病比为（7～10）∶1，好发于 40～70 岁。从喉癌的原发部位来看，声门区最多见，占 50%～70%；声门上区次之，约占 30%；声门下区占 5% 左右。

1. 病因

迄今未明确，可能与下列因素有关，是多种致癌因素共同作用的结果。

（1）吸烟：大部分喉癌患者均有长期大量吸烟史，烟草燃烧时产生的焦油中含有致癌物苯并芘，可使呼吸道纤毛运动迟缓或停止，黏膜充血、水肿，上皮增生和鳞状上皮化生，成为致癌的基础。

（2）饮酒：尤其声门上区癌可能与饮酒有关。当吸烟与饮酒共同存在时，可产生叠加致癌作用。

（3）空气污染：空气质量的下降与呼吸道疾病的发生密切相关，尤其长期大量接触有毒化学物质、吸入生产性粉尘或废气，如石棉、芥子气、镍等，有致癌的可能。

（4）病毒感染：HPV16、HPV18 已被认为与喉癌的发生、发展有关。

（5）癌前期病变：所谓癌前病变是指具有癌变潜能的良性病变，喉的癌前病变主要有喉角化症、喉白斑病、成人慢性肥厚性喉炎及成人有明显复发倾向的喉乳头状瘤等。

（6）微量元素缺乏：某些微量元素是体内一些酶的重要组成部分，缺乏可能会导致酶的结构和功能改变，影响细胞分裂增殖，发生基因突变。

（7）性激素及其受体：喉癌的发病可能与性激素及其受体相关。

（8）放射线：长期接触放射性核素，如镭、铀、氡等可引发恶性肿瘤。

（9）胃食管反流：近年来，胃食管反流对咽喉部疾病的影响受到大家的关注，认为胃食管反流对喉癌的发病有一定的影响。

2. 病理

鳞状细胞癌占全部喉癌的 93%～99%，腺癌、未分化癌等极为少见。在鳞状细胞癌中以分化较好（Ⅰ～Ⅱ级）者为主。

镜下所见：组织学上分为高、中、低分化 3 种类型。高分化鳞状细胞癌最常见，癌细胞呈多角形或圆形，胞浆较多，有明显角化和细胞间桥，可见少量核分裂象。中度分化的鳞状细胞癌较少见，癌细胞呈圆形、卵圆形或多角形，细胞大小形态不一，核分裂象常见，可见少量细胞角化，一般看不到细胞间桥。低分化鳞癌少见，癌细胞呈梭形、椭圆形或不规则形，体积及胞浆较少，核分裂象常见，未见角化和细胞间桥。

喉癌的大体形态可分为：溃疡型、结节型、菜花型、包块型。

喉部转移较少见，一般是从邻近器官，如喉咽或甲状腺等的癌肿浸润而来。

3. 扩散转移

喉癌的扩散转移与肿瘤的原发部位，肿瘤细胞的分化程度，癌肿的大小及患者对肿瘤的免疫力等密切相关。

（1）直接扩散：喉癌易循黏膜表面，或黏膜下浸润。原发于会厌喉面的声门上喉癌可经会厌软骨上的血管神经小孔或破坏会厌软骨向前侵犯会厌前间隙、会厌谷、舌根。杓会厌襞癌向外扩散至梨状窝、喉咽侧壁。声门型喉癌易向前侵及前联合到对侧声带，也可向前破坏甲状软骨，使喉体膨大，并侵犯颈前软组织。声门下喉癌向下蔓延至气管，向前外可穿破环甲膜至颈前肌层，向两侧侵及甲状腺，向后累及食管前壁。

（2）淋巴转移：喉癌颈淋巴结转移与肿瘤的原发部位、肿瘤的分化程度以及患者对肿瘤的免疫力密切相关。一般来讲，肿瘤分化越差，患者免疫力越低，则发生颈淋巴结转移越早。肿瘤所在部位淋巴管越丰富，颈淋巴结转移率越高。声门上喉癌多数分化程度较低，声门上区淋巴管丰富，因而易早期发生颈淋巴结转移。声门型喉癌因多数分化程度较高，而且声门区淋巴管稀少，早期很少发生转移。转移的部位多见于颈深淋巴结上群，之后再沿颈内静脉转移至颈深淋巴结下群。声门下喉癌多转移至喉前及气管旁淋巴结。

（3）血行转移：少数晚期患者可发生血行转移至肺、肝、骨、肾、脑等。

4. 临床表现

根据病变部位和发生的情况，不同类型喉癌有其特有症状。

（1）声门上型：初期无明显症状，或仅表现为咽部不适感和（或）异物感。肿物表面溃烂，则患者可有轻度咽喉疼痛，随病情的进展可逐渐加重。当癌肿向喉咽部发展时，疼痛可放射到同侧耳部，并可影响进食，但和喉结核相比，疼痛要轻。可有咳嗽，但不剧烈。癌肿溃烂后，常有痰中带血，并有臭痰咳出，多见于晚期患者。早期无声音嘶哑，当肿瘤侵及声带，则有声音改变。因癌肿阻塞所致呼吸困难多在晚期才出现。声门上喉癌多发生于会厌喉面根部、室带及杓会厌襞。

声门上喉癌的淋巴转移较早，常发生同侧颈总动脉分叉处颈静脉链淋巴结转移，无痛、质硬，逐渐长大，并可向上、向下沿颈内静脉深处的淋巴结发展。由于此型喉癌在早期无明显症状，不易引起注意，确诊时患者多为晚期。

（2）声门型：是最常见的类型。声门型喉癌好发于声带前、中 1/3 交界处的边缘，肿瘤很小就可以影响到声带的闭合和发声，所以声音嘶哑出现最早。肿瘤的发展较为缓慢，开始声嘶时轻时重，随癌肿增长，影响声带闭合，声嘶逐渐加重。癌肿表面出现溃烂，则痰中可带血，但很少有大量咯血。声门为喉腔最狭窄的部位，癌肿长到一定体积，就可以阻塞声门，引起呼吸困难。声门型喉癌局限于声带时，颈部淋巴结转移极少；当癌肿向声门上、下区发展，到疾病的晚期，也可发生颈深淋巴结，或喉前、气管前淋巴结转移。

（3）声门下型：病变比较隐匿，早期常无症状，间接喉镜检查不易发现。40% 以上的患者就诊时已有颈淋巴结转移或（和）甲状腺受累。可有刺激性咳嗽，痰中带血。如癌肿向上发展，侵犯声带深层组织，或侵及喉返神经或环杓关节，影响声带活动，则出现声音嘶哑。癌肿继续增大，也可堵塞气道，引起呼吸困难。位于后壁的癌肿，易侵及食管前壁而影响吞咽，预后较差。

5. 检查及诊断

喉癌的诊断应综合患者病史，症状及体征及相应辅助检查，并应与其他疾病相鉴别。询问病史后，应对患者进行详细的检查。

（1）颈部的检查。

1）望诊：观察注意外喉是否饱满对称，饱满可因癌肿侵蚀甲状软骨板，并可向颈前软组织侵犯所致。此外，还应注意颈侧有无肿大的淋巴结，有无吸气性呼吸困难相关体征。

2）听诊：主要是听患者的发声。早期，声嘶常轻微，可以时轻时重，随病情发展逐渐加重，很难好转。晚期患者因喉狭窄还可以听到不同程度的喉喘鸣音。

3）触诊：触诊也很重要。先摸清舌骨和甲状软骨上缘连接处，如有饱满现象，提示癌肿可能已侵及会厌前间隙；若甲状软骨一侧隆起，可能癌肿已经穿破翼板；环甲膜常为癌肿穿破之处，检查时不可遗漏。也应注意甲状腺的大小和硬度，一旦甲状腺肿胀或质地变硬，常为癌肿侵及的后果。若正常的软骨摩擦音消失，提示癌肿已到晚期。

颈部淋巴结的检查非常重要，在患侧舌骨平面，应特别注意颈总动脉分叉处的淋巴结是否有转移及全颈淋巴结的情况，仔细检查淋巴结的大小、硬度、数目及活动度。

（2）辅助检查。

1）间接喉镜检查：是基本的检查方法，可以初步了解喉部病变的外观、范围，为喉癌的分期、分型提供资料。

2）纤维/电子喉镜检查：是最为直接的检查方法，局部麻醉下进行，坐位或卧位均可经鼻或口腔导入喉镜，同时可以拍X线片、录像、病理组织活检，窄带成像技术（NBI）可提示早期病变，镜下所见如下。

声门上型：可分为会厌癌、室带癌、杓会厌襞癌和喉室癌4种。①会厌癌是发生于会厌喉面的癌肿，外观可呈菜花样、结节样或块状的癌肿病变，有时表面出现溃疡。随癌肿逐渐长大，癌组织常超出会厌边缘，此时诊断较容易。会厌癌易侵入会厌前间隙，会厌谷有结节状肿块，逐渐长大，并向舌根部扩展。②室带癌主要表现为一侧室带红肿，外观呈结节样或菜花样，有时发生表面溃疡，也可向前侵及会厌根部，或绕至对侧。由于室带的隆起，同侧声带常被遮挡。③杓会厌襞癌多数是由会厌或室带癌发展而来，原发癌肿极少。检查时可见杓会厌襞出现隆起，表面可能呈菜花样或结节样，如侵及杓状软骨，则声带运动受到阻碍，进而患侧声带固定，晚期可发生溃疡，侵及梨状窝。④典型的喉室癌在喉镜下可看到有乳头样新生物自喉室突出，声带和室带间距离增宽，如癌肿发生于喉室深部，从喉室小囊向上发展，则可见喉室带肿起，但表面光滑，为正常黏膜所覆盖，活检时不易取到癌肿组织。如癌肿向后发展则在喉镜中看到同侧梨状窝内壁肿起，使其变窄，但黏膜表面很少出现溃疡。

声门型：早期病变为声带边缘粗糙、增厚，随后发展成乳头状粉红色或灰白色新生物。其基底部声带略有充血，声带活动正常，但闭合不紧密。少数癌肿表面光滑，基底较宽，癌肿可向前发展，超越前联合达对侧声带；向后、近后联合时，声带运动常受限，最后固定。局限于声带部位的癌肿，以乳头状或结节状为多见，极少出现溃疡。

声门下型：早期声门下喉癌因被声带所遮挡，喉镜检查不易发现。待癌肿逐渐长大，可在声带边缘露出乳头状或块状新生物。如发现一侧声带固定，应排除有声门下喉癌的可能性。

3）CT检查：颈部增强CT有非常重要的诊断价值，是喉癌诊断必不可少的检查，可明确病变的范围及与周围组织的关系，并对治疗有直接的指导意义。

6. 鉴别诊断

喉癌应与以下疾病相鉴别。

（1）喉结核：主要症状为声嘶及咽喉部疼痛，声音哑而低弱，疼痛较剧烈，常影响进食。多发生于喉的后部，喉镜检查可见喉黏膜苍白、水肿，有多个浅表溃疡，呈"虫蚀状"。多有全身结核原发灶存在，喉部病理学检查可确诊。

（2）喉乳头状瘤：主要表现为声嘶。对发生于中年以上的乳头状瘤应注意与喉癌鉴别。乳头状瘤可单发或多发，仅发生于黏膜表层，一般无声带活动障碍。病理学检查可以确诊。

（3）喉角化症：多发于声带游离缘，有长期声音嘶哑史。病变为扁平或疣状白色斑块，边界清楚，不影响声带活动。病理学检查可确诊。

（4）梅毒：梅毒瘤多发于喉的前部，常有梅毒结节形成的局部隆起或深溃疡，喉痛轻，有性病史，血清学检查及喉部病理学检查可明确诊断。

（5）喉淀粉样变：是由于慢性炎症、血液和淋巴循环障碍，新陈代谢紊乱引起。检查见声带、喉室或声门下区有黯红色肿块，其表面光滑，可引起声带活动障碍，外观不易与癌肿相鉴别，质地较硬，病理学检查可确诊。

（6）喉部其他恶性肿瘤：如淋巴瘤、肉瘤以及其他细胞类型的恶性肿瘤等。

（7）喉返神经麻痹或环杓关节炎：表现为声带活动受限或固定，也有可能被误诊为喉癌。

（8）其他疾病：如声带息肉、喉黏膜白斑病、呼吸道硬结病、异位甲状腺、喉气囊肿、喉软骨瘤，喉韦格纳肉芽肿等，需结合病史、检查尤其是病理学检查相鉴别。

7. 治疗

喉癌的治疗包括有手术、放射治疗（放疗）、化学治疗（化疗）、心理、生物学等多方面，需根据肿瘤的分期、患者的状况综合考虑，目前手术治疗仍然是主要治疗手段。

（1）手术治疗：手术治疗是喉癌的主要治疗手段。原则上应根据肿瘤的部位、范围，患者的年龄以及全身状况选择适当的手术方式，要求在彻底切除癌肿的前提下，尽可能保留或重建喉的功能，以提高患者的生存质量。

喉部分切除术是指在彻底切除喉癌病变的基础上将喉的正常部分安全地保留下来，经过整复恢复喉的生理功能的手术。包括：喉显微 $CO_2$ 激光手术、喉裂开声带切除术、喉垂直部分切除术、喉额侧部分切除术、喉扩大垂直部分切除术、喉声门上水平部分切除术、喉水平垂直部分切除术（3/4）、环状软骨上喉部分切除术等多种术式。全喉切除术仍然是治疗晚期喉癌的良好选择。手术治疗还应包括颈淋巴结转移癌的手术治疗，分区性颈淋巴结清扫术、功能性颈淋巴结清扫术，常被用于喉癌的手术治疗，根治性颈淋巴结清扫术针对晚期颈部转移灶。

（2）喉癌的放疗：放疗在喉癌的治疗中占重要的地位，尤其近年放射技术的提高，放疗的适应证有了进一步的扩展。

1）根治性放疗：以声门上喉癌和声门型喉癌早期病变（$T_1$、$T_2$）为主要治疗对象。

2）术前放疗：声门型喉癌及声门上喉癌术前放疗的价值稍有争议，为减少术后局部复发，提高治愈率可考虑行术前放疗。主要适用于 $T_3$、$T_4$ 患者。

3）术后放疗：对难以彻底切除的病变或术中切除不满意时，常在术后加用放疗，应在术后 2~4 周进行。

4）姑息性放疗：极晚期病例，患者全身状况差，无法接受其他治疗可行姑息性放疗延缓病情发展，提高患者的生存质量。

（3）喉癌的综合治疗：综合治疗是恶性肿瘤治疗的新理念。根据喉癌的治疗指南，喉癌的综合治疗是根据肿瘤的分期及患者的全身状况，采用包括手术、放疗、化疗、靶向治疗的有机结合来确定治疗方案。

8. 预后

喉癌整体预后较全身其他部位恶性肿瘤为好。声门型喉癌 5 年生存率为 80%～85%，声门上型为 65%～70%，声门下型最差，约为 40%。影响喉癌预后的主要因素有：TNM 分期，患者年龄、全身状况，手术并发症，肿瘤切缘是否安全，是否有淋巴结转移等。

（常宏斌）

# 第三节　喉阻塞

喉阻塞又称喉梗阻，是指因喉部或其邻近组织的病变，使喉部通道（特别是声门处）发生狭窄或阻塞，引起呼吸困难的一组临床症状。

## 一、病因

1. 喉部急性炎症
如小儿急性喉炎、急性会厌炎、急性喉—气管—支气管炎、喉白喉等。

2. 喉外伤
喉挫伤、切割伤、烧灼伤、火器伤、高热蒸气吸入或毒气吸入。

3. 喉水肿
如喉血管神经性水肿、药物过敏反应等致喉黏膜高度水肿，导致声门狭窄，影响呼吸。

4. 喉异物
喉异物或下气道异物不仅造成机械性阻塞，还可引起喉痉挛。

5. 肿瘤
喉癌、多发性喉乳头状瘤、甲状腺肿瘤、口咽癌等。

6. 先天性畸形
较少见，如喉蹼、喉软骨畸形、先天性喉鸣。

7. 声带瘫痪
各种原因引起的双侧声带外展麻痹，声带固定于中线，不能外展，可引起严重喉阻塞。

## 二、临床表现

1. 吸气性呼吸困难
是喉阻塞的主要症状。吸气时气流将声带斜面向下、向内推压，使声带向中线靠拢，正常情况下，声带外展，使声门裂开大保持正常呼吸，而当喉部黏膜肿胀或声带固定时，声门裂随吸气动作进一步狭窄，呼吸困难进一步加重。而呼气时气流向上推开声带，声门裂开大，故呼吸困难相对吸气较轻。

2. 吸气性喘鸣

吸入的气流，挤过狭窄的声门裂，形成气流漩涡冲击声带，气流的摩擦和声带的颤动发出一种尖锐的喉鸣音。

3. 吸气性软组织凹陷

因吸气时空气不易通过声门进入肺部，为助呼吸进行，胸腹辅助呼吸肌代偿运动加强使胸廓扩张，而肺叶不能相应膨胀，故胸腔内负压增加，将胸壁及其周围软组织吸入，乃出现胸骨上窝，锁骨上、下窝，肋间隙，剑突下和上腹部吸气性凹陷，称为三凹征或四凹征。

4. 声音嘶哑

常有声音嘶哑，严重者甚至失声。

5. 缺氧症状

初期症状不明显，随着阻塞时间延长，程度加重，开始出现呼吸快而深，心率加快，血压上升。若进一步加重，则出现缺氧而坐卧不安、烦躁、发绀。终末期出现大汗淋漓、脉搏微弱、快速或不规则，呼吸快或浅表，惊厥，昏迷，甚至呼吸循环骤停。

## 三、临床分期

根据呼吸困难程度将喉阻塞分为4度。

Ⅰ度：安静时无呼吸困难表现，活动或哭闹时有轻度吸气性呼吸困难，有轻度吸气性喉喘鸣和吸气性胸廓周围软组织凹陷。

Ⅱ度：安静时也有轻度吸气性呼吸困难、吸气性喉喘鸣和吸气性胸廓周围软组织凹陷，活动或哭闹时加重，但不影响睡眠和进食，也无烦躁不安等缺氧症状，脉搏尚正常。

Ⅲ度：吸气性呼吸困难明显，喉喘鸣声较响，胸骨上窝、锁骨上窝、锁骨下窝、上腹部、肋间等处软组织吸气凹陷明显。并因缺氧而出现烦躁不安、不愿进食、不易入睡、脉搏加快等表现。

Ⅳ度：呼吸极度困难。由于缺氧及二氧化碳增多，患者坐卧不安、手足乱动，出冷汗，面色苍白或发绀，定向力丧失，心律失常，脉搏细弱，血压下降，大小便失禁等。如不及时抢救，可因窒息、昏迷及心力衰竭而死亡。

## 四、诊断及鉴别诊断

根据病史、症状和体征，对喉阻塞不难作出诊断，一旦诊断明确，首先要判断喉阻塞的分期。轻者，可做喉镜检查以明确喉部病变情况及声门裂大小，喉部侧位X线片也可帮助了解声门受累情况；重者要先行解除喉梗阻，再行病因的追查和诊治。

喉梗阻引起的呼吸困难，临床上还必须与支气管哮喘、气管—支气管炎等引起的吸气性、呼气性、混合性呼吸困难相鉴别（表12-2）。

**表 12-2　呼吸困难的鉴别诊断**

| 鉴别点 | 吸气性呼吸困难 | 呼气性呼吸困难 | 混合性呼吸困难 |
|---|---|---|---|
| 病因 | 气管上段及咽喉的阻塞性疾病如咽后脓肿、喉炎、肿瘤、异物、白喉，双侧声带外展受限 | 小支气管阻塞性疾病，如支气管哮喘、肺气肿 | 气管中下段或上下呼吸道同时患阻塞性疾病，如喉—气管—支气管炎，气管肿瘤 |
| 呼吸深度和频率 | 吸气运动增强，吸气相延长，呼吸频率基本不变或减慢 | 呼气相延长，呼气运动增强，吸气运动略增强 | 呼气和吸气均增强 |
| 胸壁周围软组织凹陷 | 明显三凹征或四凹征 | 无 | 不明显，以吸气性呼吸困难者为主者可见 |
| 肺部听诊 | 吸气性喉喘鸣，咽喉部有阻塞性病变，肺部有充气不足体征 | 呼气性哮鸣音，肺部有充气过多体征 | 可闻及呼气性哮鸣音 |

# 五、治疗

急性喉梗阻要依据患者呼吸困难的程度选择合理的治疗方法。

1. Ⅰ度

明确病因，进行积极治疗，一般不必行气管切开。由炎症引起者，使用足量糖皮质激素和抗生素控制炎症。

2. Ⅱ度

炎性病变者，及时使用糖皮质激素和抗生素治疗，多可避免气管切开，并做好气管切开的准备工作；若为异物，应立即手术取出；如为肿瘤，双侧声带麻痹，可考虑行气管切开术。

3. Ⅲ度

较短时间的炎症病变尚可先用药物治疗，严密观察病情，做好气管切开的准备。若药物治疗不见好转，且全身状况较差者，宜早行气管切开术。若为肿瘤，则立即行气管切开术。

4. Ⅳ度

立即行气管切开术，情况十分危急时，先行环甲膜切开术。

（王立兰）

# 参考文献

[1]张勤修,刘世喜.耳鼻咽喉头颈外科学[M].北京:清华大学出版社,2017.

[2]韩东一.耳鼻咽喉头颈外科学高级教程[M].北京:中华医学电子音像出版社,2016.

[3]王斌全,祝威.耳鼻咽喉头颈外科学[M].北京:高等教育出版社,2017.

[4]马建民,王宁宇,江泳.眼耳鼻喉口腔科学[M].北京:北京大学医学出版社,2016.

[5]孙红霞.鼻炎防治[M].北京:科学出版社,2017.

[6]夏寅,林昶.耳鼻咽喉头颈外科学[M].北京:中国医药科技出版社,2016.

[7]孙虹,张罗.耳鼻咽喉头颈外科学[M].北京:人民卫生出版社,2018.

[8]葛秋云,杨利伟.口腔疾病概要[M].3版.北京:人民卫生出版社,2016.

[9]刘洋.口腔内科学:高级医师进阶[M].北京:中国协和医科大学出版社,2018.

[10]王建国.耳鸣耳聋[M].北京:中国医药科技出版社,2016.

[11]刘广安,张洁,马俊岗.耳鼻喉科疾病临床诊疗技术[M].北京:中国医药科技出版社,2017.

[12]张建国,阮标.耳鼻咽喉头颈外科学(案例版)[M].2版.北京:科学出版社,2016.

[13]孔维佳,韩德民.耳鼻咽喉头颈外科学[M].2版.北京:人民卫生出版社,2014.

[14]李明,王洪田.耳鸣诊治新进展[M].北京:人民卫生出版社,2017.

[15]王建国,付涛.中耳炎[M].北京:中国医药科技出版社,2016.

[16]王亮,娄卫华,叶放蕾.实用耳鼻咽喉头颈外科诊断与治疗学[M].郑州:郑州大学出版社,2015.

[17]胡祖斌,段传新,田滢.小儿耳鼻咽喉疾病防治知识[M].武汉:湖北科学技术出版社,2015.

[18]黄选兆,汪吉宝,孔维佳.实用耳鼻咽喉头颈外科学[M].2版.北京:人民卫生出版社,2008.

[19]张淑彩,李素敏,郭敏楠.实用耳鼻喉头颈外科护理手册[M].北京:化学工业出版社有限公司,2019.

[20]成守珍,胡丽茎.耳鼻咽喉头颈外科急症护理实践[M].北京:人民卫生出版社,2020.